中国康复医学会"康复医学指南"丛书

# 疗养康复指南

主　　编　单守勤　于善良
副 主 编　单述刚　徐　莉　肖　振
　　　　　武　亮　鞠金涛　孟昭刚

人民卫生出版社
·北京·

**图书在版编目（CIP）数据**

疗养康复指南 / 单守勤，于善良主编 . — 北京：
人民卫生出版社，2020. 11
  ISBN 978-7-117-30660-7

  I.①疗…  Ⅱ.①单… ②于…  Ⅲ.①疗养学 – 指南
Ⅳ.①R49-62

  中国版本图书馆 CIP 数据核字（2020）第 196785 号

| | | |
|---|---|---|
| 人卫智网 | www.ipmph.com | 医学教育、学术、考试、健康，<br>购书智慧智能综合服务平台 |
| 人卫官网 | www.pmph.com | 人卫官方资讯发布平台 |

**疗养康复指南**
Liaoyang Kangfu Zhinan

主　　编：单守勤　于善良
出版发行：人民卫生出版社（中继线 010-59780011）
地　　址：北京市朝阳区潘家园南里 19 号
邮　　编：100021
E - mail：pmph @ pmph.com
购书热线：010-59787592　010-59787584　010-65264830
印　　刷：三河市宏达印刷有限公司（胜利）
经　　销：新华书店
开　　本：787 × 1092　1/16　　印张：19
字　　数：474 千字
版　　次：2020 年 11 月第 1 版
印　　次：2020 年 11 月第 1 次印刷
标准书号：ISBN 978-7-117-30660-7
定　　价：88.00 元
打击盗版举报电话：010-59787491　E-mail：WQ @ pmph.com
质量问题联系电话：010-59787234　E-mail：zhiliang @ pmph.com

# 编者（按姓氏笔画排序）

于善良（山东省青岛疗养院）

王　宁（海军青岛特勤疗养中心）

王　伟（火箭军广州特勤疗养中心）

王　凌（江苏省太湖疗养院）

王　琦（海军青岛特勤疗养中心）

王宏伟（鞍山市汤岗子康复医院）

王春敏（江苏省太湖疗养院）

王勋峰（陕西省工人疗养院）

王晓青（山东省青岛疗养院）

邓选成（广东省干部疗养院）

付　伟（海军青岛特勤疗养中心）

付　楠（山东省泰山疗养院）

曲宝戈（山东省泰山疗养院）

刘　敏（山东省青岛疗养院）

刘心悦（鞍山市汤岗子康复医院）

刘金凤（海军青岛特勤疗养中心）

刘茵茵（海军青岛特勤疗养中心）

刘晓东（华东疗养院）

闫炳苍（西安中医脑病医院）

许维娜（杭州市五云山医院）

孙永红（广东省干部疗养院）

孙秀娟（鞍山市汤岗子康复医院）

杜艳玉（鞍山市汤岗子康复医院）

李　嘉（空军军医大学）

李巧林（广东省干部疗养院）

李立新（峨眉康复疗养中心）

李兰萍（江苏省太湖疗养院）

李洪静（鞍山市汤岗子康复医院）

李博霞（西安中医脑病医院）

杨　莐（鞍山市汤岗子康复医院）

肖　振（鞍山市汤岗子康复医院）

吴　都（杭州市五云山医院）

吴月美（江苏省太湖疗养院）

吴晓青（海军青岛特勤疗养中心）

何件根（北京小汤山医院）

沈振海（江苏省太湖疗养院）

张　卉（北京小汤山医院）

张　彤（江苏省太湖疗养院）

张　杰（山东省泰山疗养院）

张丽艳（鞍山市汤岗子康复医院）

张春波（鞍山市汤岗子康复医院）

张恩达（鞍山市汤岗子康复医院）

张鹏飞（山东省青岛疗养院）

张鹏飞（空军军医大学）

陆　昀（江苏省太湖疗养院）

武　亮（北京小汤山医院）

林　惠（鞍山市汤岗子康复医院）

周　辉（广东省干部疗养院）

单守勤（海军青岛特勤疗养中心）

单述刚（山东省青岛疗养院）

孟昭刚（海军青岛特勤疗养中心）

封　蔚（华东疗养院）

郝佼芝（山东省青岛疗养院）

胡　菱（北京小汤山医院）

钟爱芳（杭州市五云山医院）

贺琲珺（山东省青岛疗养院）

骆　乐（杭州市五云山医院）

顾伟根（江苏省太湖疗养院）

钱　玥（杭州市五云山医院）

倪彦君（联勤保障部队大连康复疗养中心）

徐　莉（空军军医大学）

徐　勤（江苏省太湖疗养院）

徐建设（江苏省卫生健康委员会保健局）

栾　霞（山东省青岛疗养院）

高鹤洋（鞍山市汤岗子康复医院）

郭广会（陕西省工人疗养院）

郭君萍（杭州市五云山医院）

唐　迪（联勤保障部队大连康复疗养中心）

黄荣根（江苏省太湖疗养院）

彭方书（江苏省太湖疗养院）

董　玲（空军军医大学）

董曲文（杭州市五云山医院）

董晓新（鞍山市汤岗子康复医院）

韩雨桐（鞍山市汤岗子康复医院）

裴志刚（联勤保障部队大连康复疗养中心）

缪荣明（无锡市康复医院）

颜兆寰（江苏省太湖疗养院）

鞠金涛（海军青岛特勤疗养中心）

**编写秘书**　刘金凤　付　伟

# 中国康复医学会"康复医学指南"丛书

# 序言

受国家卫生健康委员会委托,中国康复医学会组织编写了"康复医学指南"丛书(以下简称"指南")。

康复医学是卫生健康工作的重要组成部分,在维护人民群众健康工作中发挥着重要作用。康复医学以改善患者功能、提高生活质量、重塑生命尊严、覆盖生命全周期健康服务、体现社会公平为核心宗旨,康复医学水平直接体现了一个国家的民生事业发展水平和社会文明发达程度。国家高度重视康复医学工作,近年来相继制定出台了一系列政策文件,大大推动了我国康复医学工作发展,目前我国康复医学工作呈现出一派欣欣向荣的局面。康复医学快速发展迫切需要出台一套与工作相适应的"指南",为康复行业发展提供工作规范,为专业人员提供技术指导,为人民群众提供健康康复参考。

"指南"编写原则为遵循大健康大康复理念,以服务人民群众健康为目的,以满足广大康复医学工作者需求为指向,以康复医学科技创新为主线,以康复医学技术方法为重点,以康复医学服务规范为准则,以康复循证医学为依据,坚持中西结合并重,既体现当今现代康复医学发展水平,又体现中国传统技术特色,是一套适合中国康复医学工作国情的"康复医学指南"丛书。

"指南"具有如下特点:一是科学性,以循证医学为依据,推荐内容均为公认的国内外最权威发展成果;二是先进性,全面系统检索文献,书中内容力求展现国内外最新研究进展;三是指导性,书中内容既有基础理论,又有技术方法,更有各位作者多年的实践经验和辩证思考;四是中西结合,推荐国外先进成果的同时,大量介绍国内开展且证明有效的治疗技术和方案,并吸纳中医传统康复技术和方法;五是涵盖全面,丛书内容涵盖康复医学各专科、各领域,首批计划推出66部指南,后续将继续推出,全面覆盖康复医学各方面工作。

"指南"丛书编写工作举学会全体之力。中国康复医学会设总编写委员会负总责,各专业委员会设专科编写委员会,各专业委员会主任委员为各专科指南主编,全面负责本专科指南编写工作。参与编写的作者均为我国当今康复医学领域的高水平专家、学者,作者数量达千余人之多。"指南"是全体参与编写的各位同仁辛勤劳动的成果。

"指南"的编写和出版是中国康复医学会各位同仁为广大康复界同道、

为人民群众健康奉献出的一份厚礼,我们真诚希望本书能够为大家提供工作中的实用指导和有益参考。由于"指南"涉及面广,信息量大,加之编撰时间较紧,书中的疏漏和不当之处在所难免,期望各位同仁积极参与探讨,敬请广大读者批评指正,以便再版时修正完善。

衷心感谢国家卫生健康委员会对中国康复医学会的高度信任并赋予如此重要任务,衷心感谢参与编写工作的各位专家、同仁的辛勤劳动和无私奉献,衷心感谢人民卫生出版社对于"指南"出版的高度重视和大力支持,衷心感谢广大读者对于"指南"的关心和厚爱!

百舸争流,奋楫者先。我们将与各位同道一起继续奋楫前行!

中国康复医学会会长

方国恩

2020 年 8 月 28 日

# 中国康复医学会"康复医学指南"丛书
# 编写委员会

9

# 中国康复医学会"康复医学指南"丛书

# 目录

| | | | | |
|---|---|---|---|---|
| 30. 精神疾病康复指南 | 主编 | 贾福军 | | |
| 31. 生殖健康指南 | 主编 | 匡延平 | | |
| 32. 产后康复指南 | 主编 | 邹 燕 | | |
| 33. 疼痛康复指南 | 主编 | 毕 胜 | | |
| 34. 手功能康复指南 | 主编 | 贾 杰 | | |
| 35. 视觉康复指南 | 主编 | 卢 奕 | | |
| 36. 眩晕康复指南 | 主编 | 刘 博 | | |
| 37. 听力康复指南 | 主编 | 周慧芳 | | |
| 38. 言语康复指南 | 主编 | 陈仁吉 | | |
| 39. 吞咽障碍康复指南 | 主编 | 窦祖林 | | |
| 40. 康复评定技术指南 | 主编 | 恽晓萍 | | |
| 41. 康复电诊断指南 | 主编 | 郭铁成 | | |
| 42. 康复影像学指南 | 主编 | 王振常 | | |
| 43. 康复治疗指南 | 主编 | 燕铁斌 | 陈文华 | |
| 44. 物理治疗指南 | 主编 | 王于领 | 王雪强 | |
| 45. 运动疗法指南 | 主编 | 许光旭 | | |
| 46. 作业治疗指南 | 主编 | 闫彦宁 | 李奎成 | |
| 47. 水治疗康复指南 | 主编 | 王 俊 | | |
| 48. 神经调控康复指南 | 主编 | 单春雷 | | |
| 49. 高压氧康复指南 | 主编 | 潘树义 | | |
| 50. 浓缩血小板再生康复应用指南 | 主编 | 程 飚 | 袁 霆 | |
| 51. 推拿技术康复指南 | 主编 | 赵 焰 | | |
| 52. 针灸康复技术指南 | 主编 | 高希言 | | |
| 53. 康复器械临床应用指南 | 主编 | 喻洪流 | | |
| 54. 假肢与矫形器临床应用指南 | 主编 | 武继祥 | | |
| 55. 社区康复指南 | 主编 | 余 茜 | | |
| 56. 居家康复指南 | 主编 | 黄东锋 | | |
| 57. 心理康复指南 | 主编 | 朱 霞 | | |
| 58. 体育保健康复指南 | 主编 | 赵 斌 | | |
| 59. 疗养康复指南 | 主编 | 单守勤 | 于善良 | |
| 60. 医养结合康复指南 | 主编 | 陈作兵 | | |
| 61. 营养食疗康复指南 | 主编 | 蔡美琴 | | |
| 62. 中西医结合康复指南 | 主编 | 陈立典 | 陶 静 | |
| 63. 康复护理指南 | 主编 | 郑彩娥 | 李秀云 | |
| 64. 康复机构管理指南 | 主编 | 席家宁 | 周明成 | |
| 65. 康复医学教育指南 | 主编 | 敖丽娟 | 陈健尔 | 黄国志 |
| 66. 康复质量控制工作指南 | 主编 | 周谋望 | | |

# 前言

　　疗养学是一门既有悠久历史实践基础，又有现代科学研究为依据的学科，医用自然资源是产生疗养学的根基。现代疗养学是一门综合性学科，涉及范围较广，涵盖了预防医学、保健医学、临床医学和康复医学。疗养康复学是疗养学的重要组成部分，是重点研究以全面康复为目的，以疗养因子为基础、中西医结合等多种疗法综合应用，消除和减轻人的功能障碍，弥补功能缺失、重建人体功能，设法改善和提高人体各方面功能的医学学科。

　　疗养工作是医疗卫生工作的重要组成部分。与医院侧重疾病中的治疗不同，疗养机构侧重疾病前的预防和疾病后的康复，是国民健康维护链条不可缺少的重要环节。研究表明，疗养每耗费 1 美元，可得到 10 美元的效益。疗养可显著提高劳动生产率、降低发病率，减少劳动日的丧失。俄罗斯、日本、德国等国家高度重视疗养业的发展与研究，把疗养机构作为国家重要的预防保健、慢性病矫治和伤病康复的专业技术机构。健康中国行动的实施，为我国疗养机构的发展带来了前所未有的机遇。但由于历史原因，我国疗养机构存在思想认识不统一、功能定位不准、发展质量不高、疗养路径与技术水平参差不齐等问题，影响和制约了疗养康复事业的健康发展，迫切需要一部与新的形势任务相适应的"指南"，为疗养康复行业发展提供工作规范，为专业人员提供技术遵循，为广大医患提供疗养康复参考，推动改变当前疗养康复事业发展的无序状态。

　　在中国康复医学会的领导和人民卫生出版社的指导下，疗养康复专业委员会组织全国、全军各大单位及院校的疗养专家编写了《疗养康复指南》（以下简称《指南》）。《指南》以大健康观、大卫生观理念为指导，兼顾全面性和先进性，突出科学性和指导性，旨在中西医结合，既推荐国外先进医疗成果，又弘扬传统疗养康复技术和方法。由于《指南》在国内属首次编写，没有现成的经验可以遵循，编写难度大。为确保严谨性、科学性，疗养康复专业委员会遴选了来自疗养康复医学教学、科研和临床一线，具有丰富的疗养康复理论和实践经验的高水平专家学者组成编写委员会，先后在云南省工人疗养院、江苏省太湖疗养院、海军青岛特勤疗养中心、广州市番禺疗养院组织召开了四次编写会议，数次讨论修改书稿提纲和内容。《指南》编写过程中，还得到了全国疗养康复界同仁的热情关注和大力支持，得到了陈景藻、岳寿伟等国内知名专家学者的指导帮助，在此一并表示衷心感谢。可以说，《指南》的诞生是我国疗养康复界及关心此项工作诸多学者集体智慧的结晶。

　　《指南》的撰写依据国内外公认的参考资料,尽量避免作者的个人经验。但由于作者知识所限,文中难免有错误或不妥之处。希望广大读者和国内外的专家能够及时提出批评和建议,以便本书修订时改进。

中国康复医学会第八届疗养康复专业委员会主任委员
第十届全军疗养医学专业委员会主任委员
单守勤
2020 年 4 月

# 目录

## 上篇 疗养基础

## 下篇　疾病的疗养康复

### 第一章　循环与呼吸系统疾病的疗养康复

### 第二章　消化系统疾病的疗养康复

### 第三章　内分泌与代谢系统疾病的疗养康复

### 第四章　神经系统疾病的疗养康复

### 第五章　运动系统疾病的疗养康复

## ▌第六章▐　**其他疾病的疗养康复**

# 上 篇

## 疗养基础

# 第一章 疗养康复学绪论

## 第一节 疗养学的基本概述

### 一、定义及内涵

#### （一）相关定义

1. 疗养学（kurortology）是为增强体质、防治疾病、促进康复，以疾病前的预防和疾病后的康复为重点，研究以自然、人工及社会心理疗养因子为基础，科学综合应用其他疗法的专门学科。疗养学是医学与多种自然科学和社会科学相互交叉、融合而形成的一门综合性应用学科，是医学的分支之一。

2. 现代疗养学（modern kurortology）随着生物 - 心理 - 社会 - 环境医学模式的不断发展，疗养学在疗养预防、疗养治疗及疗养康复中有新的进展，形成现代疗养学。现代疗养学属于疗养学学科专业范畴，表现为三大特征：一是广泛应用自然界具有医疗保健作用的理化因子，并以其为基础，同时积极开发和应用人工和社会心理疗养因子；二是与相关疗法科学综合应用，如中西医、心理、营养、运动、文化、健康教育及现代康复技术等；三是作为一门学术内容涉及范围较广的综合性学科，涵盖了预防医学、保健医学、临床医学和康复医学。近年来，疗养机构发展成为预防康复的"主阵地"，疗养事业在健康中国行动，提高人民健康水平中发挥着不可替代的作用。

3. 疗养医学（sanatory medicine）是应用医学的手段，研究各种疗养因子对人体的性质及作用机制，并与现代疗法有效综合应用，达到增强体质、防治疾病、促进康复的学科。疗养医学研究主要包括：各种疗养因子的性质、特点和作用机制；健康管理、健康促进、现代康复疗养技术；探索在引起非特异性反应基础上的特异性作用；各种综合治疗技术的适应证和禁忌证；用于预防、保健、矫治和康复的最佳疗养技术和方法；各种自然疗养因子的人工配制及与相关疗法的综合使用方法等。

#### （二）疗养学与自然疗法、中医养生疗法

1. 人与自然的关系　我国最早的医学典籍《黄帝内经》、后世成书的《中国哲学史》中都有描述"天人合一"的内容。《道德经》称："人法地，地法天，天法道，道法自然。"天地遵循自然之道，人也应该遵循自然之道，天地与人皆合于自然之道，才能得到和谐共生。当然，人为万物之长，还负有管理和爱护万物的职责，人应该"助天生物""助地养形"，使自然更加完美，人与自然更加和谐。疗养学可促进人与自然更加和谐。

2. 与中医养生学关系　中医养生学是指研究中医传统养生理论、原则和方法的一门学科。人类在日常生活中，结合中医养生学理论与方法，有防病保健、强健身体、益寿延年的作用。中医天人相应整体观认为自然环境与人体的健康和功能有密切关系，与疗养学理论一脉相承。中医养生学与疗养学从理论到实践有很多相同之处，包括中医传统疗养康复理论、方法和应用，有关伤残、急慢性疾病后期机体功能和精神的恢复，并使之尽量达到最佳

状态,这些理论在应用过程中形成中医疗养康复学。

### (三)疗养因子内涵及分类

自然疗养因子(natural recuperative agent)主要包括日光、空气、气候、江河湖海、矿泉、治疗用泥、森林、草原、花卉、湿地、景观等,它们作用于人体,经过物质、能量和信息的交换,促进了人体健康状况的改善。自然疗养因子属于生态学因子的范畴,是由宇宙因子、大气因子、地球因子有机结合而形成的,在合适的应用方式和剂量条件下,对人体生理、病理过程具有调节作用,其效应与化学药物对机体的作用有本质区别。

疗养地、疗养院应用的疗养因子分类特点见表1-1。

表1-1　疗养因子分类

| 分类 | 疗养因子分类特点 |
| --- | --- |
| 自然疗养因子 | 自然界具有医疗保健作用的理化学因子,如日光、空气、气候、江河湖海、矿泉、治疗用泥、森林、草原、花卉、湿地、景观等 |
| 人工疗养因子 | 在疗养机构内应用人工制作的具有医疗保健作用的理化因子,如人工矿泉水、人工海水;针灸、推拿等治疗手段和各种健身方法;制作的类似人工光线(如红外线、紫外线、可见光等);人工的声、电、磁及温热等 |
| 社会心理疗养因子 | 社会心理因素作为一类疗养因子,体现了生物 - 心理 - 社会医学模式,包括疗养院的社会环境、工作人员的医德医风、科学精湛的疗养服务、动静结合的生活制度、无处不在的健康教育、有益健康的文娱活动、和睦融洽的人际关系等 |

## 二、疗养地与疗养资源

### (一)疗养地

1. 疗养地(health resort)　凡具有医用自然资源并已开发利用的地区即称为疗养地。

2. 疗养地分类　对不同性质的疗养地可按地理特征、疗养因子、应用范围三种方法进行分类。其中,按地理特征分类最常用。

(1)按地理特征分为:海滨疗养地、矿泉疗养地、山地疗养地、风景疗养地、湖滨疗养地、沙漠疗养地、森林疗养地、草原疗养地等。

(2)按疗养因子分为:气候疗养地、矿泉疗养地、治疗泥疗养地、复合疗养地。其中,气候疗养地又分为海滨疗养地、山地疗养地、森林疗养地、沙漠疗养地、湖滨疗养地和草原疗养地。包含两种自然疗养因子以上的地域称为复合型疗养地,如气候矿泉疗养地、矿泉海滨疗养地、气候治疗泥矿泉疗养地等。

(3)按应用范围分为:循环系统疗养地、呼吸系统疗养地、消化系统疗养地、神经精神疾病疗养地、运动系统疾病疗养地、皮肤病疗养地、结核病疗养地、妇科疾病疗养地和泌尿生殖系统疗养地。

### (二)疗养区

一个或数个疗养地归属统一的行政管辖,称疗养区(sanatory distric)。我国主要的疗养区有:北戴河、大连、滇池、桂林、杭州、临潼、庐山、青岛、太湖、五大连池、兴城、从化等疗养区。

### (三)自然治疗资源的保护

为了保护和利用自然治疗资源,1995年2月俄罗斯联邦签署了《联邦自然医疗资源、医疗保健地和疗养区法》，很多国家和地区都在借鉴，并建立和不断规范自然资源保障措施。我国也制定了相应的法律，对自然资源进行了立法保护。

## 三、疗养机构建设

### （一）建立疗养机构必须具备的基本条件

疗养机构是国家卫生事业的组成系统之一，是疗养系统的构成单位。其必备的基本条件包括：

1. 具有医疗保健作用的自然疗养因子；
2. 具备优美的景观和安静的环境，交通便利；
3. 具备科学疗养制度的制定、实施和管理能力。

### （二）疗养机构的工作任务

1. 疗养机构功能定位　疗养机构在我国医疗卫生行业中贯彻预防、保健、治疗、康复及健康促进为主的方针方面发挥着特殊的作用，但并非是每一个疗养机构都承担上述全部任务。根据各疗养机构所处疗养地的不同特点，各领域承担的任务、保障的对象不同，可有所侧重，并形成特色。一般来讲，疗养机构以疾病前的预防保健和疾病后的疗养康复为主业，对慢性病、特殊职业病、伤病残的预防、矫治与康复以及健康管理、健康促进等，有着独特的优越性，承担着重要的任务。军队疗养机构具备"促进身心健康、提升作业能力、全面功能康复"三大职能，承担着"健康教育、健康体检、医学鉴定、军事体能训练、航空（海）生理心理训练、伤病矫治康复"六大任务，在战斗力维护方面起着不可替代的作用。

2. 疗养机构与医院的区别和联系　疗养机构与医院两者最大区别在于功能定位不同：医院的功能定位着重于疾病中的治疗，也就是诊治疾病、挽救生命；疗养机构侧重于疾病前的预防与疾病后的康复，定位在预防、保健、康复。相应地，两者在选址、学科设置、人员编配等方面也不同。疗养机构与医院业务建设有密切联系，作为康复的重要机构，医院伤病残急性期后的康复患者可以转诊到疗养机构；在疗养机构康复过程中如果出现突发疾病，又可以转到医院救治。

### （三）疗养机构的性质与分类

我国疗养机构基本都是公立的医疗机构，从办院主体上看，有政府、军队、工会、企业等不同的机构；从业务类型上看，有综合型、专科型。

1. 地方政府疗养机构　地方政府疗养机构承担各级国家干部和广大人民群众的疗养保障工作，主要为保障对象提供院前的预防保健、日常的健康管理和疾病后的康复，从而降低疗养对象的健康风险和疾病发生率，提高健康水平、生活质量和工作效率。

2. 军队疗养机构　军队疗养康复机构承担着全军官兵和特勤人员医疗保健任务。按照分类保障模式制定疗养计划，组织实施疗养人员的预防保健、伤病治疗、功能康复，以及飞行员、潜艇和潜水、涉核人员的健康鉴定、健康教育、航空（海）生理、心理训练等疗养保障工作，开展疗养专业技术培训和科学研究，承担多样化军事任务心理卫生支援保障，战时接收伤病残人员康复治疗，为提高部队战斗力服务。

3. 工会疗养机构　工会体系成立工人疗养院，是全国总工会受党和政府委托专门为广大劳动模范和一线职工服务的机构，是工会维护和保障职工健康权益的载体，是国家社会保障和医疗卫生事业的重要组成部分。工人疗养机构主要服务对象为基层职工群众,重点服务对象是患慢性病、职业病和工伤等需要疗养康复的职工,长期从事有毒有害等特殊工种和苦脏累险工作的(一线)在职职工,以及各级各类劳模和先进工作者。目前各级工会疗养机构承担着职工疗(休)养保障任务,对职工个人健康和疾病进行监测、分析、评估以及健康维护和健康促进等延伸服务,为职工提供全面的健康保障服务。

4. 企业疗养机构　新中国成立后,党中央、国务院为关心一线产业工人的身心健康,在全国范围内建立了一批如煤矿、钢铁、石油、化工、纺织、铁路等职工职业病康复疗养基地。这些疗养机构建院初期,属于政府主办。后来,随着改革开放深入和政府机构职能转隶,这些疗养机构逐步从政府机构中脱离出来,与主管部门一同转变成企业性质,成为本行业的专属疗养机构。

5. 专科疗养院(康复医院)　主要指政府或大型厂矿企业单位建立的职业病疗养康复机构,开展职业病的检查、诊断、治疗、康复及职业病医学鉴定工作。例如,职业病疗养院、康复院、康复医院、康复疗养中心等。

**(四)疗养机构分类保障模式**

疗养的科学含义是,选择具备以自然疗养因子为主的疗养地或疗养院对健康人进行预防保健性疗养,或对慢性病和伤残人员进行矫治和康复性疗养。按照疗养的业务性质和保障对象不同,又可分保健疗养(健康疗养)、康复疗养和特勤疗养(军队)三个部分,见表1-2。

表1-2　疗养机构分类疗养保障方法

| 项目 | 保健疗养 | 特勤疗养 | 康复疗养 |
|---|---|---|---|
| 概念 | 研究以自然界可用于医疗保健作用的理化学因子的性质、对人体的作用机制,以及与其他疗法科学综合的应用方法,达到增强体质、防治疾病、促进康复的学科 | 研究以自然疗养因子为主并综合医学相关学科知识在特勤疗养应用中的规律、特点、技术和方法,促使军队特勤疗养人员有效防治伤病、增进健康、提升军事作业能力的专门学科 | 研究疗养院所具有的疗养因子的性质特点及其设备、技术条件,收容具有疗养适应证的患者给予检查治疗,以达到康复目的的学科,又称作疾病疗养 |
| 对象 | 健康人或疾病前期状态的疗养人员 | 军队特勤疗养人员即执行特殊勤务或从事特殊职业的特定人员 | 慢性病、老年病、职业病以及病残、伤残患者 |
| 目的 | 消除疲劳,增强体质,提高工作或劳动效率 | 预防和矫治伤病、促进康复、增进健康、提升军事作业能力 | 使慢性病治愈或者功能障碍好转;病后或手术后促进康复;使健康人消除疲劳,重返社会、家庭 |
| 措施 | 在规定的时限内及疗养生活制度下,实施体检、健康管理、自然疗养因子、心理、文体娱乐并辅之以人工物理因子和药物 | 特定项目体检、健康鉴定、职业训练及文体娱乐为主的疗养措施 | 矿泉、海水、日光、气候等自然理化因子、运动疗法、物理疗法、作业疗法、心理疗法、言语矫正和康复工程等手段,辅之以人工物理因子和药物 |
| 期限 | 15天、10天、7天、3天 | 30天 | 30天、60天或视情定 |

（五）疗养机构设置的专业学科

1. 骨干学科　健康管理中心（门诊、体检、健康鉴定、健康教育等）、疗养科、理疗科、体疗科、水疗科、氧疗科、心理科、营养科、康复科、中医科（治未病、针灸、推拿等）、特勤科（空勤、海勤、航天、涉核、高原）等。

2. 支撑学科　中心实验室、药剂科、器械科、信息科、经管科、感染控制科等综合科以及机关职能科室。

（徐　莉　肖　振　付　伟　徐建设）

# 第二节　疗养康复学的基本概述

## 一、疗养康复学的定义及形成与特点

### （一）定义

疗养康复学（sanatory rehabilitation medicine）是指在疗养康复机构内，科学综合运用自然、人工和社会心理疗养因子及现代康复措施，对慢性病、老年病、职业病、伤病残疾者及特种职业人员、亚健康和健康人群进行综合疗养康复，以达到防治疾病、恢复功能、重获劳动工作能力或日常生活能力，提高生命质量的目的。

### （二）疗养康复学的形成与特点

疗养康复的实践始于第二次世界大战期间。据统计，这次战争中伤员广泛应用了自然物理因子，如矿泉疗法、日光浴、治疗泥等这一疗养康复手段，使伤员归队率大大提高。二次世界大战后，疗养康复的实践卓有成效。

疗养康复学是在 20 世纪 70 年代末，由 Kreczko 等学者提出。它是在应用矿泉、气候等各种自然疗养因子的基础上，综合应用传统医疗方法、运动疗法、心理治疗等手段来实现康复目的。这表明，疗养康复概念的内涵是以自然疗养因子和机体适应功能作为其核心内容。随着康复医学在我国的快速发展，疗养康复事业也得到了较大的发展，1982 年，国家卫生部提出了"选择若干疗养院和综合医院，试办康复中心和康复医学部"的决策，随后许多疗养院相继开办康复中心或成立了康复科；1987 年，中国康复医学会疗养康复专业委员会成立，并每年举办一次全国性的学术活动；期间，中国人民解放军原总后勤部卫生部定期举办疗养康复培训班。近年来，中国康复医学会疗养康复专业委员会建言献策，2016 年关于疗养预防康复的意见建议有两处被写入国家"十三五"规划等，促进了疗养康复学的发展。

现代疗养康复学，虽然是在传统基础上发展起来的，但近年来各疗养机构积极学习应用国际先进康复技术，不断实践与总结，为构建具有中国特色的疗养康复专业学科奠定了扎实基础。进入 21 世纪，世界卫生组织对康复又重新进行了定义，将康复对象从残疾人扩展到可能发生功能障碍者，将要发生功能障碍者及已经发生功能障碍者，发生的功能障碍不一定是长期、永久、持续的，也可以是短暂的、较轻的，也就是说康复对象面对的是"所有人"；将康复技术延伸到发病前、发病急性期或发病之后状态。这进一步拓展了康复的范畴，对于一直面对所有人服务、以预防康复为主业的疗养机构来说，迎来了前所未有的发展机遇。

## 二、疗养康复对象及范围

1. 疗养康复对象及目标　在疗养地、疗养机构采取疗养康复措施,主要面向:①慢性病患者;②病、伤、残者的功能障碍;③老年人;④特勤人员;⑤职业病患者等。疗养康复以提高局部与整体功能水平为主线,促进重返岗位,或以提高生存质量,最终融入社会(integration into society)、回归家庭为目标。

2. 疗养康复范围　疗养康复应用范围适用发病前、发病之后不同时期。从原来疗养保障的顺序即疗养预防、慢病矫治、病后康复的医疗服务链,发展为现在环形关系的疗养服务链,即疗养康复应在疾病的预防、治疗、康复的不同阶段早期介入。2016 年,国务院颁发的《"健康中国 2030"规划纲要》,明确提出"预防为主,推行健康生活方式,减少疾病发生,强化早诊断、早治疗、早康复"以实现"共建共享、全民健康"的战略主题,而疗养康复正涉及到预防、早治疗、早康复各领域。尤其提出早治疗、早康复,不要等到功能障碍出现时再康复,指出预防的重要性。

## 三、疗养康复学的原则

在疗养机构进行的康复治疗,既遵行康复治疗的一般原则,也具有其独特性,做好该项工作要遵循以下原则:

### (一)早期介入的原则

疗养康复已早期介入伤病的预防及治疗。早期介入伤病预防是现代康复医学的重要工作内容之一,其中一级预防是指通过有效手段预防各类伤病的发生,疗养地疗养康复是一级预防介入的最佳场所。

### (二)主动参与的原则

疗养康复人员在疗养地能够主动地参与到康复医疗计划的制定和实施。另外,主动参与的内涵还包含对相关人员及家属进行健康教育与健康促进,使其具有较好的参与自我健康管理能力,包括对康复治疗的依从性及对自我症状的识别和评估能力,这将为疗养康复后的社区康复、重返岗位奠定良好的基础。

### (三)功能训练的原则

注重伤病所致功能障碍的评估和训练以促进功能恢复。在功能评估基础上,采取各种疗养康复方法对伤病人员生理、心理的功能障碍进行训练,努力使其恢复或代偿,进而重新获得高水平的日常生活及社会活动能力。

### (四)全面康复的原则

现代医学已由传统的生物医学模式向生物 - 心理 - 社会 - 环境医学模式转变,疗养地疗养康复不只是进行躯体的康复,而且以优质的服务、优美的环境,促使精神(心理)、职业、社会的康复,即进行全面康复。

### (五)团结协作的原则

疗养康复遵循多专业、多学科团结协作的原则。建立以康复医师为核心,包括物理治疗师、作业治疗师、语言治疗师、心理治疗师、营养师、体疗师、文娱师、政工干事、康复护士及相关科室人员,疗养医师在内的各专业人员有机结合的协作组,以疗养康复人员为中心实施全面康复。

（六）医学鉴定的原则

特勤人员疗养康复后，能否重返岗位取决于医学鉴定的结果，疗养机构医学鉴定要有专门的组织。鉴定内容包括：

1. 疗养康复期间所实施疗养康复治疗方案的成效；

2. 疗养康复人员身体状况的全面评估，并最终确定其能够重返工作岗位；

3. 需继续康复的人员则还需确定下一阶段的康复重点并制定相应的康复治疗方案。

（徐　莉　李兰萍　李　嘉　于善良）

# 第三节　疗养康复的手段与方法

## 一、疗养康复的手段

疗养康复与康复医学的手段一致，包括预防、评定、治疗。

（一）疗养康复预防

疗养康复预防是指在伤、病、残的发生前后采取措施，防止亚健康、疾病、残疾及功能障碍的发生、发展或减轻其程度。疗养康复预防分为三级，即一级预防、二级预防和三级预防。

1. 一级预防　在强健促进、亚健康防治和疾病早期预防中发挥首要的作用，为消除疲劳，增强体质，预防疾病、损伤、精神创伤的发生发挥重要作用。

（1）疗养环境：提高机体适应性，减少理化因素对机体的影响；

（2）健康教育与健康促进：通过健康教育、健康行为培育、多方位综合干预、医学训练与医学鉴定、疾病危险因素评估和全程监测等健康管理支持系统，以疗养机构为中心与医院、基层部队、社区、政府机构等共同联合，在组织、政策、经济、法律上提供支撑环境，形成辐射全社会的健康促进网络和健康管理服务体系，达到提高健康素养、预防疾病的作用；

（3）建立良好的生活习惯：合理营养，防治营养不良；限制或禁止吸烟，饮酒；适量运动，在疗养因子环境内科学有氧运动，提高体适能；

（4）开展保健活动：减少慢性病、职业病及老年病的致病因素，并及时诊治与康复。

2. 二级预防　疗养康复也是二期预防的有力手段，对已发生伤病后早发现、早期治疗，对功能障碍性疾病或早期慢性病的疗养康复治疗，可防止其发展。

（1）早发现：定期、早期进行各种检查，做到早发现、早诊断，将疾病的损害控制在最低水平；

（2）早期介入治疗：尽早采取相应的措施，有利于防治功能障碍，促进身心功能恢复，防止残疾的发生，可减少10%～20%的残疾发生率；

（3）控制危险因素：开展慢性疾病健康管理，改良生活方式，有效控制各种危险因素，遏制疾病发展和变化；

（4）预防并干预：在治疗原发病的基础上，预防并发症，避免继发性残疾出现。

3. 三级预防　当残疾出现后，采取疗养康复措施防止发生严重残疾。

（1）开展疗养康复治疗：尽早、正确的选择和开展物理治疗、作业治疗、功能训练、心理治疗、康复机器人等现代康复治疗技术的应用；

（2）提高日常生活活动能力：增加康复治疗的实用性，帮助残疾人回归家庭和社会；

（3）开展职业康复：通过职业咨询、指导、评价、训练、安置等措施，帮助残疾人回归家庭和社会；

（4）开展健康教育：为残疾人提供各种合适的教育机会，获得受教育的权利。

**（二）疗养康复评定**

疗养康复评定（sanatory rehabilitation assessment）是用客观、量化的方法有效和准确地评定疗养康复人员亚健康、疾病、功能障碍的原因、性质、部位、范围、严重程度、发展趋势、预后和转归，是疗养康复医学的重要组成部分，是正确的疗养康复治疗的基础，需多次康复评定，贯穿于康复治疗的始终。疗养康复医疗过程中借鉴《国际功能、残疾和健康分类》（*International Classification of Functioning, Disability and Health*, ICF）的理念，把疗养环境因素作为背景因素之一，而另一个背景因素是个人因素，这些背景因素与健康状况有着直接的联系。

1. 疗养康复评定的内容　包括躯体功能、精神状态、言语功能、职业能力和社会功能等，涉及器官或系统水平、个体水平和社会水平等不同层次的功能评定，也可以是以上各层次功能综合评定。评定的方法包括：

（1）躯体功能：包括运动功能评定，如肌张力评定、肌力评定、关节活动范围评定、步态分析、平衡与协调功能评定、感觉功能评定、运动心肺功能测试；日常生活活动能力与社会功能评定，如日常生活活动能力评定、独立生活能力评定、生存质量评定；

（2）精神状态：智力测验、性格测验、情绪测验、神经心理功能；心理功能评定，如心理评定、智力测验、神经心理测定、人格测验、情绪测验等；电诊断，如肌电图、神经传导速度测定、神经反射检查、诱发电位、低频电诊断等；

（3）言语功能：言语与吞咽功能评定，如言语功能评定、吞咽功能评定；

（4）社会功能：社会活动能力、就业能力、生存质量；

（5）职业能力检查和鉴定：与职业有关的检查、鉴定，如职业适应能力、职业岗前评定。

2. 疗养康复评定的方法

（1）定性分析：普遍反映事物质的规律性的描述性资料，从而整体上把握评定对象的特性；

（2）半定量分析：将定性分析中所描述的内容分等级进行量化的方法，常用的方法是量表法；

（3）定量分析：是通过测量获得并以数量化的方式说明其分析结果。

**（三）疗养康复治疗**

以康复评定的结果为依据，制定康复目标和康复计划，科学选择疗养地、疗养机构采用综合的疗养康复治疗。全面的疗养康复治疗方案包括协同、合理地使用各种可能的治疗措施和手段。常用：①一般疗法（疗养地选择、适应证、禁忌证）；②物理治疗（自然疗养因子、人工物理疗法）；③医疗体育；④传统康复治疗；⑤作业疗法；⑥心理治疗；⑦语言疗法；⑧营养治疗；⑨疗养护理；⑩文娱疗法等。近年又开展：①健康管理；②康复工程；③职业康复等。

## 二、疗养康复学的工作方法

### （一）疗养康复服务方式

疗养康复医疗服务需要多种专业参与，应跨学科组建康复治疗团队，贯穿整个康复流程。康复治疗团队，由康复医师负责，成员包括物理治疗师（physical therapist, PT）、作业治疗师（occupational therapist, OT）、言语治疗师（speech therapist, ST）、心理治疗师、营养师、假肢与矫形器师（prosthetist and orthotist, PO）、文体治疗师（recreation therapist, RT）、社会工作者（social worker, SW）、政工干事、康复护士及相关科室人员等。各种专业人员对病人进行检查、评定，讨论疗养康复人员健康状态及功能障碍的性质、部位、严重程度、发展趋势、预后、转归等，提出各自对策（包括近期、中期、远期治疗方案与目标），形成完整的、分阶段的治疗计划，由各专业分头付诸实施。康复治疗中期，对计划的执行结果进行评价、修改、补充。康复治疗结束时，对康复效果进行总结，并为下阶段治疗或出院后的康复提出意见。

### （二）疗养康复流程

疗养康复工作是从伤病的预防及早期介入进行，直至重返岗位、回归社会或家庭。通常采用的疗养康复流程是：医师接诊→举行康复评定会→初期评定→制定疗养康复计划→按照医嘱安排疗养康复治疗→治疗师疗养康复评估及个性化治疗→中期评定修正方案→末期评定指导出院后的重返岗位、回归家庭或社区。

### （三）疗养康复目标与康复计划

疗养康复目标和疗养康复计划是在疗养康复评定的基础上制定的。根据康复评定的结果，对患者存在的问题做出客观判断，制定出符合患者实际的康复目标和与之相应的康复计划。

1. 疗养康复的目标　以疗养康复人员为中心，致力于患者的功能、日常生活能力的提高，使患者能够回归家庭和社会。康复目标因患者障碍的情况和程度不同而有所差异，确定康复目标也受疗养康复人员年龄、性别、身体状况、职业等的影响，需要注意的是康复目标要与整体的康复目标相一致，制定合理的康复目标和治疗计划，争取最好的治疗效果。康复目标分为长期目标和短期目标。长期目标是经过治疗上的最大努力，疗养康复人员达到最好功能水平时的一个标准。短期目标是在完成长期目标的过程中某一阶段的治疗标准。

2. 疗养康复计划　要针对评定中存在的问题，根据疗养康复人员的年龄、性别、身体基础情况、交流能力、理解能力、文化水平、心理适应能力，家庭及社会构成等多方面情况制定疗养康复计划，一般有以下几个原则：①目的明确，治疗计划要围绕一定的目标进行；②以评定为依据，与疗养康复者实际功能相符；③个体化，依据每位患者的实际情况不同而不同；④系统性，治疗计划要周密、严谨，并依据患者功能变化适时调整；⑤治疗科学性，治疗计划要进行阶段性修订。

## 三、疗养康复机构

### （一）康复医疗服务方式的类型

1. 专业机构康复（institution-based-rehabilitation, IBR）　包括医院康复科、康复门诊、专科康复门诊、康复医院、专科康复医院。

2. 中间设施康复(intermediate acility rehabilitation,IAR) 包括疗养院、康复疗养中心、护理之家、老年之家、社会福利院、日间医院。在中间设施康复机构治疗的患者病情稳定，不需要手术等特殊医疗手段进行处理。中间机构与专业康复机构建立网络联系，形成相互转诊机制。

3. 社区康复(community-based rehabilitation,CBR) 患者在急性期需要在综合医院的相关临床科室、医院康复科、康复医院、专科康复医院等康复机构进行急性期康复。急性期过后开展早期康复治疗，康复场所除了医院康复科、康复医院、专科康复医院等康复机构外，还可以在中间机构和社区内进行。

4. 远程康复(telerehabilitation) 通过互联网、电话、媒体等传媒体开展康复治疗工作，远程康复科学技术获得高速发展。通过双向或多项通信技术，尤其 5G 技术的应用，便于突破时空、地域界限开展疗养康复。

疗养康复医疗服务主要在中间机构组织实施。

**（二）疗养康复医疗服务架构**

1. 疗养康复机构按其性质和任务分为：综合性康复中心和专科性康复中心。

2. 按其地理环境特点及疗养康复手段不同又分为：森林疗养康复中心、海滨疗养康复中心（海水浴功能康复中心）、矿泉疗养康复中心（风湿病矿泉康复中心）、湖滨疗养康复中心等。

3. 按疾病种类及区域的不同把康复中心康复科分为：神经康复科、骨关节康复科、老年病康复科、疼痛康复科、儿童康复科、心脏康复科等。

**（三）疗养康复机构设置**

1. 康复疗养中心 主要承担慢性病、老年病及伤病恢复期的康复医疗，形成了富有我国特色的疗养康复机构。配备有康复专业的业务人员和康复设备，为伤病者及残疾人提供功能检查评定和全面的康复治疗。兼有培训康复医学人才和科学研究的任务。

2. 康复科 设在疗养院或疗养康复中心的康复机构，一般较疗养康复中心规模小，配有相应的康复设备和专业技术人员。根据服务对象不同又可分为综合性疗养康复科、专病性疗养康复科和职业病疗养康复科三类，工作任务方式与康复中心相似。

**（四）疗养康复网络建设**

2015 年，国务院办公厅下发《国务院办公厅关于推进分级诊疗制度建设的指导意见》，提出"坚持科学就医""完善双向转诊程序，建立健全转诊指导目录，重点畅通慢性期、恢复期患者向下转诊渠道，逐步实现不同级别、不同类别医疗机构之间的有序转诊"。并提出，到 2020 年，逐步形成基层首诊、双向转诊、急慢分治、上下联动的分级诊疗模式，基本建立符合国情的分级诊疗制度。疗养机构作为康复医疗服务的中间机构，与医院建立双向转诊模式。

1. 相互配合、相互促进 机构康复、中间机构、社区康复和远程康复等各种康复服务方式是相互配合、相互促进的。疗养机构（中间机构）根据实际需要与一定数量的机构康复相互配合、相互促进，大力发展疗养康复、远程康复，为广大患者服务。

2. 相互联系、构建网络 随着社会文化、经济、科技的发展，高新技术在疗养康复医学中的应用，各种方式的康复医疗服务，在不同时期、不同地域发挥各自不同的作用，在整个康复医疗服务体系中起着同等重要的作用，缺一不可。

3. 相互对接、双向转诊 军队医疗机构逐渐开始试行双向转诊制度，主要是军队医院与军队疗养机构或基层卫生机构之间针对伤病员开展双向转诊。军队对医院伤病员进行早期康复评定,向符合康复疗养适应证的伤病员发放康复疗养审批表。符合康复疗养适应证的军队伤病员填写康复疗养审批表,报所在部队卫生行政部门审批。审批同意后,为伤病员办理康复疗养证,伤病员持单位介绍信、个人有效身份证件办理康复住院手续。

(徐 莉 鞠金涛 刘金凤)

# 第四节  疗养康复学相关理论

## 一、自然疗养因子相关理论

### (一)疗养因子的作用机制

20 世纪 20 年代初,苏联、德国等疗养学家相继研究提出:由于疗养地各种理化学因子的作用,在中枢神经系统建立"大自然优势灶",从而抑制病理兴奋灶的观点。随着生物医学理论研究的发展,相继提出皮质 - 病灶相关论、神经 - 体液学说、多阶段作用论、功能系统学说及疗养因子对机体的适应性作用论。随着医学模式的转变和现代医学的发展,自然疗养因子作用机制研究从分子、细胞到组织器官,涉及机体物质代谢、神经系统、内分泌和免疫等功能的相互作用,形成整体的各个水平产生适应的作用机制;研究证实自然疗养因子的作用最根本的表现为改善机体内环境稳态和机体与外环境间的平衡,是靠机体的适应性反应机制实现的。近年表观遗传学的产生和发展有力的证明中医学和现代疗养学(疗养地学)对人类社会广大人民群众生命健康维系的重大作用。此外疗养因子在调节神经、心血管、内分泌功能,抗炎及调节生物节律心理等方面的研究进展,科学地证明疗养事业和祖国医学的生命力。

### (二)疗养因子对机体作用的基本效应

自然疗养因子作用于机体后可引起各系统器官功能发生变化,从而产生整体性效应:①加强调节功能;②改善营养功能;③提高防卫功能;④增强代偿功能;⑤改善机体反应性;⑥促进恢复正常的生物节律;⑦促进恢复正常的心理状态;⑧增强适应功能;⑨与其他性质的治疗因子具有协同作用。

### (三)疗养因子对机体作用的应答反应

机体在自然疗养因子适当条件及适宜剂量作用下,产生生理性适应反应。

1. 应答反应的阶段性　包括早期反应和晚期反应、近期反应和远期反应(后作用)。全部反应的动态过程是由机体的功能状态决定的。

2. 应答反应的表现　疗养因子作用于机体后,所产生的应答反应受多种因素的影响,其中主要是机体的功能状态和疗养因子的种类、性质和作用剂量等。其次是机体因素,在疗养时若采用的方式和剂量不当,加之疗养员的机体一般情况差,可产生病情加重反应。

### (四)疗养因子对机体的作用

1. 基本作用　①复合作用;②全身性作用;③锻炼性作用。在疗养过程中,由于自然界理化学因子的激化和锻炼性作用,可促进发挥机体极大的后备力。

2. 共同性与特异性作用 自然疗养因子对机体的作用既有共同性,也有特异性,二者是有机联系的。共同性主要表现在提高适应 - 防卫功能、减少活动时的能量消耗、增强代偿功能、提高对不良作用的非特异性抵抗力等。特异性作用与其理化学性质和受作用机体的功能状态有关,最终与生理、病理的功能状态有关。

3. 宏观作用 当自然疗养因子作用于人体时,就可以发挥其强大的效果:①健康促进作用;②保健作用;③慢性病的治疗与康复作用;④抗衰老作用。

（五）康复与适应理论

康复治疗的根本目的是增强机体对外界环境的适应能力,从而提高残疾者的生活、工作和社会活动的能力水平。适应论为理解康复治疗的这一基本作用机制提供了理论依据。生物系统对各种疗养因子的反应是通过适应机制实现的。人类的适应是复杂的社会 - 生物活动过程,表现在机体为适应外界变化了的环境条件,逐渐形成新的动态的功能模式,以保证正常的生命活动和劳动能力。人类各种疾病的发生实质是机体对外界环境条件发生了适应障碍或已有的适应被破坏。适应论对了解残疾的根本性质和指导残疾者的康复同样具有重要的作用。

## 二、中医学相关理论

### （一）养生学理论

养生学是中华民族传统文化的精髓,源远流长,绵延数千年。中医对养生保健的研究由来已久,从《黄帝内经》开始,历代有众多的医家、佛家、道家对养生之道作过详细而深刻的发掘和论述,逐步形成了一套系统的中医养生理论。养生学强调"天人合一,道法自然"整体观、"正气存内,邪不可干"预防观和"法于阴阳,和于术数"实践观。

1. "天人合一,道法自然"整体观 强调人与自然和谐共生,一方面人体本身是一个小宇宙,与大宇宙是统一的,而且是可以类比的;另一方面人的一切活动必须受自然的制约,不能独立于自然之外。

2. "正气存内,邪不可干"预防观 强调身体内正气(对病原微生物的抵抗力以及自身的调节能力和适应能力)充足,就不易受外邪(各种致病因素)侵袭,人就能健康长寿。养生的目的就是要提升内在的正气。

3. "法于阴阳,和于术数"实践观 是《黄帝内经》的养生总原则,本质的含义就是要顺从自然规律生活,概括起来有:①畅情志;②戒私欲;③远房事;④顺四时;⑤调饮食;⑥适老逸;⑦顺性情;⑧服药饵。

### （二）中医治未病

中医治未病思想迄今已有两千多年的历史,"圣人不治已病治未病"(《素问·四气调神大论》),主要有三方面的内容:①未病先防;②已病防变;③瘥后防复。

1. 未病先防 未病先防重在养生,主要包括:

（1）法于自然之道 顺应自然规律的发展变化,工作生活起居能顺应四时的变化,对于四时不正之气能够及时回避,能够顺应"春夏养阳,秋冬养阴"的法则。

（2）调理精神情志 保持精神上清净安闲,无欲无求,保持心志闲舒,心情安宁,没有恐惧,调整自己的爱好以适合世俗习惯。不生气,不使思想有过重的负担,以清净愉悦为本务,以悠然自得为目的。这样就能真气深藏顺从,精神持守而不外散。

（3）保持"阴平阳秘，精神乃治"（《素问·生气通天论》），阐明了阴阳的平秘对生命活动的重要意义。调和阴阳是最好的养生方法，阳气固密于外，阴气才能内守；阴气和平，阳气周密，精神就会旺盛。

2. 已病防变　已经生病了就要及时的治疗，要能够预测到疾病可能的发展方向，以防止疾病的进一步进展。疾病的发展都有顺逆传变的规律，正确的预测到疾病的发展则能够及时阻断疾病的加重或转变。在中医理论基础中，脏腑之间有阴阳五行相生相克的关系，所以在疾病的发展传变中主要包括五行传变，表里内外的传变。

3. 瘥后防复　瘥后防复立足于扶助正气，强身健体，防止疾病复发。其核心，落实到一个"防"字上，充分体现了中医"预防为主"的思想。强调"防"的目的，就应当保养身体，培育正气，提高机体的抗邪能力。

**（三）中医疗养康复理论**

中医疗养康复理论综合了中医养生学、中医康复学、疗养学、现代康复学等诸多理论，体现了以身体健康与精神健康统一的"整体康复观"和辨证与辨病相结合指导康复的"辨证康复观"，是具有中国特色的疗养康复体系中的亮点，理论博大精深，主要涉及的基本理论有：

1. 中医基本理论　中医基础理论是以整体观念和辨证论治为最大特色的祖国传统医学体系的基础与核心，主要包括阴阳五行学说、藏象学说（心系统、肝系统、脾系统、肺系统、肾系统）、经络学说、五运六气学说、全息学说，气血精津液神学说（气：信息 - 能量 - 物质）及病因病机学说等。其中以藏象学说为核心，信息 - 能量 - 物质学说为基础，全面系统地阐述了人体的生理、病理现象，并用于指导临床诊疗活动。

2. 中医养生学　中医养生学是在中医理论的指导下，探索和研究中国传统的颐养身心、增强体质、预防疾病、延年益寿的理论和方法，并用这种理论和方法指导人们保健活动的实用科学。

3. 中医康复学　中医康复学是指在中医学理论指导下，针对残疾者、老年病、慢性病及急性病后期者，通过采用各种中医药特有的康复方法及其他措施，以减轻功能障碍带来的影响和使之重返社会。

## 三、健康促进相关理论

2019 年 12 月 28 日，《中华人民共和国基本医疗卫生与健康促进法》获得通过，这是我国卫生健康领域内的第一部基础性、综合性的法律。该法将"健康促进"作为其中一章进行了阐述。近年来，疗养康复实践中也越来越重视健康促进理论的学习与应用。

**（一）相关概念**

1. 健康（health）　1989 年，世界卫生组织对健康做了新的定义，即健康不仅仅是指没有疾病，而是指人的生理、心理、社会适应度及道德水准在一个完好状态。医学界把健康称为人体"第一状态"，把健康和疾病之间的中间状态称为"灰色状态"，又叫"亚健康"。

军事发展对军人健康标准提出了新要求：由一般"状态"健康标准转变为以战斗力为核心的"能力"健康标准，即"生理、心理、军事适应性、军人道德健康"的全维健康。

2. 健康促进（health promotion）　1986 年，世界卫生组织提出这一概念，认为健康促进是促使人们维护和改善他们自身健康的过程。经研究，我们提出健康促进主要是指通过行政、组织或法律手段，广泛动员和协调社会各成员、部门以及社区、家庭、个人，使其各自履行对健康的责任，共同维护和促进健康的一种社会行为和社会战略。健康促进应该既强调个人对健康的责任，又强调社会、政府对健康的责任；既强调个人能力的发展，又强调支持性环境的创建。经中国康复医学会第八届疗养康复专业委员会主任委员在担任全国人大代表期间建议，"健康促进"被写入了2017年政府工作报告，推动了相关工作的发展。

**（二）健康促进工作领域**

1. 建立促进健康的公共政策；

2. 创造健康支持性环境；

3. 强化社区行动；

4. 发展个人技能；

5. 调整卫生服务方向。

**（三）疗养康复机构开展健康促进工作的策略**

疗养机构地理环境选择得天独厚，各种自然理化因子效果独特，多种疗养措施能够满足多维健康维护要求，且有医护人员专业的保障、热情的服务态度以及各种有益的文娱活动，能够使疗养者达到良好的身心健康状态，所以疗养机构本身就是一个健康促进基地。

在健康促进工作中，疗养机构应注重研究构建以健康教育为先导、以行政措施为保证、以环境支持为后盾，集组织保障体系、内容设置体系、宣传普及体系、评价评估体系、人员培训体系于一体的健康教育与健康促进体系，从而达到"维持健康、恢复健康、促进健康"的目标任务。主要工作策略包括：

1. 呼吁和倡导健康，帮助疗养员和康复患者建立对预防疾病和保持自身健康状况的责任感，使之自觉自愿地担负起维护自身健康的责任；

2. 充分发挥疗养地特殊环境在健康促进中的作用，运用疗养因子这一独特的健康促进手段，创造有利于个体和群体行为改变的环境；

3. 大力加强健康宣教，提高个人、社区和集体（部队官兵）发现健康问题和解决健康问题的能力，促进采用明智的决策，选择有利于健康的行为，避开环境危害，戒除不良嗜好，合理利用卫生服务；

4. 培训疗养员和患者掌握健康知识和健康技能，提高健康素养，认识"生命掌握在自己手中"的意义，提高自我保健和自我健康维护、康复能力，使之成为真正健康和讲求生命质量的人；

5. 加强学科人才建设，充分发挥中医科、理疗科、体疗科、营养科、心理科等疗养机构优势学科全维健康促进与康复的功能作用。

## 四、疗养康复学理念与新医学模式

**（一）疗养学与康复医学的概念与区别**

疗养学在我国有着悠久的发展历史。受一些特殊原因的影响，疗养学作为学科建设较其他有显著不同。在疗养机构开展康复医疗有其独特性，疗养学、康复医学与疗养康复学有着密切的关系，也有一定的区别，见表1-3。

表 1-3　疗养与康复医学的关系及区别

| 项目 | 疗养学 | 康复医学 | 疗养康复学 |
|---|---|---|---|
| 概念 | 是研究疗养因子与医学相关学科知识,在增强体质、防治疾病、促进康复中的机制、特点、技术和方法的综合应用的学科。疗养学包括预防医学和康复医学 | 综合、协调地应用各种措施,消除或减少病、伤、残者身心、社会功能障碍,达到和保持生理、感官、智力精神和/或社会功能上的最佳水平,使病、伤、残者能重返社会和家庭 | 把现代疗养学的理论和技术与现代康复医学的理论和技术有机地结合起来,研究利用各种疗养因子及疗养措施,促进疾病、伤残、病残患者康复的专门学科 |
| 对象 | 健康、亚健康者;特勤官兵健康促进;慢性病、老年病、职业病患者;病后或手术后恢复期患者 | 有功能障碍的残疾人、慢性病、老年病患者,部分急性病患者 | 健康、亚健康者,慢性病、老年病患者,职业病、伤病后或手术后恢复期患者 |
| 目的 | 增进人体健康,提高生活质量,恢复体力精力,消除疲劳重返岗位 | 使身体残留部分的功能得到最充分的发挥,达到最大限度的生活自理,帮助患者重返社会、家庭 | 使慢性病治愈或者功能障碍好转,病后或手术后促进康复,伤残患者残留部分的功能得到充分的发挥,重返社会、家庭 |
| 措施 | 应用疗养地自然疗养因子,辅之以人工物理因子、社会心理疗养因子和中医、营养、运动及药物 | 应用物理疗法、作业疗法及生活训练、技能训练、言语训练、心理咨询和康复工程等,辅之以药物和手术等多种手段 | 应用自然疗养因子,辅之以人工物理因子,配合中医、作业疗法、心理、言语矫正和康复工程等 |
| 地点 | 疗养院、休养地、康复疗养中心 | 康复医院、康复中心、综合医院、社区医疗机构、康复疗养中心 | 疗养院、康复疗养中心、康复医院、康复院、养老院、护理院 |

具体实践中,疗养工作涵盖了预防与康复。疗养康复医学成为受益人群最多、适应范围最广、治疗方法最灵活、社会效应最好、最有潜力、最具希望、最有魅力、最具活力的医学边缘学科之一。

**（二）疗养康复学与康复医学的结合与发展**

1. 疗养康复学的全面性　疗养康复学与康复医学一样,是以病人为主体,以恢复功能和改善生活质量为目标,使伤残疾最大限度地恢复功能。疗养康复学不仅以功能障碍患者和残疾人为服务对象,最大程度地提高生活自理能力、回归家庭和社会创造条件,而且还对健康、亚健康人群,即将发生、可能发生功能障碍的人员起到预防、治疗作用。

2. 疗养康复学的结合性　体现在:一是在疗养院引进康复技术,疗养技术与康复技术结合发展;二是在疗养院建立康复科室,疗养科室与康复科室结合发展;三是在疗养院建立康复医院,疗养院与康复医院结合发展。

（1）建立新模式:即中西医结合疗养康复模式,用传统医学的方法康复,用现代医学的方法检测、评估,或用现代高科技的方法深化对传统方法的研究,已经成为疗养机构中最常采用的模式。

（2）创出新学科:疗养康复学科,规范了疗养康复病例,编写了疗养康复技术常规,对疗养对象进行了疗养康复。

（3）踏入新领域：重视健康管理和提高生存质量在康复预防中的作用，疗养康复医学更快更早地踏入了早期发现、早期康复的领域。

（4）走出新路子：发挥中间机构康复的地位及作用，与医疗机构先行一步地走出了疗治结合、双向转诊的路子。

3. 疗养康复学的特殊性　疗养康复学是在疗养地、疗养机构特殊环境里，采取疗养因子等现代康复技术手段达到疗养预防与疗养康复。显示出两大特征，一是疗养地广泛应用自然界具有医疗保健作用的理化学因子的特殊性；二是密切与相关疗法（中医、心理、营养、运动、文化、养生及现代康复技术）科学的综合应用，显示出疗养康复技术的综合性。

### （三）新的医学模式下疗养康复的作用

疗养康复并不简单是疗养和康复的叠加，而是有机的结合。进入 20 世纪后，现代医学由生物医学模式转变为生物 - 心理 - 社会医学模式，确立了健康与疾病的整体观，即健康是指身体上、精神上、社会适应及道德水准上处于一种完全良好的状态，而不仅仅是没有患病或衰弱；疾病是指人体对其内外环境不相适应的状态，而环境致病因素包括生物学因素、心理精神因素和社会因素等。因此，要达到健康的状态，不仅要利用对抗生物学因素的方法治疗疾病，消除临床症状，而且还要利用调整心理因素和控制社会因素的方法，预防身心疾病及恢复功能缺损。现行疗养康复机构中，疗养康复措施既适应了现代医学模式对预防保健的需求，又形成了疗养院矫治疾病和康复的特色。同时促进疗养康复学有了新的内涵，在预防、康复及军队国防卫生事业建设中为人类健康维护发挥着不可替代的重要作用。

1. 消除职业因素的不良影响　通过定期疗养康复可以使人员暂时脱离作业环境中不良因素的影响，在有益健康的疗养环境中，通过有针对性的疗养康复措施，可以减轻或消除不良因素对人员机体造成的损害。

2. 恢复、维护和提高作业能力　对特勤人员定期的体格检查、医学鉴定、生理功能、体能功能恢复和心理适应能力训练，以及慢性疾病矫治、营养调理、健康教育等作为一项重要任务，对于维护身体健康，消除作业疲劳，维护和提高作业能力具有十分重要的作用。

3. 增强体适能　疗养期间通过科学地组织体能训练，有利于维护、增强特殊作业能力和对作业环境的适应能力，提高抵御伤病的能力。

4. 促进伤病后机体功能康复　通过全面的功能性康复，可促进各项身体功能和精神状态的康复。

（单守勤　徐　莉　李兰萍　刘金凤　王　伟）

# 参 考 文 献

［1］肖振，张恩达，林敏．中国医疗矿泉定义与分类修订方案专家共识（2017 年）．中国疗养医学，2017，26（6）：668-672.

［2］孙从艳．疗养地理学．北京：人民卫生出版社，2014.

［3］张卫兵．特勤疗养学．北京：人民军医出版社，2009.

［4］燕铁斌．康复医学前沿．北京：人民军医出版社，2014.

［5］霍金，蒙洛迪诺．大设计．吴忠超，译．湖南：科学技术出版社，2011.

［6］杨瑾．环境肿瘤和表观遗传学．北京：军事医学科学出版社，2013.

［7］张愈，伍后胜．中国疗养康复大辞典．北京：中国广播电视出版社，1993.

［8］单守勤,刘金凤,孟昭刚,等.建设健康中国疗养行业当创新有为.中国疗养医学,2016,8（25）:785-787.

［9］曹国英.疗养技术操作常规.北京:人民军医出版社,1999.

［10］徐莉,杨增惠,唐梦雨,等.探讨军队疗养院疗养康复的发展.中国疗养医学,2007,1（6）:195-197.

［11］俞孟孙,曹征涛.关于健康医学模式的思考与解读.世界复合医学,2015,1（2）:99-102.

［12］史伟珠,朱海波.新医改政策下干部疗养院功能定位及发展方向.中国疗养医学,2013,22（12）:1143-1145.

［13］总工会.中华全国总工会关于加强和规范工人疗休养院管理的意见.中国工会财产,2016,9（9）:27-29.

［14］徐莉,赵勇先.新时期疗养与康复在为部队服务中的应用.中国保健医学杂志,2012,14（5）:419-420.

［15］王居易.经络医学.2版.北京:中国中医药出版社,2016.

［16］胡雪琴,李灿东,崔蒙,等.生活环境与健康维护.中国中医药图书情报杂志,2016,40（5）:1-5.

［17］刘继武,姜勇智,郑曙峰.疗养院管理学.北京:人民军医出版社,1996.

［18］高恩显.现代疗养学.北京:人民军医出版社,1988.

# 第二章

# 常用疗法

## 第一节 气候疗法

### 一、概述

气候是指一个地区天气状况的总和或平均,即长期的大气平均状况,包括气温、气湿、气流和热辐射。气候疗法即利用特定的气候条件作用于机体,以进行保健和医疗的一种方法。微小气候亦称小气候,是指小范围区域或建筑内的气候。微小气候疗法是在局部范围内通过人工手段对空气质量和气候条件进行良性干预,以达到气候疗养目的的方法。根据气温,气候分为寒带气候、温带气候及热带气候。根据地理特征、植被覆盖、水陆分布等异同可分为:包括低平原气候和平原气候的大陆气候;包括低山气候(海拔 400~1 000m)、中山气候(海拔 1 000~2 000m)、高山气候(海拔 2 000m 以上)的山地气候;以及包括开阔海面和大洋群岛气候、海滨气候的海洋气候。

### 二、治疗机制及作用

#### (一)气候对机体的作用

气候可通过多种途径对人体产生作用,包括理化学成分,如氧、二氧化碳、臭氧、氮等;离子成分及其带电情况;物理因素包括温度、湿度、气压、风速、大气、电场、大气电流、日照等。

1. 气温 气温 15~27℃,相对湿度 30%~60% 的外界条件,是人类最适宜的生活温湿度。高温时,机体代谢亢进,脉搏加速和血压下降。寒冷时,基础代谢增加,寒冷刺激使交感神经功能加强。

2. 气压 气压急剧下降时,会造成机体与外界压力失去平衡,影响中耳腔、腹腔的压力。如气压减低 1/2,则肠内的气体增加两倍。可使横膈上移,导致呼吸和循环功能障碍,引起血氧减少、机体气体代谢与组织呼吸的功能失调。气压的突然变化,可使慢性病患者,特别是手术后、关节炎、慢性气管炎、阻塞性肺气肿、心血管疾病等病情加重。

3. 空气离子 空气离子包括正、负离子。一般认为正离子有导致头痛失眠、血压升高等刺激兴奋的作用,但低浓度的正离子对人体也有良性刺激作用。适当浓度负离子对机体多种系统、器官功能的正向锻炼作用,其中涉及呼吸系统、心血管系统、脑及自主神经、内分泌系统、能量合成与代谢系统、免疫系统、泌尿系统等,但浓度过高也会产生不良的作用。大气中负离子数比较恒定,约 400~700 个 /cm³,晴天多于阴天,早晨多于下午,夏天多于冬天。据测定,室内每 1cm³ 空气中约有 25~450 个负离子。海滨及森林疗养地空气负离子较多。世界卫生组织规定清洁空气负氧离子含量标准为 1 000~1 500 个 /cm³ 空气。空气中负氧离子含量达 700 个 /cm³ 时可强身,而达 10 000 个 /cm³ 时可治病。

4. 气湿 最适宜的湿度是气温在 15~20℃时,相对湿度为 45%~55%;气温 25℃时,相对温度为 20%。气温低于 7.5℃时,湿度增高能促进机体的散热过程;气温高时,湿度增高所引起的作用则与之相反,气温 25℃以上时,湿度越高,散热过程障碍,机体出现过热现象。当气湿明显减少时,能引起口腔与咽喉的黏膜干燥。

5. 气流　空气流动的对流作用促进机体的散热过程。一般在气温大于 18℃,气流小于 0.5m/s 时,对穿衣服人的体温调节不起作用。当湿度较大而风速较大时,由于气温低,体热散发加大加快,人易患病,而且慢性气管炎、支气管哮喘、冠心病、胃溃疡和十二指肠溃疡等病情容易加重。当气温在 36℃以上时,气流使皮肤温度升高,汗液蒸发加强,水分丧失过多、体温调节发生障碍。另外,气流对神经精神活动也有一定的影响。

6. 日照　即太阳辐射。日光中含有红外线、可见光和紫外线。红外线具有促进新陈代谢、增强细胞活力和镇痛消炎作用。紫外线有促进钙磷代谢、杀灭病菌和破坏某些细胞毒素的作用,同时适当的紫外线还可增强人体免疫功能。

气候疗法这些因素并不是独自发挥作用,往往是多因素的联合。利用空气的温度、湿度、气流、气压、散射的日光和负离子等物理因素对人体的作用,来提高机体对外界环境的适应能力,这种健身锻炼法又称为空气浴。适用疗养院或疗养地治疗的疾病,在其综合治疗方案中空气浴是必有的成分。

**(二)气候与健康**

1. 舒适气候的生理作用

气候与健康密切相关。刺激气候可产生不良影响,舒适气候可产生良好的治疗效果见表 1-4。

表 1-4　舒适气候治疗因素的生理作用

| 项目 | 作用效果 |
| --- | --- |
| 主观感受 | 改善全身状况,产生欣快感,改善食欲和睡眠 |
| 热调节 | 锻炼热调节机制 |
| 皮肤 | 加强皮肤的障壁功能和抑菌杀菌作用、激化结缔组织增殖、加强组织再生 |
| 免疫反应 | 增强机体的免疫力和对传染病的抵抗力 |
| 神经和内分泌系统 | 提高神经 - 内分泌系统的功能水平,在血液和组织中神经兴奋性递质(乙酰胆碱、交感素)增加、某些激素增加 |
| 内脏器官 | 提高功能适应性,特别使心血管系统和呼吸系统适应性增强 |
| 新陈代谢 | 出现使各种代谢正常化的趋向 |
| 血液系统 | 增加红细胞的数量、提高血色素的百分比、加强白细胞的吞噬功能 |

2. 气候的预防作用

(1)气候预防即合理的利用当地气象因素、气候条件、环境特点等锻炼机体和预防疾病。可分原发性和继发性的气候预防。原发性气候预防能提高机体的抵抗力,降低疾病、病理过程的发生与进展的可能性。继发性气候预防,主要防止疾病加剧与病理过程的加重,恢复机体的正常功能。

(2)气候锻炼包括适应外界环境的各种因素,如气温的升降、气压降低、太阳辐射,特别是在短时间内各气候因素的急剧变化。气候锻炼的基础是通过对机体进行系统的和有针对性的训练,以完善机体的适应机制,使其能适应外界环境中变化的条件。人类在进化过程中,利用空气、日光、风、湿度等因素,对上述适应机制进行锻炼是有效的方法,可充分发挥机体的适应后备功能。

### (三)气候病理反应(气象病理反应)

气候适应是机体对外界气候诸因素的适应,是人们保持正常生命活动的保证。如果外界气候、气象因素对机体的影响超出机体的适应范围,机体就会出现不良反应或病理过程,甚至发生疾病。

### (四)舒适气候的衡量标准

1. 医学气候学将气候分为两大类,即保护性气候和刺激性气候。

(1)保护性气候的特征是:气温平稳、昼夜变化幅度小、相对湿度变化小、少风或轻风、不增加疗养员机体的热调节负荷;

(2)刺激性气候的特征是:气温和湿度经常和显著的波动、气温昼夜变化大、多风且为强风、需要热调节以适应气候条件。

2. 在疗养院实际工作中又将每天的天气状况划分为临床最适宜的天气、临床刺激性天气和临床不良作用的天气。对人体最舒适的基本气候条件,有些疗养学者认为:在夏季气温为25～27℃,相对湿度为50%～69%;在冬季气温为16～22℃,相对湿度为30%～40%。

### (五)不同气候疗法的治疗作用

1. 海滨气候疗法  海洋性气候的气温日较差与年较差较小,这是因为海水热容量大,可以调节气温的变化。与陆地相比,最寒月与最暖月出现亦晚。夏季凉爽,冬季温和。空气中水分多、湿度大、云量、雨量较多。风一般较大,空气清新,细菌含量少。空气离子及臭氧较多。在晴天时,日光中的紫外线量较内陆地区丰富。

(1)海滨地区气温变化小,气候湿润温和,可减轻机体对热调节的负荷;

(2)海滨紫外线辐射较强,有利于调节钙、磷代谢,增强机体免疫力;

(3)海滨空气清新,氧、臭氧及负离子含量高,细菌及尘埃少,并含有氯化钠、镁、钙、磷、碘、溴、锰、锌等多种微量元素,可改善肺的通气功能和气体交换,并有调节血压、血红蛋白及体液平衡作用;

(4)海滨轻风对高级神经系统、免疫系统等功能具有调节作用,而强风则对某些疾病患者或体弱者不利。

2. 山地气候疗法  海拔1 000～2 000m高度地区的气候称高山气候。气温低,空气流动大。气压和氧分压均较平原偏低。气温的日较差与年较差小,空气非常清新,饱含负离子。日照时数及太阳辐射强度增加,光谱中紫外线的比例升高。由于气候因素的多面性以及人体的复杂性,所以必须根据辐射状况、天气、大气环流状态进行综合分析。高山空气中的水蒸气较少,在海拔1 000m地区,空气中水蒸气的含量仅为海平面的1/2,但由于气温较低,容易形成云、雾。由于水蒸气凝结的高度取决于上升气流的温度和湿度,所以冬季云的高度低于夏季,出现山风和谷风,风速亦较大。

(1)山地气压及氧分压低,可使呼吸加深,循环加快,肺通气量代偿性扩大,红细胞及血红蛋白增加,从而显著提高血氧含量,促进机体代谢功能和重要器官的灌注,增强机体抗病能力;

(2)山地空气洁净,透过性好,阳光直射强度大,红外线、紫外线光照强而长,有利于钙、碘代谢;

（3）山地空气清新，负离子含量高，对呼吸、神经、免疫、代谢等系统均有调节作用，可提高机体的适应能力和代偿能力。

## 三、治疗技术

**（一）根据空气温度，一般将空气浴分为三种类型：**

1. 冷空气浴：4～15℃。

2. 凉爽空气浴：15～20℃。

3. 温热空气浴：20～30℃。

**（二）空气浴治疗的方式和条件**

1. 活动房间和卧室必须通风良好。

2. 活动　在经过选择的良好自然环境和设计的路线定量步行。在室外空气浴场，做一定时间的停留，阅读或做游戏（空气浴场的选点及设施需科学设计）。

3. 睡眠　在清新的空气中睡眠，可选择的条件为：在通风良好卧室开窗、露台、海滨浴场专设的睡眠房，树林旁专建的通风良好的室内（开窗）等睡眠。根据适应证以及不同的目的，可采取全身性的或部分暴露身体的空气浴；也可采取静态的或与医疗体操相结合的方式。空气浴的"量"应掌握渐进性原则，其中包括气温的选择、时间和身体暴露面积的掌握。

**（三）治疗方法**

1. 日常生活式　即在选定的气候条件下居住生活一段时间，一般一个月左右为宜。在此期间，医务人员要给予指导，注意避免不利气候变化的影响，在气候良好时，鼓励疗养员进行户外活动和体育锻炼等。

2. 定点定时活动式　在选定的气候地城内，选择最佳时间，每日组织疗养员开展各种健身活动，如散步、体操、舞蹈、爬山、游泳、游戏等，以充分发挥良好气候的医疗保健作用。

**（四）准备工作及注意事项**

1. 为实施气候治疗需建立专门的设施和条件　如空气浴场、日光浴场、海滨浴场、凉亭、露台、医疗体操和集体运动练习场、医疗步行路线场地、花园、公园等。

2. 疗养院应充分利用当地气象信息或在本院内建立气象观测点　根据观测到的气象资料，对当地气候和本院的微小气候作出医学评价。在系统的观测本地区气候变化规律的基础上，根据不同性质的气候和天气状况建立相应的气候疗法制度，在医护人员指导下全面执行。

3. 应严格掌握气候疗法的适应证及禁忌证　应针对不同的气候条件及患者不同的身体状况有针对地制定个体化治疗方案，并确保安全。

4. 必须遵守循序渐进，逐步适应的原则　疗养员从原住地移居新的特定气候环境时，一般须有5～7d左右的适应过程。

5. 严密观察反应　必须认真做到深入细微地观察疗养员对气候治疗作用的反应、深入细微地临床观察疗养员的病情变化。同时应有必要的医疗监护，注意其在新环境气候下的不同反应，若有异常，须及时调整疗养方案。

## 四、适应证

**（一）空气浴疗法**

1. 健康人员机体锻炼。

2. 所有适合疗养治疗的情况。

3. 综合治疗中的适应征患者,采用空气浴治疗的技术和方法取决于患者的类型、性质、病期,在决定空气浴治疗的剂量时必须严格依据病人自我感觉,全身状况等个体特性综合决定。

### (二)海滨气候疗法

1. 高血压病、低血压症、冠心病(无频繁心绞痛发作)。

2. 慢性咽喉炎、慢性气管炎、肺炎、肺气肿、慢性胸膜炎、呼吸器官外伤后遗症。

3. 胃肠功能障碍、营养不良、贫血。

4. 神经衰弱、自主神经功能失调、慢性疲劳综合征。

5. 佝偻病、骨质疏松症。

6. 神经性皮炎、过敏性皮炎、慢性湿疹、银屑病。

7. 肺结核、结核性腹膜炎、皮肤结核、重症传染病后或重要器官手术后康复等。

8. 类风湿关节炎、骨关节炎等。

### (三)山地气候疗法

1. 高血压病(Ⅰ级)、冠心病(早期)、高脂蛋白血症(早期)。

2. 慢性支气管炎、支气管哮喘、胸膜炎(干性)、肺尘埃沉着病(轻度)。

3. 神经衰弱、佝偻病、骨质疏松症、糖尿病(轻型)、病(伤)后贫血。

4. 局限性肺结核、淋巴结核、骨与关节结核等。

### (四)沙漠气候疗法

1. 感染性和中毒性慢性肾病(结核病和肾淀粉样变性除外)、慢性肾炎(血压<180mmHg)、急性肾病后遗症等。

2. 风湿关节炎、风湿性肌炎、风湿性神经炎等。

## 五、禁忌证

### (一)空气浴疗法

1. 急性传染病且高温时。

2. 某些病人对热刺激过于敏感,或因过度寒冷而出现寒战时,必须立即停止空气浴,再治疗时要缩短时间和降低冷却强度。

### (二)海滨气候疗法

1. 甲状腺功能亢进症及消化性溃疡患者不宜在海滨暴晒,因过量的紫外线可使病情加重。

2. 系统性红斑狼疮等具有光过敏反应的疾病在海滨区域时不宜暴露皮肤,并需进行严格的防晒措施。

3. 体质过弱者选择此疗法时需注意气候变化,做好防护工作。

### (三)山地气候疗法

纤维空洞性肺结核、肺结核伴多发性肺外转移、渗出性胸膜炎(活动期)、高血压病(3级)、重症冠心病、甲状腺功能亢进症等。

### (四)沙漠气候疗法

急性肾炎及肾病、肾性血尿、重度高血压病、冠心病等。

(刘心悦 孙秀娟)

# 第二节 日光疗法

## 一、概述

日光疗法又称日光浴，是一种利用到达地面的日光辐射能进行锻炼或防治慢性病的方法。主要是让日光照射到人体皮肤上，引起一系列理化反应，以达到健身治病的目的。日光浴常和冷水浴、空气浴结合应用，属自然光疗法。太阳辐射的光谱包括红外线、可见光、紫外线，对人体的作用各有不同。地面生物受太阳辐射的强度与其所处的纬度、海拔、臭氧层厚度、季节、气象因素、地面反射、天顶角大小及大气污染等有关。日光对机体的作用取决于辐射强度、机体吸收程度和生物效应，生物效应由于光谱的不同而有所不同。红外线能透过皮肤深层及皮下组织，光热效应强；紫外线反射率最小，能量大，主要为光化学效应；可见光线，主要通过视觉和皮肤对人有振奋情绪的作用，能使人心情舒畅。

## 二、治疗机制及作用

### （一）提高机体免疫功能

紫外线不仅能提高皮肤局部免疫功能，而且对整个机体免疫功能起调节作用，照射后可加强免疫球蛋白的生成，白细胞吞噬功能加强，其效应与波长及剂量有关，一般以小剂量中长波紫外线增强免疫效果显著。

### （二）促进维生素 $D_3$ 的形成

皮肤内维生素 $D_3$ 原经紫外线辐射后转化成维生素 $D_3$ 进入血液，再活化从而调节肠对钙、磷吸收，改善钙磷代谢，促进钙离子在骨骼中积聚，维生素 $D_3$ 不仅有预防骨质疏松症和佝偻病的作用，而且有预防癌症发生的作用。

### （三）对神经、内分泌功能的影响

小剂量紫外线能兴奋中枢神经，较大剂量则有抑制作用，适量辐射对自主神经具有趋向正常化的调节作用。可见光能加强中枢神经兴奋性与工作效能。日光通过神经、体液途径影响下丘脑、垂体、肾上腺、甲状腺、性腺和胰腺的内分泌功能。

### （四）促进新陈代谢

日光中的红外线辐射产生的光热效应能增强组织代谢，促进尿酸排泄、渗出物吸收。可见光可加强糖代谢及组织氧化。紫外线能使血胆固醇、乳酸、血糖下降，糖耐量增高，肝糖原合成。

### （五）脱敏作用

小剂量紫外线辐射可使组胺增多，并成为抗原复合物；反复辐射刺激可增加组胺酶的生成，使组胺降解，交感神经张力增加，加之维生素 $D_3$ 调节血钙的综合作用，从而产生脱敏效应。

### （六）改善血液流变学和纤溶系统活性

紫外线辐射可改善血浆黏滞度、全血黏滞度、红细胞聚集性及变形性，激活纤维蛋白溶解系统，利于缺血性疾病的防治。

## （七）促使生物节律正常化

可见光照射可影响松果体分泌及生理 - 心理过程，机体得以保持与外环境同步。当发生日生物节律紊乱时，借助日光辐射能使之正常化，保证机体的生命活力和工作能力。

# 三、治疗技术

## （一）操作方法

1. 日光浴场地

日光浴可在阳台、庭院、游泳池、海滨及野外进行，最好在室外开阔处。集体治疗时所需面积不少于 4.5m²/ 人。

2. 照射方法

（1）照射剂量：太阳辐射强度用相对日射计或带有电流计的辐射强度表来测定；另一种表示是，根据不同季节的日光辐射，对某一个体皮肤能引起最弱红斑反应所需要的时间，即生物剂量，也称最小红斑量（MED）为标准。

首次剂量：按浴者生物剂量测定的结果，治疗目的和肤色、部位不同而异，如锻炼性调节机体功能、预防疾病用亚红斑量，若为镇痛则用红斑量；全身照射用亚红斑量，局部照射用红斑量；四肢皮肤敏感性低，婴儿、青春期、妊娠期敏感性高。

维持量：全身照射按前次剂量的 25%～30% 递增，至 2～3 个生物剂量。局部照射依前次照射红斑反应级别而定，一般按 25%～50% 递增，至 4 个生物剂量止。

照射间隔、频度与疗程：全身照射，每日一次，25～30 次为 1 个疗程，一般实施 1 个疗程。局部照射间隔：待前次皮肤红斑明显减弱或基本消退后再照射，一般间隔 1～3d，照射 3～5 次。

（2）小儿全身照射剂量：由 1/20～1/10 生物剂量开始，渐增至 3/4～1/2 生物剂量，学龄期儿童可适当增加。对日光敏感者避免出现皮肤红斑反应。婴儿对热耐受性差，应慎用。

（3）成人全身照射法：适于身体健壮者。浴者体裸露，着三角短裤，女性加戴胸罩、戴防晒头罩、护目镜、仰卧，头置遮阴屏后，一般首次剂量为 1/8～1/4 个生物剂量，每日一次，每次剂量按身体前后两野各半照射，间隔 1～2d，每次递增 25%～30%，至 2～3 个生物剂量。

（4）顺序全身照射法：系逐渐增加照射面积和照射剂量的方法，适于身体稍弱或对日光耐受性较差者，总量为 2～3 个生物剂量，共 15 次左右。

（5）间歇性全身照射法：适于身体虚弱者，当照射 1 个生物剂量后，可再照射 1 个生物剂量，耐受性差者可去阴凉处休息 5～10min，再回到阳光下照射，直至达到规定剂量。

（6）局部照射法：取卧位或坐位，充分暴露治疗部位，将头与未照部位以布巾或遮阴屏遮盖。本法亦作为全身照射的补充。

## （二）注意事项

1. 治疗前对浴者进行健康教育，说明日光疗法的作用、方法、注意事项；询问了解光过敏与光敏剂史，初步判定对紫外线敏感情况。

2. 合理安排治疗时间，餐前后 1h 不宜进行。若气温大于 33～36℃，湿度大于 80%，易发生中暑。若气温小于 20℃、达到 1 个生物剂量需 40min 以上或气流大于 1.5m/s，均不宜在户外治疗。

3. 每次浴前，浴者应在阴凉处作 5～10min 空气浴，并保持皮肤干燥，以防灼伤。

4. 治疗中不宜睡眠和阅读书报，督促浴者戴好防晒头罩、护目镜，使用防晒油膏，防止中波紫外线伤害，灼伤皮肤及眼睛。除头部及眼睛外，全身皮肤都要通过体位改变接受到日晒。

5. 日光浴过程中注意观察体温及皮肤变化，皮肤湿润应用毛巾揩干，如有出汗，应适当减少剂量。若出现头昏、恶心、食欲或睡眠变差或口腔温度升高 1℃ 等症状，或皮肤出现显著变红、疼痛等灼伤现象，表明照射过量，应停止治疗。

6. 夏日应防止中暑和日射病，备用急救物品。开始从事日光浴健身锻炼，应在适当的气温、风速和阳光强度下进行，要预防感冒和暴晒。

7. 治疗后应注意检查浴者的精神状态和皮肤反应，若有体温升高、心悸、皮肤水肿、疱疹等提示剂量过大或光毒反应，应减量、暂停或中止治疗。

8. 督促浴者去阴凉处休息 5～10min，并用温水冲洗皮肤，饮用含维生素及钠盐的饮料。

## 四、适应证

### （一）保健锻炼

年老体弱、病后或术后体虚、疲劳状态、长期卧床者；缺乏日照（矿井、坑道、地铁、潜艇等）工作人员；太阳辐射少、高纬度、大气污染较重地区的人员；长期夜班又缺乏户外活动者；恐惧紫外线引起紫外线照射不足者。

### （二）疾病预防及治疗

日光疗法应用范围广泛，可用于疾病的预防、辅助治疗或单独治疗。

1. 预防和治疗的疾病　维生素 D 缺乏性佝偻病、软骨病、老年性和绝经后骨质疏松；流行性感冒、急性上呼吸道感染、小儿肺炎、气管炎、慢性湿疹、冻疮（Ⅰ度）、习惯性冻疮、预防手术皮肤切口感染、加速切口愈合。

2. 用于治疗的疾病　皮肤球菌感染性疾病（脓疱病、毛囊炎、疖、玫瑰糠疹、寻常痤疮）、骨折复位固定后、慢性骨髓炎、风湿性关节炎及类风湿性关节炎稳定期、痛风性关节炎间歇期、骨关节炎、纤维织炎、自主神经功能失调、神经痛（非压迫性）、末梢神经炎、股外侧皮神经炎等。

## 五、禁忌证

### （一）照射后可加重的疾病

急性银屑病、急性泛发性湿疹、活动性红斑狼疮、单纯性疱疹、着色性干皮病、日射病、日光性皮炎、结膜炎、白内障。

### （二）须慎用的疾病或其他情况

活动性结核病、心肾或肝功能衰竭、甲状腺功能亢进症、卟啉病、恶性肿瘤（局部）、出血性疾病等；恶病质；对紫外线过敏；应用易致光敏感的药物（如磺胺类、四环素、氯丙嗪等）者；食用灰菜、紫云英、苋菜等食物者。

### （三）暂不宜用者

发热、月经期、过度疲劳等。

（单述刚　张鹏飞）

# 第三节　海水浴疗法

## 一、概述

海水浴是按一定要求,利用海水锻炼身体和预防疾病的方法。人体在接受海水浴的同时又接受日光、空气及所含有的高浓度负离子、海沙等作用,因此海水浴是具有综合作用的自然疗法。海水的温度、机械、化学等特性所产生的生物学效应作用于机体,具有良好的生理保健、治疗、康复作用。海水浴可分为自然和人工海水浴两种。

## 二、治疗机制及作用

海水对人体的作用主要是通过温度作用、机械作用及化学作用实现的,其中温度作用最显著。

### (一)温度作用

温度作用是海水对机体的基本作用,海水能影响人体的产热和散热过程,激发酶促反应,促进物质代谢和能量交换,提高机体的新陈代谢水平,增强机体的耐寒及对环境的适应能力,提高机体的免疫功能、对疾病的抵抗和修复能力。

### (二)机械作用

海水浴时,人体受到海水的静水压力作用,对周围静脉和淋巴系统及胸廓、腹壁等产生轻微的压迫作用,可促进静脉血和淋巴液回流、减轻关节肿胀;增大胸廓和腹壁的活动范围,增强肺通气功能;刺激神经系统,提高机体的兴奋性。海浪的冲击力对体表产生按摩和挤压作用,可以降低肌肉张力,缓解疲劳。此外,海水的浮力作用,使肢体重量减轻,肌糖原和肌红蛋白储存量明显增多,能有效改善肌肉、关节、骨骼组织代谢及营养供给,对运动系统疾患的功能康复效果明显。

### (三)化学作用

化学作用主要是海水所含的化学元素对人体的作用。海水浴时,其所含有的化学物质附着于人体表面,形成电离子层。一方面这些电离子刺激皮肤的末梢神经,通过神经 - 体液调节,影响人体生理活动和新陈代谢。另一方面有些化学元素,如氯化钠、重碳酸盐和铁、铜、锌、钙、镁、锰、钡、钴、碘、砷等通过皮肤直接进入人体内,发挥其特定的生理功能。

### (四)心理作用

海水的壮丽景观,对人的心理所产生的积极心理活动与状态,被称为海水的心理效应。积极乐观的心理效应能增强机体的抗病能力,提高机体的免疫能力,有利于心身健康和疾病的康复。海滨明亮的太阳,蓝色的天空,周期性的波涛声,可以消除精神紧张和心理矛盾,具有稳定情绪,心旷神怡的感觉,使大脑皮层得到有效的休养,具有很好的疗养康复效果。

## 三、治疗技术

### (一)操作方法

1. 治疗环境要求　海水浴要求海水温度应在 20℃以上,风速在 4m/s 以下,当日气温高于水温 2℃以上,方可进行海水浴。

2. 治疗方法　根据人体浸入水中的部位、面积及方式不同，分为：

（1）健身游泳法：健身游泳法适用于健康人、无禁忌证或体力较好的亚健康人群。适当掌握游泳持续的时间，开始宜短，3～5min，以后逐渐增加入浴时间。一般 15～20min，不能超过 30min，每日 2 次，需间隔 4h 以上，年老体弱者每次不能超过 10min，每日 1～2 次。

1）仰浮：人仰卧水中，两腿伸直，挺腹仰头，全身放松，保持平衡，深吸气，轻呼气，运气。掌握这些要领后便会自然地平浮在水面上，两手轻轻拨水就可以游动。

2）游动：初练游泳，游程不要太长，持续慢游 10min 左右，然后浮在水面上休息 10min 左右，再游 10min。老年人每次游程保持在 500m 左右，游动时的动作频率要慢，保持呼吸平稳、均匀，姿势可根据自己的习惯，以游起来舒服为原则。游泳结束后，注意穿好衣服保暖。

（2）浅水坐浴法：坐在海边浅水中，利用海浪冲洗身体各部，适用于老年浴者。

（3）浅水站立法：浴者站立在低于膝关节的水中，用手舀水冲洗腿、躯干和上肢，适合于体质较弱或行试验性海水浴的浴者。

（4）半身浸入法：浴者站在齐腰深的海水中，用手荡水冲洗未浸水的体表，用于体质较弱的浴者。

（5）人工海水浴：用人工海水代替天然海水，最常应用的人工海水制备方法是在淡水中加入一定比例的海盐，使水中盐度达到 40%～50%。方法根据需要选用全身浸浴和局部浸浴，治疗时间为 10～15min，每日一次。可作为全身强壮和提高代谢功能的一种疗法。对慢性骨关节和多发性神经炎有明显的疗效。

（二）注意事项

1. 海水浴前均需进行全面的体格检查，严格掌握适应证和禁忌证。

2. 首次进行海水浴前应先做海水适应试验，以判断是否对海水过敏。

3. 空腹和饱腹及酒后不宜进行海水浴，一般以餐后 1h 后入浴为宜。

4. 入浴前应做好充分的准备活动，每次行海水浴前，可先散步，做 15min 以上的准备活动，若体表多汗，应拭干后入浴。入浴后应先在浅水中用手舀水冲洗头、颈、胸、腹部，待身体全面适应后再进行全身浸浴或游泳。

5. 一旦在水浴中发生肌肉痉挛时，应沉着冷静，可深吸一口气并牵引痉挛的肌肉。小腿腓肠肌痉挛时，可迅速伸直患肢的膝关节，并勾起脚尖；小腿屈肌和屈趾肌痉挛，可稍用力将足和足趾背伸。

6. 海水浴后，应选择空气流通的地方躺卧 15～30min。既可休息，同时又可以进行日光浴和空气浴。

7. 进行泥疗法、蜡疗及硫化氢矿泉浴期间禁止海水浴；进行直流电等电疗者应在电疗的 4h 后，方可进行。

8. 海水浴过程中可定时到海滩进行日光浴、空气浴、海沙浴，但时间不宜过长，以防灼伤和日光性皮炎。

9. 海水浴场应备有救生设备和各种急救药品，工作人员应熟练掌握溺水急救技术，因海水引起的过敏性休克者应紧急救治。

## 四、适应证

海水浴的适应证非常广泛，可用于慢性支气管炎、轻度肺气肿、哮喘缓解期、肺结核静止期、动脉硬化、高血压病（1 级）、高脂血症、单纯性肥胖、2 型糖尿病、痛风、神经衰弱、胃肠功能障碍、轻度贫血、慢性关节性疾病、腰腿痛、术后恢复期、周围血管病等。

## 五、禁忌证

身体极度虚弱、脑血管意外、重度动脉硬化、活动性肺结核身体过度虚弱、高血压病（2、3 级）、心功能失代偿期、严重肝脏和肾脏疾病、肝炎、肝硬化、肾炎、出血性疾病、滴虫性或真菌性阴道炎、月经期、化脓性中耳炎、急性结膜炎，癔症、癫痫及各种精神病等。

（单述刚 杜艳玉 吴晓青 张鹏飞）

# 第四节 矿 泉 疗 法

## 一、概述

矿泉是指从地下自然涌出于地表，所含可溶性固体成分超过 1g/L 的地下水。医疗矿泉是指地下自然涌出或人工开采的，含有微量元素、气体、放射性元素中至少一种，或矿化度 ≥1g/L，或具有 34℃以上温度，用于疾病预防、治疗、康复、保健的矿泉。矿泉疗法是利用矿泉水的化学和物理综合作用，达到治疗疾病和防治疾病的一种疗法。矿泉的分类主要以化学成分及温度划分。我国规定，泉水温度大于 34℃者为温泉。目前我国境内已发现的矿泉约有 3 000 多处，资源分布遍及全国各地，是应用矿泉治疗疾病最早的国家。随着科学的发展以及人类不断深入的研究，矿泉疗法被广泛应用于健康养生、疾病预防、临床各种慢性病的疗养康复治疗中。

## 二、治疗机制及作用

因治疗方法不同，产生的治疗作用不同，目前医学上研究比较多的是矿泉浸浴及饮用对人体产生的作用。矿泉浸浴时，对机体可产生以下三种作用，即机械的物理作用、温度的刺激作用以及矿泉中固有的化学成分作用。前两种是非特异性作用，普通淡水亦有，后者为矿泉疗法所独有的特异性作用。

### （一）矿泉浸浴对人体产生的作用

1. 机械物理作用

（1）浮力作用：矿泉浸浴时，水的浮力作用使运动器官重量负担显著减轻，四肢活动较易。因而对某些肌肉、关节及神经系统疾病所致的肢体运动障碍功能恢复极为有利。

（2）静压力作用：水的静压力是指人体在水中，周围水对机体的挤压所产生的作用。矿泉浸浴时，人体除头颈或胸部外，其他躯干部分均受水的静压力作用，可促进四肢静脉血与淋巴液的回流，对淋巴淤积、浮肿、关节肿胀有良好的促进吸收，消肿作用。

（3）摩擦作用：浸浴时由于矿泉水的分子流动以及水中气体不断逸出，对机体末梢神经不断给予轻度的摩擦即动水压作用，此种温和刺激作用于皮肤的感受器可产生良好的镇静止痛作用，同时可改善皮肤的血液循环，调节皮肤的新陈代谢以及机体的内脏功能。

（4）水流冲击刺激机械水疗法：是指各种形式的水流或水射流，在一定压力下喷射于人体的治疗方法，包括直喷浴、扇形淋浴、雨样淋浴、针状浴、周围淋浴、涡流浴等。对人体可产生很大的机械刺激,可提高温度效应,引起血管扩张,使神经兴奋性增高。

2. 温度刺激作用　温度与正常体温相差越大则刺激性越强,不同温度对人体有不同的治疗作用,高温起兴奋作用,低温起镇静作用。

(1)低温浴作用:水温低于34℃,以肾上腺能效应为主,对交感神经起兴奋作用;

(2)不感温浴作用:水温在34~36℃之间,此温度对机体的刺激性最小,浸浴时对心血管和呼吸系统基本上无影响,长时间浸浴对神经系统有明显的镇静作用;

(3)温热浴作用:水温在37~39℃,以胆碱能的效应为主,能兴奋副交感神经系统;

(4)高热浴作用:水温42℃以上,高热浸浴对机体的刺激更加强烈,机体反应明显增加,强烈发汗,心脏负担加重,血压升高。

3. 化学刺激作用　取决于矿泉水中所含化学成分,即不同种类和含量的矿物质以及具有医疗作用的气体成分不同,所产生的化学作用也不同。矿泉中的微量元素是人体的生存与发育不可缺少的物质,皆因其特殊的化学作用产生特殊的医疗作用。矿泉水浸浴时矿泉中所含有的化学成分通过两种形式对机体产生作用:

(1)离子状态的化学成分进入体内。

(2)化学物质附着在体表产生对皮肤的刺激作用。浸浴时某些化学成分氡、二氧化碳、硫化氢、钠、钙、铁、碘、钡等,可通过皮肤进入体内,部分不能经皮肤吸收,却能附着于皮肤,形成"薄膜",而对神经末梢产生作用。另外,在治疗过程中,有些气体成分,如二氧化碳、硫化氢、氡、以及部分元素碘、氯、钠,可经呼吸道黏膜吸收进入人体内发挥作用。

**(二)矿泉水饮疗的基本作用**

当矿泉水的矿化度为5~15g/L,或含有一定量的微量元素、有益的气体(如碳酸气)时可做饮疗。矿泉水中共发现有53种微量元素为人体器官的组成成分,饮用后可促进人体的电解质代谢平衡,促进碳水化合物、色素和胆固醇代谢正常化;可反射性地影响胃肠道的分泌和蠕动功能,增强肝脏解毒功能,刺激胰腺分泌功能;此外还有缓泻和抑菌、利尿及加强废物排泄等作用。

# 三、治疗技术

**(一)操作方法**

1. 按照治疗方式

(1)全身浸浴法:根据疗养员需要选择相应的水温,疗养员着短裤静卧在水池中,前胸及颈部以上露出水面。治疗时间15~20min,每日1~2次,12~20次为1个疗程。

(2)局部浸浴法:疗养员采取舒适体位,将治疗部位浸入水中,治疗时间为15~20min,每日1~2次,12~20次为1个疗程。

(3)机械水疗法:根据疗养员治疗需要选择不同治疗方式,调整水温以及压力、频率至疗养员可耐受剂量。指导疗养员采取治疗体位与治疗仪器要求相符。治疗时间15~20min,每日1~2次,12~20次为1个疗程。

(4)水中运动疗法:由治疗师指导疗养员在水池中进行功能训练或器械训练,治疗时间15~20min,每日1~2次,12~20次为1个疗程。

(5)蒸汽浴疗法:疗养员进入蒸汽浴室后,取平卧或坐位,7~15min,待全身发热后,走出蒸汽浴室,进入降温室,用14~20℃的冷水冲淋或浸泡2~3min,也可在户外用冷空气降温。在还未出现寒冷感觉时擦干身体,休息10min后,根据个人体质及耐受程度,可再进入蒸汽浴浴室,反复升、降温 2 ~ 5 次,每日 1 ~ 2 次,以 12 ~ 20 次为 1 个疗程。

(6)吸入法:抽取矿泉水 5ml,注入雾化器。疗养员采取舒适体位,将喷雾器的进气端连接在氧气筒的橡胶管上,取下湿化瓶,调节流量达 6 ~ 10L/min。将喷气管放入口中,吸气时按住出气口,深吸气后屏气 1 ~ 2s,呼气时,放开出气口。吸毕,取下雾化器,关闭氧气筒,清理用物。

(7)灌肠法:嘱疗养员排尿,取左侧卧位,露出臀部,不能自我控制排便的疗养员可取仰卧或截石位,臀下垫便盘。将肛管轻轻插入直肠(成人 7 ~ 10cm,小儿 4 ~ 7cm),使溶液缓慢灌入。观察液体灌入情况,液体将流完时,夹紧橡胶管,用卫生纸包住肛管拔出,放入弯盘内,擦净肛门。嘱疗养员平卧,保留 5 ~ 10min 后排便。

(8)饮用法:取符合饮用标准的矿泉水 100 ~ 300ml 一次或分次饮用。

2. 按矿泉种类

(1)氡泉疗法 治疗浴器需选用耐腐蚀材料。浸浴时疗养员用手轻划水,使皮肤上氡沉积增多,形成放射性活性薄膜。浸浴中,严禁疗养员向浴池内加水,或随意改变治疗条件。氡气贮存池应严加密封,避免与空气接触。该疗法不宜行冲浪浴或漩涡浴等治疗。

(2)碳酸泉疗法

1)全身浴:初期水温为 34 ~ 36℃,后期降至 32 ~ 33℃ 为宜,每次 8 ~ 12min,每日一次,15 ~ 20 次为 1 个疗程;

2)手、足浴:疗养员取坐位,将手和前臂浸入手浴槽内.双足及踝关节浸入足浴槽内,水温 37 ~ 39℃,每次 15 ~ 20min,15 ~ 20 次为 1 个疗程。浴用时,应严格掌握浴用时间,防止过多的吸入二氧化碳;

3)饮法:饮用过多的碳酸泉水可使脑血管扩张,故有脑血管疾病及出血倾向者应禁用。

(3)硫化氢泉疗法:需在浴盆上加盖单,防止硫化氢气体逸出而引起中毒。室内要有良好的通风条件;

(4)铁泉疗法:铁泉水不宜在空腹时饮用,应该在饭后进行。为防止侵蚀牙齿,宜采用小胶皮管饮入。饮用铁泉水前后,禁食含有鞣酸的菜、水果等。铁泉水不宜饮用冷泉,如系冷铁泉水时,宜稍加温后饮用;

(5)碘泉疗法:饮用应在晨起空腹或午、晚餐前 10 ~ 20min 为宜。碘泉水每次含漱后,须用冷开水清洗口腔;

(6)溴泉疗法:饮用应空腹或午、晚餐前 10 ~ 20min 为宜;

(7)砷泉疗法:同铁泉疗法;

(8)硅酸泉疗法:饮用硅酸泉水不宜空腹,应在饭后进行;

(9)重碳酸盐泉疗法:心血管疾病不宜用高温浴。饮用应空腹或饭前 30min 为宜。为防止碱性过多而形成磷酸钙结石,可稀释后饮用;

(10)硫酸盐泉疗法:饮用应在晨起空腹或饭前 10 ~ 20min 为宜。硫酸钠泉水宜温热服用,如为冷泉应稍加温后再进行饮用;

(11)氯化物泉疗法:浴用全身浴宜用低浓度(0.1% ~ 0.2%)氯化钠泉。饮用,用 1g/L 的含量,每次 100 ~ 300ml,晨起及午饭、晚饭前 0.5 ~ 1h 服。

(二)注意事项

1. 浴盆使用后必须及时刷洗干净、消毒。定期对浴盆壁做细菌学检查,发现污染时应做严格消毒。

2. 浴衣、浴巾、毛巾、拖鞋应专人专用,使用后及时清洗、消毒。

3. 水疗室地面要求无积水,保持干燥,防止行走时滑倒。对体弱、年老、年幼者应给予搀扶、保护。

4. 操作人员要严格掌握矿泉疗法的禁忌证。

5. 不宜在饥饿时,或饱餐后 1h 内进行浸浴。治疗前应检查疗养员皮肤以及血压等情况。治疗部位及附近不应有明确的皮肤破溃或未愈合创口。

6. 浸浴过程中,疗养员应静卧水中,不得自行放水或排水、改变水温或水量,不得任意延长治疗时间,也不得在水中擦澡。

7. 治疗过程中,密切注意观察疗养员情况,尤其是体弱、年老、年幼者,治疗过程如出现头晕、多汗、心悸、恶心、呕吐等,应暂停浸浴,立即搀扶其出浴,予对症处理,适量饮用热水。休息 5~7d 后再行浸浴,如再出现反应,应中止浸浴。

8. 浸浴后需休息 10~30min 才可离去。

9. 浸浴中出现关节活动受限,局部疼痛、肿胀、发热、皮疹等病情加重情况,应暂停浸浴,须经医生检诊处理后,方可继续浸浴。

10. 室外水中运动疗法应根据年龄及游泳技术情况编组分批进行,入浴前后要核点人数,医护人员要熟练掌握溺水急救技术,确保安全。避免淹溺事故。

## 四、适应证

**（一）消化系统疾病**

慢性胃炎、胃十二指肠溃疡、慢性肠炎、习惯性便秘、肝胆疾病,主要采用饮用法。

**（二）骨与关节疾病**

风湿类疾病、类风湿关节炎、骨关节炎、强直性脊柱炎,主要采用矿泉浸浴法。

**（三）神经系统疾病**

脑血管意外及偏瘫、周围神经炎及损伤、神经痛、神经症、失眠障碍、神经肌肉类疾病、小儿麻痹症后遗症等,主要采用矿泉浸浴法。

**（四）呼吸系统疾病**

呼吸系统炎症性疾病,如慢性支气管炎、支气管哮喘、肺气肿等,主要采用的方法是吸入与内饮。

**（五）循环及血液系统疾病**

缺铁性贫血、心脏瓣膜疾病、高血压、冠心病等。

**（六）代谢性疾病**

糖尿病、肥胖、痛风、甲状腺功能亢进症等。

**（七）泌尿系统疾病**

慢性肾盂肾炎、尿路结石。

**（八）外伤及外伤后遗症**

**（九）皮肤系统疾病**

慢性湿疹、荨麻疹、瘙痒症。

**（十）妇科系统疾病**

生殖系统的慢性炎症、月经不调、更年期综合征等。

## 五、禁忌证

发热、传染性疾病、结核、恶性肿瘤、严重心肺肝肾功能衰竭、有出血性疾病、炎症感染、皮肤破溃、严重动脉硬化、妇女妊娠期、月经期、大小便失禁、过度疲劳。

（杜艳玉　张春波　高鹤洋）

# 第五节　泥　疗　法

## 一、概述

泥疗法属于热疗法的一种，是以各种泥类物质加热后做为介体，涂敷在人体的一定部位，将热传至机体，达到治疗作用的方法。用于治疗的泥类有淤泥、泥煤、腐殖土、黏土和人工泥等。矿泥、海泥、湖泥是比较好的治疗泥源。泥的形成是在天然的情况下多年的风化、沉积等地质学过程和理化生物学作用以及气候的影响，微粒子状态的物质被水溶解形成不同类型的泥状物质，其广泛存在于自然界中。泥疗法对于神经系统、软组织损伤、骨与关节、内分泌及代谢等多种慢性疾病有明显的预防和治疗作用，被广泛地应用于疗养保健、慢性疾病的康复治疗。而矿泥因其矿物质及微量元素含量较高，在临床实践中应用更广泛，具有更高的医疗价值。

## 二、治疗作用及机制

### （一）温热作用

泥的主要治疗作用是温热作用。由于泥的热容量小，可塑性与黏滞性强，敷于局部几乎不对流，故导热性低，保温时间长，接触皮肤时向体内传热过程慢，因而机体能耐受较水疗法更高的温度而不感到过热。由于较强的热作用，使局部组织毛细血管扩张，皮肤充血，血液和淋巴循环增强，改善组织血液供应，提高新陈代谢和氧化过程，促进再生能力。同时能促使慢性炎症、瘢痕、水肿、粘连、浸润、渗出物、血肿等病理产物消散吸收而达到消炎、镇痛、软化瘢痕、松解粘连、缓解痉挛的作用。

### （二）机械作用

泥敷于局部或全身可产生一定的压力作用，能平整皮肤瘢痕，增强皮肤弹性。泥分子加热后产生剧烈运动，接触皮肤表面的泥分子运动与皮肤间产生摩擦，对皮肤呈现一种良性刺激作用；在摩擦的同时还可以产生微弱的电流，可改变末梢神经的兴奋阈和增强皮肤对某些化学物质的渗透性。

### （三）化学作用

泥中的盐类离子、有机物质、气体、维生素等被皮肤吸收或附着在皮肤上，刺激皮肤化学感受器反射性的引起化学作用。泥内含有以离子形式存在的 $Ca^{2+}$、$Mg^{2+}$、$Zn^{2+}$、$Cr^{3+}$ 等多种矿物质和微量活性元素，以及矿泥中含有自然形成的维生素、类激素物质、各种酶及噬菌体等生物活性物质。这些微量元素及矿物质等进入人体内后，能够促进体内的碳水化合物、蛋白质、脂肪代谢，有利于纠正体内紊乱的代谢。泥中磷酸类物质，可促进人体组织对水分的吸收，氯化物可促进汗腺与皮脂腺的分泌。蛋白质分解产生类组织胺样物质，能够扩张血管,加快血液循环,增加酶的活性,提高机体的新陈代谢和氧化过程,从而改善组织的营养状态,促进组织修复。有些泥疗中含有医疗作用范围内的放射性物质或抗菌物质具有电离和抗菌作用。

此外,泥疗法可增加汗液和代谢产物的排泄,使机体失去水分,减轻体重。同时因可使末梢神经兴奋性降低,神经的时值延长,具有镇痛作用。泥中的铁、单宁酸、铅等物质又具有收敛作用。

## 三、治疗技术

### (一)操作方法

以病情需要分为全身、局部、电泥等数种。

1. 全身泥疗法

(1)全身泥浆浴法:在浴盆中或在泥池中以热盐水或温泉水将泥加热并调至一定稠度,将患者置于或埋于泥中,头胸部露出,常规泥的治疗温度为 38~46℃,泥的厚度为 4~8cm,胸和腹部应稍微薄一些,治疗时间 15~20min,隔日 1 次,10~12 次为 1 个疗程。每日一次,10~15 次为一个疗程。

(2)全身泥敷法:此法是用不同形式加温的泥,在泥池中厚 4~8cm,让病人着泳衣躺在泥上,用泥涂布全身达胸部乳头高度,然后依次包裹布单、胶布、棉被或毛毯。泥敷温度为 37~42℃,治疗时间 15~20min,每日或隔日一次,每疗程 10~15 次,全身泥疗结束后,用温水洗净,卧床休息 30~60min。

(3)全身埋敷法:在已经加热的泥池中挖出长为 1.6~1.8m,宽为 0.6~0.8m,深 0.4m 的泥槽,让患者着泳衣静卧其中,然后将泥槽中挖出的热泥打成碎块,轻散敷在患者的四肢及躯干部,注意将头、颈、乳头以上的胸部及足趾暴露。治疗温度 40~44℃。治疗时间 15min,每日或隔日 1 次,10~15 次为 1 个疗程。

2. 局部泥疗法

(1)局部泥敷:将泥加热,搅拌成温度为 55~60℃的治疗用泥,按照治疗部位的要求,将泥做成一定的泥型,外敷泥布制成不同形状、大小的泥饼(以下数值均为长 × 宽 × 厚)。

腰部:(25~30)cm ×(25~30)cm ×(2~3)cm;

双膝部:(70~80)cm ×(20~30)cm ×(2~3)cm;

双足:(50~60)cm ×(25~30)cm ×(2~3)cm;

治疗温度 46~52℃,治疗时间 15min,每日一次,10~15 次为一个疗程。

(2)局部泥浴法:在特制的木盆或瓷盆中,用水将泥调稀后,将治疗部位浸入,用以治疗手、前臂、足及小腿部位疾病。

3. 局部电泥疗法 又可分为直流电泥疗法、短波(感应热)泥疗法、直流短波泥疗法等,治疗方法是在局部泥敷法的基础上,将两个电极分别放在两个标准泥块上,采取对置或并置的方式。电流量或电流强度参照直流电或短波电的治疗剂量。

### (二)注意事项

1. 选择治疗泥时应进行质量鉴定,选择各项指标符合要求的泥。

2. 测泥温时应准确、均匀,将温度计插深并多处测量。

3. 嘱患者治疗前禁止饮酒、空腹、剧烈活动。泥疗前要有充足的睡眠时间,饱食,精神状态良好。

4. 医务人员根据患者性别、年龄、体质状态、疾病情况制定并严格掌握治疗温度、时间、疗程。治疗前要检查患者的皮肤确保患者皮肤表面无破溃、感染。

5. 患者如有皮肤感觉障碍，要提前告知医务人员，注意治疗温度，以免烫伤。治疗时不可追求过高的泥温，以能耐受 15～20min，无过热现象，治疗后有舒适、轻松感觉为好。

6. 治疗时应随时观察患者的反应，如发现有大量出汗、头晕、头痛、心悸等不良反应或局部皮肤感觉过热时，应及时通知医务人员并立即停止治疗，对症处理。

7. 治疗结束后医务人员也要检查患者的皮肤，如发现有皮肤发红或有烧灼感、水疱等应及时对症处理。

8. 治疗后冲洗时间不可过长，冲掉泥迹即可，切不可打肥皂，以免将有作用的泥化学离子洗掉，失去治疗意义，最好用毛巾将泥迹擦净而不冲洗。

9. 治疗后注意保温、防止感冒，充分休息不少于 30min，身体虚弱者需休息 1 h 以上，适量补充水分及电解质，增加富含蛋白、维生素等食物的摄入量。不可劳累及在阳光下过多暴露皮肤。

10. 局部治疗时可使一些炎性渗出物进入血液，导致血沉加快、病灶疼痛加重，红肿和运动障碍，如出现上述症状，血沉超过 36mm/h 以上，应终止该治疗。

11. 泥疗的效果，多在疗后 1 个月出现，疗效能持续 2～3 个月，故疗程间隔时间，应大于 3 个月，最好是 4～6 个月。

## 四、适应证

（一）神经痛、神经炎等周围神经病变与周围神经损伤后遗症。

（二）骨关节病、类风湿关节炎、强直性脊柱炎、慢性胃肠炎、代谢性疾病等。

（三）骨折愈合迟缓、肌炎、腱鞘炎、滑囊炎、外伤后的瘢痕、软组织损伤、肩周炎、颈椎病、腰椎间盘突出症、肌肉劳损、外伤后遗症、瘢痕粘连。

（四）慢性前列腺炎、妇科慢性盆腔炎等疾病。

## 五、禁忌证

高热、急性化脓性炎症、白血病、厌氧菌感染、妊娠、肿瘤、结核病、出血倾向、心肝肾功能不全，皮肤对泥过敏者，感觉障碍。

（杜艳玉　张恩达　高鹤洋）

# 第六节　森林浴疗法

## 一、概述

森林是集生的乔木及共同作用的植物、动物、微生物和水、土壤、气候等的总体。利用森林的特殊效能，防治疾病、增强体质的方法，称为森林浴疗法。

（一）森林气候的形成与特征

森林气候可分为冠层气候和森林小气候两个部分。冠层气候是指森林林冠内的大气物理过程。林冠是森林的主要作用面，林冠通过光合作用制造有机物质，它的结构直接影响着森林中的物质流和能量流。森林中的三大平衡问题(能量、水量和动量)均集中在林冠层中。

### (二)我国不同自然带森林气候

1. 亚寒带针叶林带　分布在北纬50°~70°,我国大兴安岭北部。气候属亚寒带大陆性气候,冬季漫长(7个月以上)严寒,天气状况稳定。夏季短促(1.5~2个月)而温暖湿润,蒸发量小,太阳辐射的生物活性可能相当强。一年中紫外线不足时间达5~6个月。

2. 中纬度温带　落叶阔叶及针阔叶混交林,分布在我国东北和华北,气候属温带季风气候。紫外线不足时间少于2.5个月。在春末秋初这段温暖时期内,日光的生物活性较强。年降水量在400~800mm。冬季从11月中旬至第二年3月初结束,天气晴朗寒冷。夏季从5月初至9月底,天气温暖潮湿、有时酷热,多阴雨,相对湿度达年最高值,在中午可达85%~90%。

3. 温带草原带　分布在北纬30°~50°,我国新疆和内蒙古的一部分。气候为温带大陆性气候,夏季炎热、冬季寒冷。年降水量200~500mm,集中于夏季。气温年较差、日较差都较大。植被为多年生旱生草类,以乔本科、豆科和菊科中的草本为主。

4. 亚热带常绿阔叶林带　分布在我国长江流域一带,气候为亚热带季风气候或亚热带湿润气候。夏季高温多雨,冬季稍冷,没有显著干季。相对湿度达80%以上,与高气温结合在一起,形成很热很潮湿的天气。在炎热的夏季施行森林浴是不利因素,会降低治疗效果。日照较强,具有较强的生物活性,以致引起机体过热,也是危险因素,为避免这些不良因素,可将森林浴改在温热状态较缓和的时间进行,或利用温和的冬季进行气候治疗。

## 二、治疗机制及作用

### (一)森林对人类生存环境的作用

1. 调节气候　森林是最高的植被,对气候的影响比较明显,它不仅影响其周围的微小气候、小气候,而且对大气候也是有影响的。具体表现在以下几个方面:

(1)调节气温　森林因蒸腾和光合作用,在一年四季平均能吸收35%~70%的太阳热能,树木枝叶能阻挡返回大气中的热能为20%~30%,直接到达森林地面的热能仅有5%~20%。夏季投射到树冠的太阳能80%~90%被吸收,10%~20%被反射,投射到林地的为2%~10%。所以夏季森林内气温比空旷地区低8~10℃,比城市气温低7~8℃。

(2)调节湿度　森林土壤含水分多,枯枝落叶覆盖地面,土质疏松,且森林能减低地表风速,从而阻碍和降低了水分向大气的蒸发,故森林内的湿度比林外约高10%~26%,甚至高达40%。树木越高,则树叶的蒸腾面积越大,它的相对湿度亦越高。

(3)减少辐射　树冠如伞,可遮挡太阳的热辐射达80%~95%,有利于保护皮肤,在炎热的夏季可免受阳光中紫外线的过度照射。

(4)增加雨量　辽阔的森林面积,大量的蒸腾,使空气中有大量水汽遇寒气而凝结成降水。在条件相同地区,森林地区比无林地区降水量一般要大20%~30%。森林地区比较多雾,树枝和树叶的点滴降水,每次约有1~2mm。山脊上的森林和多雾地区的森林能截持雾滴,使降水量增多。

2. 涵养水源、净化水质　森林是水循环中的重要环节。森林及野生植物每年增加的有机物质连同较多枯枝败叶覆盖林地,腐烂以后成为优质肥料,呈现最好的水土保持,形成林地内有大量蓄水。绿色植物能分泌杀菌素,可杀灭空气和水中的细菌。植物的根系能截留吸收流水中的有机物和可溶性矿物质。实验证明,通过50m宽,30年生的杨桦混交林带,水中细菌量减少9/10以上,氨气量减少到原来的2/3~1/2,各种溶解物质也大为减少。

3. 净化空气　森林与大气在物质交换过程中,一方面过滤了空气中的有害物质,净化了大气,给人类提供了舒适卫生的生存环境,森林本身也从大气中获得一部分养分(氮、磷、钾、钙、钠等),促进其生长。森林净化空气表现在以下几方面:释氧、吸收二氧化碳、杀灭微生物、吸附尘埃。

4. 减弱噪声　森林能屏蔽、消散和吸收大量声波,降低环境噪声的强度。据测定,40m宽的林带能降低噪声10~15dB,茂密的林荫街区可降低8~10dB。

5. 防风固沙　防护森林带具有防止风沙、减弱风速、增加湿度、降低蒸发、减轻霜冻等作用。从而控制沙害的蔓延,保护农田、草场、城市免受风沙危害。

6. 保持水土　森林能减缓雨水对地表的冲蚀,增加雨水下渗,能有效地固定表层土壤,减少水土流失。

7. 美化环境　森林是环境中令人赏心悦目的组成部分。美好环境中,森林必须占有相当大的比例。良好的绿色环境还能通过各种感觉器官作用于中枢神经系统,调整和改善机体各种功能。

8. 保护野生动物,促进生态平衡　森林是许多野生动物栖息的场所,它们共同构成良性的生态环境。森林资源的破坏,会使生态平衡向不利于人类生存的方向发展。

**(二)森林中疗养康复因子及其医疗作用**

1. 植物杀菌素　森林中含有丰富的植物挥发性气体和物质,对许多细菌和微生物具有杀菌作用,称为植物杀菌素。杀菌能力较强的树种有黑核桃、桉类、悬铃木、紫薇、桧、松、柏、柑橘等。树木分泌挥发性油类,如丁香油酚、天竺葵油、肉桂油、柠檬油等。它们挥发到空气中,能杀死多种病菌,从而取得广泛消毒功效,增进空气的清洁度。这些属于有机物的天然气溶胶,不仅可改善空气的质量,而且作为生物活性物质,对呼吸、循环、血液等系统的一系列生理功能有明显的影响。

2. 氧气　没有植物的光合作用,地球上绝大多数生物及人类是无法生存的。绿色植物能利用光能,将二氧化碳和水合成有机物,同时释放氧气。据测定,树木的叶子,每制造1g葡萄糖,就要吸收2 500L空气中所含的二氧化碳,放出1.07g氧气。

3. 萜类化合物　萜类化合物一般指含有两个或多个异戊二烯结构单元的不饱和烃及其氢化物和含氧衍生物。萜类化合物广泛存在于自然界,是植物香精油的主要成分,香精油氧化时产生臭氧,臭氧的浓度随着气温的升高而增高,臭氧具有明显的杀菌作用。各种植物由于所含萜类化合物不同,分别具有各自独特的香味,有的可以起提神醒脑、镇静安神、降压、缓解疼痛等作用,有的可以杀灭各种病原菌,起到植物杀菌素的作用。

4. 空气负离子　空气负离子是由于太阳辐射、雷电运动、水浪撞击等物理作用,使空气分子电离而成。树枝叶的拍打,树尖对地面负电的传导过程都能产生负离子。森林上空负离子浓度颇高(2 000~3 000个/cm³)。负离子能调节大脑皮层的功能、振奋精神、消除疲劳、提高工作效率、降低血压、改善睡眠、使气管黏膜上皮纤毛运动加强、腺体分泌增加、平滑肌张力增高、改善肺的呼吸功能和镇咳平喘。空气负离子能增强人体的抵抗力,抑制葡萄球菌、沙门菌等细菌的生长,并能杀死大肠杆菌。

5. 景观　森林景观中美丽的风景、宜人的气候、清新的空气、洁净的环境是理想的景观疗养地。在绿色的环境中,皮肤温度可以降低 1~2℃,脉搏每分钟平均减少 4~8次,呼吸慢而均匀,血流减缓,心脏负担减轻,紧张的神经系统可以松弛下来。此外,在安静、芬芳、优美、幽深的绿色环境中,人们的嗅觉、听觉和思维活动的灵敏性可得到增强。

## 三、治疗技术

### (一) 森林浴操作方法

1. 静息森林浴　即在指定的森林浴区内安静休息。适用于老年体弱、行动不便的疗养员,可坐在轮椅或卧于浴床上进行。若同时配合静功或呼吸操效果更佳。每次 30~60min,每日一次。

2. 活动森林浴　即在指定的森林浴区内,进行各种健身活动,如攀登、跑步、散步、体操、气功、打拳、舞剑、划船等。适用于特勤保健疗养人员或体质较强的疗养员,可集体或分散进行。集体进行时,应根据体力状况、疾病类别、兴趣爱好等合理分组,以便有针对性的选配健身活动项目。一般每次 1~1.5 h,每日一次。上午进行最佳,20~30 次为 1 个疗程。

3. 气温

(1) 20~30℃时的森林浴可裸体半裸体卧于浴床上进行,自第一次 15min 开始,每次增加 10min,最后达 2 h 为止,每日一次,20~30 次为 1 个疗程。亚热带或夏季过热时,森林浴可改在早上和有微风的地方进行,治疗时应少活动,以免产生过多的热量。

(2) 14~20℃时的森林浴必须使病人逐渐地由舒适的温度过渡到气温较低的环境中,治疗时间应减少些,可由 10min 开始,每次增加 3~5min,最后可增加至 30min,每日一次,20~30 次为 1 个疗程。森林浴时疗养员可适当活动,摩擦皮肤或做小负荷的体操活动。

(3) 4~14℃时森林浴因气温较低不能立即适应,可先在室内或凉台上锻炼对较低温度的适应。选每日气温较高的时间进行,然后再逐渐进入低温森林浴,每次治疗时间可缩短,由 5min 开始,然后慢慢增加至 20min,每日一次,20~30 次为 1 个疗程。

### (二) 准备工作和注意事项

1. 凡有条件的疗养院,应对所在地林区的植物特性、气候状况、负离子浓度、医疗效用等进行调查,以便富有成效地开展森林浴疗法。

2. 合理划分森林浴区域,明确活动范围,设有休息场所,浴床及救护设备。

3. 森林浴前,进行体格检查,并询问了解有无植物过敏史。工作人员要向疗养员详细说明森林浴的作用、方法及注意事项,以取得合作。

4. 疗养员应在限定的浴区范围内活动,以免走失。医护人员要严格控制疗养员活动强度,避免超限而加重病情。

5. 爱护浴区的花草树木和各种设施,注意公共卫生,防止污染及损坏,保护浴区良好的生态环境。

6. 保证安全,注意防火、防蜂蜇、蛇(虫)咬伤及外伤等。

## 四、适应证

慢性支气管炎、慢性肺炎、轻型支气管哮喘、稳定性肺结核;自主神经功能紊乱、慢性疲劳综合征、神经衰弱;高血压病、心脏神经症、轻度冠心病;疾病愈后康复;特勤人员保健性疗养、航天员航天飞行返回后早期康复性疗养。

## 五、禁忌证

急性传染病、危重病患者、严重心功能不全、高血压病(极高危)、不稳定型心绞痛、肾功能不全、遇潮湿气候易加重病情的骨关节疾病或对某些植物、花草过敏。

(李兰萍　张恩达　张春波)

# 第七节　沙　浴　疗　法

## 一、概述

沙浴疗法是以天然或人工的细沙,应用其理化作用治疗机体某些疾病的方法。是把身体埋在沙子内通过沙子的传热、渗透和自然界的协同作用下影响代谢功能,调节体内环境,通过体表祛除病原因子而治疗疾病的一种集热疗、磁疗、光疗和自然按摩为一体的传统疗法。

1. 按沙浴环境分为自然沙浴疗法和人工沙浴疗法。自然沙浴疗法是指在室外的自然环境中,利用各种天然的沙滩进行浴疗的方法。人工沙浴疗法是指对沙子进行人工筛选与处理,并在室内特定的容器中或治疗床上所进行的沙浴疗法。

2. 按沙浴部位分为全身沙浴法、局部沙浴法。

## 二、治疗机制及作用

### (一)温热效应

吸收太阳热能的热沙直接接触体表,将热能传达于身体深处,使体内温度迅速上升,使心跳加快,血流加速,增强体内循环代谢,提高脏器功能,增进皮肤健康,活跃网状内皮系统功能,增强机体免疫力,促进机体干扰素的产生,促进神经系统功能激活与恢复。再通过人体体温调节机制,扩张毛细血管,促进汗腺分泌,扩大汗孔,引起大量的出汗,控制体温继续上升,通过不断地流汗和热干,体内大量的异常体液和病原因子流出体外,再被太阳热能和热沙散发吸收,达到治病目的。

### (二)磁疗作用

人体在地球大磁场的作用下,也产生微弱磁场。研究表明沙丘含大量的磁性物质,产生沙丘磁场。地球大磁场和沙丘磁场在相互作用下,活跃体内微弱磁场,影响体内微量元素的流动和重新分配,增强组织细胞活性,促进物质代谢。

### (三)机械按摩作用

沙丘是由大小比较均匀的微小粒子组成的,经研究发现,沙浴时人身受到热沙的重压和摩擦,起到周身按摩作用。

### （四）矿物质效应

矿物沙中含有钙、镁、钾、钠、硒、锌、锶等20多种微量元素,加热后经皮肤渗透人体的组织、体液中,调节体内各组织细胞内部的分子结构。

### （五）光疗作用

阳光中含有大量的红外线、紫外线和可见光,经阳光强烈照射,可促进皮肤吸收红外线和紫外线,增强组织细胞摄取能量活动,起到活跃新陈代谢、调节神经的作用。

### （六）沙浴对舒缓心理疲劳也有很好作用

自然沙滩浴疗,包括日光浴与空气浴的作用。海滩或温泉沙地浴疗,兼有海水浴与矿泉水浴的作用。

## 三、治疗技术

### （一）操作方法

1. 选沙 用于沙浴治疗的海沙、河(湖)沙及沙漠沙的颗粒,直径应为 2～3mm,颗粒均匀,渗水性、透气性好,无玻璃等杂物,沙体干燥。

2. 沙的加热

（1）天然加热法:沙漠疗养地因气候干燥,温度高,沙源充足而清洁,无须特殊加温。其他地区在夏季日光充足时,沙表温度达到50℃、沙丘深层温度达到40℃,即可应用。

（2）人工加热法:

1）用特制蒸气管和盆形容器,其下部有供排热沙的漏孔,向蒸气管中通入蒸汽,使细沙加热;

2）用特制的电热管容器,通过电热效应原理对细沙加热;

3）用量少时,可在铁锅内炒热。

3. 治疗环境

（1）室外治疗环境:阳光充足、天气晴朗、埋沙以干燥沙丘的向阳面作为沙疗地点。

（2）室内环境要求:沙浴槽长200cm,宽100cm,深50cm,采用电沙浴疗法时,槽上安装远红外线灯或者沙浴槽具有内加热功能,将5～10cm深度沙体加热到42℃。

（3）沙浴时间:以夏季最为理想。每日行浴时间应安排在上午10时至下午4时之间。

4. 沙浴前准备 泳装或沙浴服、遮阳伞,饮用水,毛巾、纸巾,拢沙子的工具,预防中暑等的急救用品。行浴前先做空气浴或日光浴,戴好墨镜及草帽,以防太阳辐射对眼睛与头部造成损害。

5. 操作方法

（1）局部沙疗法 局部覆盖沙厚度为20cm左右,局部沙疗温度应为55℃左右。开始治疗时间为30min,以后每次增加5min,直至60min止。每日或隔日1次,20次为1个疗程。

1）坐沙浴:患者端坐,头顶用太阳伞遮阴。由医护人员将热沙覆盖于患者腰部以下,厚度为20cm。

2）踩沙浴:光脚进入盛满沙子的平台,会立即下陷,当沙子没过小腿,应努力做原地跑步动作,再以脚掌及掌内、外侧着地做原地踏沙走。之后坐下,两脚掌向前下方反复插入沙中,同时脚趾做抠沙动作。

3）抓沙浴:治疗师用沙子摩擦患者的身体,稍作休息后再让患者用双手各抓一把沙,紧攥在手中,刺激掌心穴位。然后放松,反复数次。然后把双手插入沙中,两手掌合拢,用沙子揉擦手掌。

4）搓沙浴：坐在沙浴槽里，双脚尽量向槽底部伸展，然后双脚抬起，接着再插。反复数次后，再用右脚底伴着沙子搓左脚背，用左脚底搓右脚背。

5）四肢沙浴：将手或足置于5cm厚的热沙中，用毛毯或棉被保温，治疗温度为30～60℃，治疗时间为30～60min，每日或隔日1次，30次为1个疗程。

6）腰部沙浴：患者腰部卧于10cm厚的热沙上并保温，治疗温度50～60℃，治疗时间30～60min，每日或隔日1次，30次为1个疗程。

7）沙袋疗法：将55～60℃的细沙装在布袋内并结扎口端，敷于患处，时间、疗程同四肢浴。

（2）全身沙浴疗法

1）室外全身沙疗法：在沙地上挖一个患者体形相当的坑，深度约30cm，长度150～200cm，宽80～100cm。患者卧于其中，治疗师把表面热沙覆盖其身上，仅露出头面、颈部和上胸部，盖沙的厚度四肢为15～20cm，胸部为6～8cm。治疗时间30～40min。20次为1个疗程。

2）室内全身沙浴疗法：在沙槽内挖一个与人体长度、宽度大约相等的，约30cm的深度长形浴坑。将沙覆盖在身体的大部分上，仅露出头面、颈部和上胸部。沙的厚度：四肢约为15～20cm，胸部为6～8cm。沙浴的温度保持在45～50℃之间。开始每次为20min，以后每次增加5min，逐步达到60min左右。20次为1个疗程。

（二）注意事项

1. 严格控制沙温，防止烫伤；沙要清洁，不能混杂脏土。

2. 治疗过程中，要注意头及心前区降温。

3. 随时观察患者反应，如出现头晕心慌、气喘时，应终止治疗。年老、体弱者更要做好陪护观察，防止意外。

4. 室外沙疗头部要有遮阳设备，头部不应接触热沙，沙浴后用温水冲洗全身，不应用凉水洗澡，沙疗后要适当休息，卧床休息30min。一般应在阴凉处休息20～30min，并适当补充水分。

5. 沙疗期间忌暴饮暴食，不得空腹，沙疗期间应加强营养，应合理补充水电解质和营养饮食，宜饮热的茶水，不应喝冷饮和酒类饮料，宜多餐少食。

6. 埋沙初期，要适应本地炎热气候，时间不宜过长，不宜在炎热天气埋沙，在身体适应炎热气候后，可逐渐延长埋沙时间、扩大埋沙范围。

7. 埋沙期间可以涂擦适合病情的外用药。在埋沙期间定期进行药浴可提高沙疗效果。

## 四、适应证

各种慢性关节炎（非结核性）、骨关节病、肌筋膜疼痛综合征、疲劳综合征、慢性腰腿痛、脉管炎、慢性消化道疾病、肩周炎、软组织损伤、慢性盆腔炎、痛经、月经不调、神经炎、神经痛、神经衰弱、佝偻病、肥胖症、慢性肾炎等。

## 五、禁忌证

急性炎症、心功能不全、肝及肾功能衰竭、发热、身体虚弱、恶性肿瘤、活动性肺结核、出血倾向。

（肖　振　李兰萍　张恩达　张春波）

# 第八节 景观疗法

## 一、概述

景观是指某一地域可引发人们产生良好心理效应的景物、景色与风貌特征。景观疗法是指把景观作为一种疗养因子,通过人们对其感受而产生的心理、生理效应,以增强体质、防治疾病的治疗方法。

疗养学一向把景观作为自然疗养因子的一部分并加以重视,把它当作选择疗养地的一个必备条件。优美的景观对疗养院的各种治疗能起到协同作用,可以提高综合疗养效果。景观疗法通过产生良好的生理和心理效应,能有效起到防病治病、强身健体的作用。它作为最基本的疗养方法,发挥着传统药物和手术疗法所不能替代的作用。

根据景观形成的方式可分为:

### (一)自然景观

因自然界本身的运动变化而天然形成的景观称为自然景观,如海滨景观、草原景观、山地景观、森林景观、湖泊景观、沙漠景观等。

### (二)人工景观

按照人的审美意愿和要求,人工建造的景观称为人工景观,如园林景观、建筑景观、山石景观、花木景观、雕塑景观、书画景观等。在自然景观的基础上按照人们的审美意愿加以人工改进,而形成的景观称为复合景观。疗养地的景观多为此种。

按景观外貌特征可分为:

### (一)山地景观

以山峦重叠、险峰峻岭为特点,如庐山、黄山、泰山、华山、峨眉山等。

### (二)海滨景观

以碧波万顷、海阔天空为特点,如北戴河、大连、青岛、鼓浪屿等。

### (三)湖泊景观

以湖光山色、扁舟荡漾为特点,如杭州西湖、无锡太湖、云南昆明湖等。

### (四)森林景观

以古木参天、绿树成荫、爽朗幽静为特点,如吉林长白山、福建武夷山、广东鼎湖山等自然保护区。

### (五)草原景观

以天高云淡、原野辽阔、一望无际的大草原为特点,如天山牧场、呼伦贝尔大草原等。

### (六)沙漠景观

以气候干燥、沙温高为特点,如新疆吐鲁番沙漠、甘肃敦煌鸣沙山。

### (七)喷泉景观

以泉水喷射、形成各种天然景色为特点,如济南趵突泉等。

### (八)建筑景观

以古典或现代的优美建筑格局为特点,如各种形态的殿堂、陵墓、塔、楼台亭阁、路径桥梁等。

（九）人文景观

以历史或当代名人的业绩为背景,用不同的方式表达,激发后获取教益为特点,如北京故宫、各种形式的纪念馆、塑像、碑文等。

景观作为疗养因子,其特征是景色秀丽、格调优美、环境幽静、空气清新、气候宜人等五个方面,并且要求布局合理、意境深远、神韵透骨、富有生机。

## 二、治疗机制及作用

（一）景观的治疗机制

1. 促进和调节免疫功能　景观疗养因子可以兴奋大脑皮质,通过神经 - 内分泌 - 心理因素提高巨噬细胞的吞噬功能,使抗体和干扰素增加,从而提高免疫力。通过景观疗法,大脑皮质的调节功能得到加强,还可以改善人体各组织器官的功能,促进疾病康复。

2. 调节和改善神经系统功能　巴甫洛夫学说认为,人的基本神经活动过程是兴奋和抑制,由大脑皮质加以调节使之平衡。景观疗养因子可使大脑皮质出现一个新的、外来的活动,即兴奋灶的转移,从而消除精神紧张和心理矛盾,稳定情绪,改善睡眠和增进食欲。

3. 心理调节治疗功能　景观的形象具有直观的物质性、思维的空间性、全面的通感性,对大脑皮质和心理状态有良好的调节作用,可以调节情绪、使人平静、引人放松;并能对心理产生平衡作用、镇静作用、放松作用、情景暗示作用及陶冶情操。

4. 血压调节功能　长期精神紧张会刺激人的交感神经,使心跳加快,血管收缩,血压升高,引起不安和发怒,难以休息和入睡。景观疗养地多为优美、幽静的环境,空气洁净,适于静心养神,调节机体及大脑功能。长期处于景观环境中,能使人情绪稳定,有利于降低血压。

（二）不同景观的治疗作用

1. 山地景观　浏览欣赏山地景观,散步、爬山等活动不仅使人心情愉快,还能使呼吸加快,肺活量加大,使心血管和神经功能得到锻炼,体力功能指标可得到较长时间的改善。

2. 海滨景观　海滨空气清新,富含空气负离子,并且含有多种微量元素,对人体的呼吸系统具有良好的作用。广阔的细沙海滩,形成良好的天然浴场。在海滨景观疗养地疗养能使人心胸开阔,排除杂念,在大脑皮质建立良好兴奋性,调节神经功能,促进新陈代谢,使机体得到锻炼,有利于疾病康复。

3. 沙漠景观　沙漠中含有各种对人体有益的无机盐及微量元素,加之气候炎热,沙温高,能促进机体的新陈代谢,增强抗病能力。对于风湿性关节炎和慢性水肿有一定的治疗作用。

4. 喷泉景观　无论是自然喷泉景观还是人工喷泉景观,其周围空气负离子丰富。人们在欣赏喷泉景观的同时,既有美的享受,又有接受空气负离子的作用,有益于观赏者的身心健康。

5. 森林景观　森林可以净化空气,在森林里一方面欣赏森林景观,一方面进行森林空气浴,可以促进身心健康。利用森林景观疗养,对神经系统功能性疾病、慢性呼吸系统疾病、心血管疾病以及糖尿病等多种疾病都有一定的治疗作用。

## 三、治疗技术

（一）操作方法

1. 景观疗养的景点选择　应依据疗养地的自身优势、特点,做到远近结合、动静结合、户外与室内结合、自然景观与人文景观结合,多选择那些景色秀丽、环境幽静、气候宜人、空气清新,兼有日光浴、空气浴、森林浴功能的疗养景观。对于团队疗养人群,在景观选择时还要考虑其职业特点。

2. 景观疗养的事前准备 景观疗养应安排在体格检查后进行,根据疗养人员的身体状况决定其能否参加。向疗养员介绍将要参观的景点特点,介绍景观的优美之处及文化背景,激发疗养员的观赏愿望,并在景观前通过谈话调节疗养员的认知状态,使疗养员情绪乐观,以期达到最好的景观心理治疗效果。观赏景观前要介绍注意事项,严防意外事故发生,选择疗养适应证,对不适合外出观景的疗养员做好耐心的解释工作。

3. 景观疗养的伴随保障 每次景观疗养活动均要有医生、护士携带急救药箱全程陪同,密切观察疗养人员的生理和心理反应,对意外情况能够有效处置,还要注意掌握好活动量,以使疗养人员不产生疲劳感为宜。陪同人员还应具有一定的历史、人文、地理知识素养,能够为疗养员做好解说工作和情绪鼓动工作,增强疗养员对景观的认识,以便形成精神上的长久的愉悦感。同时可以组织拍照、摄影、吟诗朗诵、唱歌舞蹈、讲故事等活动,以活跃气氛,增加景观活动的乐趣,加强对景观的认知,以便形成精神上的愉悦感,并为景观的后续效应做准备。

4. 后续阶段 每次景观疗养结束后,可组织疗养人员座谈,回忆观景时的情景,观看拍摄的照片和录像,交流观景的体会,分享感受和感想,强化景观疗养的后续效应,使其可延续到疗养人员今后的生活中,并能正确运用景观疗养中学到的保健知识和技术方法,自觉对疾病危险因素进行预防和干预。其后医务工作人员应该做一个总结性的发言,以激发疗养员更高的景观审美欲望,更丰富的情感交流及更高雅的审美趣味,以巩固景观的疗养效果。景观疗养有延续作用,景观疗养后所产生的愉快心情可以延续几周,甚至几年,再次回忆景观还可以引起类似的情感反应。医务人员在每次景观疗养后,应注意观察疗养人员的身体状况和精神状态,尤其是情绪变化,对于不适情况要及时疏导有效处理。

(二)注意事项

1. 合理安排时间 应处理好景观疗养与其他疗法之间的关系,尤其注意集体性外出活动一般都安排在入院体检后,且避免与康复、治疗等其他时间冲突。

2. 景点选择要恰当 选择景观地点既要注意医疗保健的效应性,又要有娱乐性,通过景观活动,使疗养员消除疲劳,调整心态,振奋精神。

3. 注意动静结合 医护人员必须根据疗养员的体力情况,注意动静结合,做到动而不倦,静中有动,适度的参与各种景观活动,避免强行和超限。

4. 确保安全 组织者和医护人员必须认真掌握适应证与禁忌证,防止疗养员在景观活动途中发病或加重病情。严格控制活动强度,注意车、船行驶安全。

# 四、适应证

景观疗法的适应证较广泛,除急性传染病、危重疾病、精神失常、行动不自如、生活不能自理或需做放疗化疗手术等特殊治疗者外均可应用。

# 五、禁忌证

景观疗法一般无明确禁忌证,少数对某种花卉树木过敏者,应避免接触致敏的花卉树木。景观活动应根据体力,量力而行。

(李兰萍 郭广会 张恩达)

# 第九节 物理因子疗法

## 一、物理因子疗法概述

物理因子疗法（physical modality therapy）是使用物理因子与物理方法，如热、冷、水、电流、光线、体操、牵引、按摩、手法以及器械等作用于机体，来提高人体健康水平，预防和治疗疾病，恢复或改善身体功能与结构、活动及参与能力，以达到康复目的的治疗方法，简称理疗。人工物理因子在疗养院的应用有悠久的历史，是疗养预防、保健、康复中主要的治疗手段之一，对人体可产生直接和间接作用，与药物治疗配合，可以缩短病程，加速康复。

人们对物理治疗在改变病理和功能方面的深入研究，拓宽了其在解决疗养康复临床难题的应用范围。应用物理疗法可预防内科心脑血管系统疾病、慢性呼吸系统疾病、变态反应性疾病，以及神经衰弱，也可预防外科手术并发症、后遗症、感染、组织粘连和功能障碍等。物理因子疗法应用各种物理因子治疗慢性疾病、老年常见病、职业病疗效显著。来疗养院的疗养员大部分为老年人，多患有常见病、慢性病，伴有机体组织器官的衰老、退行性病变的基础上发生的神经、内分泌、代谢等紊乱引起的病变反应。在这些退行性疾病的治疗中，非药物治疗的作用更加安全有效和有助于功能恢复。利用物理因子治疗，方便易行，见效快，无痛苦，无副作用，不易引起机体正常部位的损害。因此，物理因子疗法更容易让疗养员接受并深受疗养员的欢迎。随着现代物理学的发展，更多更有效的物理因子疗法，将不断充实到理疗学科中来。

## 二、电疗法

### （一）直流电药物离子导入疗法

1. 概述　直流电药物离子导入疗法（electrophoresis）是根据同性电荷相斥，异性电荷相吸原理，应用直流电将在溶液中能够解离的药物或在溶液中能成为带电胶粒的药物通过皮肤、黏膜或伤口导入体内进行治疗的方法。除药物作用外，同时有直流电的作用，其疗效比单纯的药物或直流电的疗效好。目前很少单用直流电疗法，多用直流电药物离子导入疗法。

2. 治疗机制及作用　直流电正、负极下组织内发生的理化变化，有调整神经兴奋性，改善局部水肿或脱水现象，促进血液循环和代谢功能的作用，导入人体内的药物既可直接引起离子浓度改变、血管舒张等变化，又可通过神经反射和药物经淋巴及血流引起远处脏器或全身反应，产生治疗效果。药物导入量取决于电量大小、药物浓度、电极面积和通电时间。总的来说，导入体内的药量很少，但是就局部表浅组织来说，比其他用药方法的浓度高。

3. 治疗技术

（1）衬垫法：电极包括两个铅片电极或导电橡胶电极和衬垫。治疗电流密度为 $0.03 \sim 0.1 \text{mA/cm}^2$，通电时电极下可有轻度针刺感。每次治疗 $15 \sim 25 \text{min}$，每日或隔日 1 次。

（2）电水浴法：用于四肢远端凹凸不平的部位，将药液放在水槽内，治疗部位浸入槽内，非作用极用衬垫电极置于身体相应部位，也可将四肢远端分别浸入四个水槽内，根据导入药液性质分别连阴极或阳极。

（3）体腔法：将药浸湿的棉花塞入耳道、鼻腔等，或将特制的体腔电极插入治疗部位（阴道、直肠等），向电极内灌注药液，非作用电极置邻近部位的皮肤上。

（4）穴位导入法：将直径 2～3cm 的圆形电极放在穴位上，非作用极放在颈部或腰部。

4. 适应证　神经炎、神经痛、神经损伤、自主神经功能紊乱、偏头痛、神经衰弱、动脉硬化、高血压病、冠状动脉供血不足、颈椎病、淋巴管炎、角膜炎、慢性前列腺炎、慢性盆腔炎、术后粘连等。

5. 禁忌证　急性湿疹、对直流电过敏、心力衰竭、出血倾向疾病、孕妇腰骶部、心脏起搏器及其周围等。

### （二）神经肌肉电刺激疗法

1. 概述　神经肌肉电刺激疗法（neuromuscular electrical stimulation，NMES）是应用低频脉冲电流（通常在 100Hz 以下）刺激运动神经或肌肉引起肌肉收缩，以治疗疾病的方法。经皮神经电刺激疗法是刺激感觉神经达到镇痛的治疗方法。功能性电刺激（FES）是另一种常用的可作用于肌肉神经的电刺激，主要的区别在于 FES 的目的是通过预定的电脉冲序列诱发肌肉运动，完成一个任务。NMES 则更侧重于引起肌肉收缩而作为一种训练或者物理治疗。近年来 NMES 在神经肌肉骨骼疾病的康复中应用显著增加。

2. 治疗机制及作用　对于正常神经支配的肌肉，电刺激所兴奋的是神经而非肌肉，当肌肉失神经支配时，电刺激才会直接兴奋肌肉。因此，对神经失用的肌肉进行功能训练，防止及治疗肌肉的废用性萎缩，锻炼及增强正常肌肉的力量，增加或维持关节活动度，治疗痉挛肌。

3. 治疗技术　进行失神经肌肉电刺激疗法时采用能输出三角波或方波的低频脉冲诊疗仪。治疗前先进行强度 - 时间曲线检查，确定失神经支配程度以及治疗所采用的脉冲前沿宽度和刺激强度，一般采用导电橡胶或金属作为电极，电极的大小根据所刺激的肌肉大小而定，对于四肢远端及面部的小肌肉，可采用单点刺激法。以单点刺激法用单向脉冲电流，以阴极为主，电极面积较小，一般直径为 1.5～2.5cm，主极置于运动点处，另一电极作为辅极，面积较大，置于肌肉远端。当刺激大肌肉时，一般采用双向脉冲双点刺激法，将同样大小的两个电极置于肌肉两端。每日或隔日治疗 1 次。

4. 适应证　肢体瘫痪、神经失用症、各种原因所致的失用性肌萎缩、肌腱移植术后、关节制动后、大型手术后防止静脉血栓形成。

5. 禁忌证　带有心脏起搏器的病人、颈动脉窦、孕妇腰腹部、局部感觉缺失和对电过敏患者。

### （三）干扰电疗法

1. 概述　干扰电疗法（interferential electrotherapy，IFT）是将两种不同频率的正弦电流，交叉地输入人体，在电力线的交叉部位形成干扰场，在深部组织产生低频调制的脉冲电流。在电极下起作用的是等幅中频电流，在深部治疗部位和电流交叉处起主要治疗作用的是干扰电流，即 0～100Hz 的低频调制中频电流，兼有中频和低频电疗的特点，差频在一定范围内变动可避免机体产生适应性。干扰电流的镇痛作用比较明显，对运动神经和肌肉组织有良好的刺激作用，作用部位较深，因此在治疗内脏疾病方面，干扰电流优于其他低中频电疗法。

2. 治疗机制及作用

（1）促进局部血液循环：干扰电流具有明显的促进局部血液循环的作用，可加快对渗

出、水肿和血肿的吸收;

（2）镇痛作用:100Hz 固定差频及 0~100Hz 或 90~100Hz 变动差频的干扰电流作用20min 后,皮肤痛阈明显上升,有良好的止痛作用;

（3）对运动神经和骨骼肌的作用:对运动神经和肌肉有刺激作用,人体易于耐受,可应用较大的电流;

（4）对内脏平滑肌的作用:在机体深部组织产生 0~100Hz 的差频电流,可促进内脏平滑肌活动,提高其张力,改善内脏血液循环,调整支配内脏的自主神经。

3. 治疗技术　固定法最常使用,对病灶表浅的部位,可用并置法,而对深部病灶,尽量用对置法。治疗小病变部位时,用四联电极,将电极的中心正对病灶,抽吸法兼有负压按摩的作用,将吸附电极置于治疗部位的皮肤上,使病灶处于 4 个电极的中心。差频范围选择依据病情而定,治疗分为定频输出(用固定的某一差频)及变频输出(100Hz 以内任一范围变化的差频)两种,电流强度可根据患者的感觉、有无肌肉收缩及病情需要来确定,一般以患者能耐受为宜。每日或隔日治疗一次,慢性病可多至 20 次。

4. 适应证　软组织损伤、慢性劳损、肌纤维组织炎、关节扭伤、肩周炎、退行性骨关节病、滑囊炎、神经炎、神经痛、坐骨神经痛、三叉神经痛、枕神经痛、术后肠粘连、麻痹性肠梗阻、迟缓性便秘、尿潴留、失用性肌萎缩、骨折延迟愈合等。

5. 禁忌证　出血倾向、恶性肿瘤、活动性结核、植入心脏起搏器者。

**（四）超短波疗法**

1. 概述　超短波疗法(ultrashort wave therapy)是应用波长 10~1m、频率 30~300MHz的高频交流电作用人体以达治疗目的方法,采用电容场法进行治疗,故又称超高频电场疗法,是疗养康复中常用的高频电疗法。超短波作用人体产生各种生理反应的基本因素是热效应和非热效应。

2. 治疗机制及作用

（1）温热效应:超短波作用下,体内形成了传导电流和位移电流,位移电流为克服介质阻力而产热。温热效应通过轴突反射可引起毛细血管小动脉扩张、组织蛋白微量变性分解产生血管活性肽、组胺等使血管扩张,改善局部血液循环。

（2）非热效应:用低强度作用,且用一切方法均不能测出温度升高时,其生物学效应仍非常明显,而同样条件的外源热作用则无类似效应,高强度作用时这种特殊作用就被热效应所掩盖。

（3）镇痛作用:中等强度的温热效应可使痛阈升高,并干扰痛觉传入中枢,达到镇痛作用。肌肉痉挛缓解,血流加速而改善缺血缺氧,病理产物、致痛物质的清除加快,水肿减轻,使组织张力降低等效应均可使疼痛减轻。

（4）对神经系统的作用:有抑制交感神经、兴奋迷走神经的作用,对感觉神经有抑制作用,小剂量能加速不全断离的神经纤维再生。

（5）对心血管系统的作用:用治疗剂量未发现心脏功能有明显改变,一般尽量使电场不直接通过心脏,如治疗必须通过心脏时,宜用小剂量短时间,并注意脉搏、心律和血压的变化。超短波作用时,血管扩张,血流加速,组织器官血液循环改善,血管壁通透性增高,对一些血管病和炎症有好的疗效。

（6）消散炎症:超短波对炎症,特别是急性化脓性炎症有良好作用。其消炎机制可能与改善神经营养、局部组织血管扩张,血液淋巴循环增强,局部组织的营养和代谢过程改善以及加速结缔组织和肉芽组织的再生和生长有关。

（7）对肾脏的作用：有扩张肾血管、解除肾脏血管痉挛和促进利尿的作用。

3. 治疗技术　超短波治疗机按输出功率分为立地式大功率（200~400W）治疗机和手提式小功率（25~80W）治疗机。前者适用于大部位，深层组织和内脏疾病的治疗；后者适用于小部位，浅层组织，特别是五官科疾病的治疗。超短波治疗电极以电容电极为主，治疗时电极无须直接接触皮肤。

治疗剂量主要是根据病人的感觉，参考氖灯管亮度和仪表读数，分为Ⅰ级（无热量）、Ⅱ级（微热量）、Ⅲ级（温热量）、Ⅳ级（热量）。临床上，一般急性炎症或急性病，以小剂量为宜，用Ⅰ级量（每次8~10min）或Ⅱ级量（每次10~12min）。慢性炎症或慢性病，则剂量要相应增大，用Ⅲ级量或Ⅳ级量（每次15~20min），一般急性炎症6~8次即有明显好转或治愈。取舒适体位，治疗部位无须暴露，选用适当电极，对准治疗部位，对置法用于治疗深部或内脏病灶，并置法用于表浅或病变广泛而较浅表的部位，电极与皮肤距离（气距）一般病变部位浅表，间隙宜小，病变深在，间隙宜大。

4. 适应证　广泛应用于一切炎症过程，对一些非化脓性炎症也有较好疗效。此外对急性或亚急性肾炎、急性肾衰竭引起的少尿症或无尿症疗效显著。

5. 禁忌证　有出血倾向者、低血压、心力衰竭、活动性结核、恶性肿瘤、装起搏器及心瓣膜置换者。

### （五）微波疗法

1. 概述　微波疗法（microwave therapy）是指应用微波治疗疾病的方法，微波的波长范围为1mm~1m，频率范围为300~300 000MHz。微波疗法根据波长分为分米波疗法、厘米波疗法和毫米波疗法。目前治疗上最常用的微波波长为12.5cm，频率为2 450MHz，新近又出现脉冲式微波治疗机。微波对人体组织的穿透能力与其振荡频率有关，振荡频率愈高，穿透能力愈弱。富于水分的组织能较多地吸收微波能量，而脂肪、骨骼等则反射相当部分的微波，波长12.5cm的微波，穿透组织的深度可达3~5cm。

2. 治疗机制及作用　微波治疗的主要作用因素为热效应和非热效应。改善血液循环，促进吸收，增强代谢，促使组织再生和渗出液吸收，对肌肉、肌腱、韧带、关节等组织及周围神经和某些内脏器官炎症损伤和非化脓性炎症效果显著。眼睛及睾丸对微波特别敏感，治疗时应防护，对血液循环差和富于水分的组织应避免过量。

3. 治疗技术　根据治疗部位选用不同形状的辐射器，如采用圆形、圆柱形及长形辐射器，照射时辐射器与人体表面有一定距离，一般为7~10cm。一般规律是急性期剂量宜小，慢性期剂量可较大些，剂量的大小，需参考病人的主观感觉和机器输出功率而定。一般每次照射5~15min，每日或隔日一次，急性病3~6次为一疗程，慢性病10~20次为一疗程。

4. 适应证　肌炎、腱鞘炎、肌腱炎、肌腱周围炎、滑囊炎、关节周围炎以及关节和肌肉损伤、脊柱关节炎、鼻炎、副鼻窦炎、中耳炎、喉炎、神经炎、神经根炎、胆囊炎、膀胱炎、肾炎、肾盂肾炎、前列腺炎、附件炎、疖、痈、乳腺炎、胸膜炎、肺炎、哮喘性支气管炎、支气管肺炎、心绞痛等。

5. 禁忌证　活动性肺结核（胸部治疗）、出血及出血倾向、局部严重水肿、严重的心脏病（心区照射）、恶性肿瘤。孕妇子宫区禁止辐射、眼及睾丸附近照射时应将其屏蔽。

# 三、光疗法

## （一）红外线疗法

1. 概述　红外线疗法（infrared therapy）是指应用红外线照射人体来治疗疾病的方法，红外线是一种不可见光线，波长 760nm ~ 15μm，穿透力弱，生物效应主要是热。短波红外线 760nm ~ 1.5μm，穿入人体约 1 ~ 10mm，可达真皮及皮下组织；长波红外线 1.5 ~ 15μm，多被表层皮肤吸收，穿透组织深度 0.05 ~ 1mm。治疗应用的红外线强度一般为 0.07 ~ 0.49W/cm$^2$，治疗作用基础是温热效应而无光化学作用。频谱治疗仪和 TDP 灯（特定电磁波治疗仪）发出的主要是红外线。

2. 治疗机制及作用　①改善局部血循环：组织将吸收的光能转变为热能，引起血管扩张血流加速，局部血液循环改善，组织的营养代谢加强，促进肿胀及血肿消散，促进炎症消散；②热作用能降低神经兴奋性、镇痛，降低肌张力缓解肌肉痉挛；③减少渗出，表层组织干燥、结痂，促进肉芽生长，加速伤口愈合。

3. 治疗技术　光浴器适用于躯干、双下肢或全身的大面积治疗，一般红外线灯适用于局部病患。治疗时裸露患者病患部位，使灯头对准治疗部位中心，灯与皮肤距离 30 ~ 100cm 不等，视灯的功率而异，以患部有舒适的温热感为度。每次治疗 15 ~ 30min，15 ~ 20 次为 1 个疗程。

4. 适应证　软组织扭挫伤、肌纤维组织炎、关节炎、神经痛、软组织炎症感染吸收期、伤口愈合延迟、压疮、烧伤、肌痉挛、关节纤维性挛缩、术后粘连、注射后硬结等。

5. 禁忌证　凡有出血倾向、急性扭伤早期、高热、恶性肿瘤、活动性肺结核、闭塞性脉管炎、急性化脓性炎症、重度动脉硬化均不宜做红外线疗法。一定强度的红外线直接照射眼睛可引起白内障，因此在做面部照射时注意保护眼睛。

## （二）紫外线疗法

1. 概述　紫外线疗法（ultraviolet therapy）是指应用紫外线照射人体来治疗疾病的方法。紫外线系不可见光，长波紫外线（UVA）波长范围为 400 ~ 320nm；中波紫外线（UVB）波长范围为 320 ~ 280nm；短波紫外线（UVC）波长范围为 280 ~ 180nm。紫外线透入人体皮肤的深度不超过 0.01 ~ 1mm，大部分在皮肤角质层中吸收，产生光化学反应如光分解反应、光化合反应、光聚合作用和光敏作用。

2. 治疗机制及作用

（1）抗炎作用：紫外线红斑量照射是强有力的抗炎因子，尤其对皮肤浅层组织的急性感染性炎症效果显著，抗炎作用机制可能与紫外线杀菌、改善病灶血液循环、刺激并增强机体防御免疫功能有关；

（2）加速组织再生：小剂量紫外线照射可促进组织再生，促进伤口愈合，与加强血液供给、加速核酸合成和细胞分裂有关；

（3）镇痛：紫外线红斑量照射具有显著的镇痛作用，其机制可能与对表皮深层的感觉神经末梢的直接作用，以及紫外线红斑所产生冲动的掩盖效应有关；

（4）预防治疗佝偻病和骨软骨病：采用全身无红斑量紫外线照射，可促进维生素 D 的生成，调节钙磷代谢，预防和治疗由紫外线缺乏带来的疾病；

（5）加强免疫功能：不同波长的紫外线照射机体都可加强免疫功能，但长波紫外线照射比全光谱紫外线照射的效果更好。阳光中的紫外线经常作用于人体，对免疫系统的功能有重要的调节作用。紫外线照射后通过使皮肤的杀菌力增强、提高巨噬细胞活性及体液免疫成分含量增多、活性增强来提高机体的特异和非特异性免疫功能。

3. 治疗技术

（1）患者初次照射应先测定其生物剂量（或用平均值）。

（2）全身照射法：①患者裸体（可穿短裤），戴好护目镜。灯距一般为50～100cm。②全身照射可按医嘱分前后2区或4区进行。③全身照射剂量，一般从1/8、1/6、1/4或1/2生物剂量开始，以后按进度逐渐增加至5～6个生物剂量（小儿至2～3个生物剂量）。每日或隔日1次，20～25次为1疗程，疗程间隔时间不少于4～6w。

（3）局部照射法：①患者取合适体位，暴露治疗部位，非照射区遮盖好。②照射创面、溃疡或有脓液痂皮的部位时，应先清洗创面。照射面积应包括病灶周围健康组织1～2cm。③对某些需要用大剂量照射的边缘不整的病灶，周围健康皮肤应先涂以凡士林保护。④按医嘱定好灯距，将光源垂直于照射区中心。⑤红斑量每次照射总面积，成人一般不超过$800cm^2$，小儿不超过$300cm^2$，重复照射时应在前次红斑消失后方能进行，并不得超出原照射部位的边缘。⑥隔日或隔2～3日照射1次，一般5～10次为1疗程。

（4）注意事项：①工作人员及患者应戴护目镜，工作人员应戴白手套，室内保持空气流通。②照射时应将头面部、创面与其他部位用盖布分开，并保持清洁，创面盖布须经消毒。创面有分泌物，应擦拭干净方能照射。③开灯后，经过3～5min，待发光稳定后方可进行治疗。④首次红斑量照射后，应检查红斑反应是否合适，以便调整剂量。

4. 适应证　局部照射适用于治疗急性化脓性炎症，如疖、痈、急性蜂窝织炎、急性乳腺炎、丹毒、急性淋巴（腺）管炎、急性静脉炎以及某些非化脓性急性炎症，如肌炎、腱鞘炎、伤口及慢性溃疡等；急性风湿性关节炎、肌炎；神经（根）炎及一些皮肤病，如玫瑰糠疹、带状疱疹，疱疹样皮炎等。全身无红斑量紫外线常用于预防和治疗佝偻病、长期卧床骨质疏松等。

5. 禁忌证　活动性结核、重症动脉硬化、严重肝肾功能障碍、甲状腺功能亢进、系统性红斑狼疮、恶性肿瘤、急性泛发性湿疹等，禁用大面积照射。

（三）激光疗法

1. 概述　激光疗法（laser therapy）是指应用激光治疗疾病的物理疗法。激光是受激辐射光，具有发散角小方向性好、光谱纯单色性好、能量密度高亮度大、相干性好的特点，照射生物组织时可产生光效应、热效应、压力效应和电磁场效应。理疗常用的激光治疗有氦-氖激光（波长632.8nm）、砷化镓或砷铝化镓半导体激光（波长为0.63～8.5μm）。

2. 治疗机制及治疗作用主要取决于它的波长、强度及作用时间。

（1）热效应：热效应是激光生物学中最重要的生物效应。热效应主要由可见光区和红外光区的激光引起，激光治疗原理多基于热效应。

（2）光化作用：组织吸收激光光子后产生光化学反应，表现为光致分解、光致聚合及光致敏化等。

（3）压强效应：激光高度集中的能量，能在人体组织中产生高温、高压和高电场强度等特殊效应。

（4）电磁场作用：激光就是电磁波，电磁场效应可引生物组织发生一系列改变。

（5）加速溃疡和伤口愈合：促进新生上皮覆盖。

（6）消炎镇痛作用：低强度激光可使局部组织的5-羟色胺含量减少以及组织感受器生

物电改变,起到镇痛作用。

3. 治疗技术　治疗时充分裸露治疗部位,治疗过程中不要任意挪动体位,不要直视激光束,避免烫伤以及对眼睛与其他非治疗部位的损伤。

(1)区域性照射:可采用氦-氖激光等低强度激光的扩束光或者 $CO_2$ 激光等高强度激光的散焦扩束或半导体激光器扩束光照射,灯头距离照射区皮肤 0.5~1m,以照射区有舒适热感为度,每区 10~15min,每日一次,10~15 次为一疗程;

(2)斑点状照射:可采用氦-氖激光或半导体激光等低强度激光的原光束照射,照射病患区、创面、痛点或穴位,灯头与皮肤距离根据各光源特性而不同,每点照射 3~5min,每次可照射 3~5 个点,每日或隔日 1 次,10~15 次为一疗程。

4. 适应证　低强度激光疗法主要适用于疖、痈、蜂窝组织炎、手部感染、伤口延迟愈合、慢性溃疡、窦道、烧伤、肌纤维组织炎、关节炎、口腔溃疡、牙龈炎、扁桃体炎、咽炎、慢性喉炎、过敏性鼻炎、中耳炎、耳软骨膜炎、睑缘炎、睑腺炎、睑板腺囊肿、皮肤溃疡、带状疱疹、湿疹、神经痛等。

5. 禁忌证　恶性肿瘤(光敏治疗时除外)、皮肤结核、高热、出血倾向。

## 四、超声疗法

### (一)概述

超声疗法(ultrasound therapy)是指应用超声波以各种方式作用于人体穴位或患病部位,以治疗疾病的方法。理疗一般常用频率为 800~1 000kHz,超声波作用于人体时引起微细按摩效应、温热效应、空化效应以及多种理化效应。小剂量超声波能使神经兴奋性降低,传导速度减慢,因而对周围神经疾病具有明显的镇痛作用,另外,能提高结缔组织的弹性,使胶原纤维分解,松解粘连、挛缩。

### (二)治疗机制及作用

1. 机械作用　超声波是机械波,作用于机体后对组织产生机械振动、压力变化,对细胞物质及细胞结构产生一种"微细按摩的作用",这种作用可改善血液和淋巴循环,增强细胞膜的通透性,降低神经的兴奋性,使坚硬的结缔组织延长变软。

2. 温热作用　超声波在机体组织内传播时,一部分能量被组织吸收由机械能转变成热能。由于人体各组织对声能的吸收量各有差异,超声产热是不均匀的。一般超声波的热作用以骨和结缔组织较为显著,脂肪与血液为最少。

3. 理化作用　基于超声波的机械作用和温热作用,可继发许多物理或化学变化。

4. 对神经系统的作用　神经系统对超声敏感,中枢神经敏感性高于周围神经,小剂量超声波能使神经兴奋性降低,传导速度减慢,因而对周围神经疾病,如神经炎、神经痛等,具有明显镇痛作用。

5. 对结缔组织的作用　超声波的机械作用能使坚硬的结缔组织延长、变软,对有组织损伤的伤口,有刺激结缔组织增长的作用。

### (三)治疗技术

1. 直接接触法　①固定法:将声头以适当压力固定于治疗部位,剂量一般为 0.2~0.5W/cm²,治疗 3~5min;②移动法:将声头轻压并均匀接触治疗部位后,作缓慢往返或圆圈移动,速度以 3~6cm/s 为宜,常用强度为 0.5~2.0W/cm²,治疗 5~10min。

2. 间接接触法　水下法:治疗时将超声波声头和治疗肢体一起浸入 36~38℃水中,声头与皮肤距离 1~5cm, 剂量要比直接接触法稍大。此法常用于不规则的体表, 局部痛觉敏感的部位或声头不便直接接触的部位如手指、足趾、踝、肘、溃疡等。

3. 超声药物雾化吸入疗法　应用超声波声能, 将药液变成细微的气雾, 再由呼吸道吸入的方法。其雾量大小可以调节, 雾滴小而均匀, 药液可随深而慢的吸气到达终末支气管和肺泡, 使局部药物浓度高, 药效明显, 适用于咽炎、喉炎、气管炎、支气管炎、支气管哮喘、肺炎、呼吸道及肺术后并发症等。依病情选择药物, 每次治疗 15~20min, 每日 1~2 次, 5~10 次为一疗程。

### (四)适应证

软组织损伤、肌痛、扭挫伤、肩关节周围炎、增生性脊柱炎、颞颌关节炎、腱鞘炎、瘢痕、粘连、注射后硬结、血肿机化、神经炎、神经痛、带状疱疹、偏瘫等。

### (五)禁忌证

恶性肿瘤、活动性肺结核、严重心脏病的心区和星状神经节、出血倾向、静脉血栓、孕妇(早期)腹部及小儿骨骼处最好选用其他疗法。在头部、眼睛、心脏、生殖器部位治疗时剂量要严格掌握。

## 五、磁疗法

### (一)概述

磁疗法(magnetotherapy)是利用磁场作用于机体或穴位的外治法, 通过磁场对机体内生物电流的分布、电荷的运行状态和生物高分子的磁距取向等方面的影响, 而产生生物效应和治疗作用。具有镇痛、消肿、消炎、镇静、降压等作用, 适应证广、无创伤、无疼痛、副作用小, 近年来把交变磁场、微振动和温热结合在一起, 三者叠加, 疗效更明显。

### (二)治疗机制及作用

1. 产生微电流　在交变磁场中, 磁力线作切割导体(人体)的运动。在恒定磁场中, 由于血管和血液的运动, 对磁力线进行切割, 均可产生微电流, 对人体生物活动发生影响, 从而影响各器官各组织的代谢和功能。

2. 对生物电的作用　在磁场作用下, 生物电流受到磁场力的作用, 引起有关组织器官的功能发生相应变化。

3. 镇静降压止痛作用　神经和体液系统对磁场的作用最为敏感, 磁疗可增强大脑皮质的抑制过程, 调整中枢神经和自主神经功能, 改善睡眠状态, 降低神经兴奋性, 提高痛阈, 有明显降压止痛作用。可用于创伤性疼痛、神经性疼痛、炎症性疼痛以及其他疼痛。

4. 消炎消肿作用　增高血管通透性, 促进炎症产物的排出, 促进炎症消散。对局部或肢体肿胀有缓解减轻的作用, 对急性扭挫伤、外伤性血肿等有较好的疗效。对浅层炎症以及支气管炎、肺炎等某些内脏炎症也有较好的疗效。

### (三)治疗技术

1. 静磁场法　用于穴位和病变局部, 是将磁场强度 0.05~0.3T 的磁片或磁条或磁珠经消毒后直接贴敷皮肤或穴位, 或间接贴在需要的内衣里、帽子内, 穿戴在身上进行的磁疗。一般采用持续贴敷 3~5d。

2. 动磁场法　①旋磁疗法: 利用旋磁机产生脉动磁场或交变磁场进行治疗的方法。由于微电机旋转时有震动, 对局部有按摩和磁场的双重作用。②磁电综合法: 是用某些低、中频电流和静磁场联合使用产生的交变磁场进行治疗方法, 具有较强热、磁、按摩效应, 是当前用之较多的磁疗。

3. 磁振热治疗仪　双通道输出,可以同时治疗两个患者,且两者可设置不同的治疗时间、治疗温度和振动方式,提供 50Hz 的交变磁场。

4. 经颅磁刺激技术　是一种利用脉冲磁场作用于中枢神经系统(主要是大脑),改变皮层神经细胞的膜电位,使之产生感应电流,影响脑内代谢和神经电活动,从而引起一系列生理生化反应的磁刺激技术。不同刺激参数产生不同的神经生理效应,低频刺激模式引起皮层的抑制,高频刺激模式则引起兴奋。目前经颅磁刺激技术在癫痫病、神经心理科(抑郁症、精神分裂症)、康复科、儿科(脑性瘫痪等)等各个方面都得到了应用。

### (四)适应证

软组织扭挫伤、血肿、注射后硬结、关节炎、肋软骨炎、颞颌关节功能紊乱、胃肠功能紊乱、神经衰弱。

### (五)禁忌证

高热、出血倾向、孕妇、心力衰竭、极度虚弱、恶性肿瘤、带有心脏起搏器者。

## 六、蜡疗法

### (一)概述

蜡疗法(wax therapy)是一种利用加热的蜡敷在患部,或将患部浸入蜡液中的理疗方法。石蜡具有热容量大、导热系数低、保热时间长等特点,具有促进血液循环、消除炎症、镇痛、促进渗出物的吸收和松解粘连、软化瘢痕等作用。随着蜡疗设备日趋完善,人们认识的普及以及蜡疗法简便易行、安全、见效快的特点,蜡疗法在疗养康复中的应用越来越广泛。

### (二)治疗机制及作用

1. 温热作用　蜡疗时蜡疗区局部皮肤毛细血管扩张,充血明显,热透入可达皮下 1 ~ 5cm,局部汗腺分泌增加,致使局部大量出汗。蜡疗具有较强而持久的热透入作用,故有利于血肿的吸收,加速水肿消退,并能增强网状内皮系统的吞噬功能,提高新陈代谢,故有消炎作用。

2. 压迫作用　由于石蜡具有良好的可塑性及黏稠性,能与皮肤紧密接触。在冷却过程中,其体积缩小,对皮肤及皮下组织可产生柔和的机械压迫作用,既可防止组织内淋巴液和血液渗出,又能促进渗出物的吸收。

3. 润滑作用　石蜡具有油性,可增加敷蜡部位皮肤的润滑性,软化瘢痕。

### (三)治疗技术

每日或隔日 1 次,每次 30min,10 ~ 20 次为一疗程。

1. 蜡饼法　取各种不同大小的浅盘,将已熔化的蜡倒在盘里,厚 1.5 ~ 2cm,待冷却成饼后即将其取出放在塑料布(或胶布)上,蜡饼表层温度约为 50 ~ 53℃,内层温度约为 54 ~ 58℃,然后敷于治疗部位,再用棉垫包裹保温。对手、足部位,可用两盘蜡饼上下放置,将手、足置蜡饼中。蜡饼法是蜡疗法中应用最多的一种方法。

2. 刷蜡法　将石蜡熔化,冷却到 58 ~ 60℃时,用软毛排笔蘸取石蜡液,均匀而快速地涂刷于治疗部位,反复涂刷,使蜡层厚度达 1 ~ 2cm,然后用棉垫包裹保温。

3. 浸蜡(蜡浴)法　将石蜡熔化后冷却到 54 ~ 60℃时,可在患肢先涂一层薄蜡,此蜡层要大于治疗部位,然后迅速将肢体浸入盛蜡液的容器内并迅速提出,稍冷却后再放入,如此重复多次,使蜡膜厚度达 1 ~ 2cm,然后将肢体浸入容器内。此法适用于四肢远端(手、足)部位。

（四）适应证

软组织损伤及劳损、肌纤维组织炎、颈椎病、腰椎病、关节纤维性强直、瘢痕挛缩、循环障碍、外伤或术后浸润粘连、关节炎、风湿病、肩周炎、网球肘、慢性盆腔炎、脑血管障碍时的指端感觉异常及疼痛等。

（五）禁忌证

恶性肿瘤、高热、急性炎症、急性损伤、皮肤感染、结核、出血倾向、开放性伤口。

## 七、肢体加压疗法

（一）概述

加压疗法（compression therapy）是指通过对人体体表施加适当的压力，以预防或抑制皮肤瘢痕增生、防治肢体肿胀的治疗方法。空气波压力仪主要原理是通过对多腔气囊有顺序的反复充放气，形成对肢体和组织的循环压力，并达到促进血液和淋巴的流动及改善微循环的作用，多用于四肢疾病，广泛应用于骨科、康复科等多学科领域。

（二）治疗机制及作用

1. 预防深静脉血栓　通过促进血液循环，可以防止凝血因子的聚集及其对血管内膜的粘附，并能增加纤溶系统的活性，从而对术后患者或长期卧床病人深静脉血栓的形成起到有效的预防作用。

2. 减轻水肿，防止肌肉萎缩　通过被动均匀的按摩作用，改善血液和淋巴循环，加强肢体的含氧量，减轻水肿，防止肌肉萎缩，防止肌肉纤维化。

3. 防治糖尿病末梢神经炎　改善肢体组织和末梢神经血液供血，加强末梢组织的有氧代谢，对预防和治疗糖尿病末梢神经炎及糖尿病足有明显的疗效。

（三）治疗技术

1. 肢体压力疗法　主要通过对多腔气囊有顺序的反复充放气，使被按摩的肢体进行"挤出作用"，以刺激淋巴管对组织液重吸收以及加速静脉回流，减轻水肿和肢体肿胀。可以仅治疗一个肢体或两个肢体同时进行治疗。每次治疗 20～30min，每日或者隔日 1 次，15～20 次为一疗程。

2. 局部压力疗法　常用的压力治疗方法包括绷带加压法和压力衣加压法，在工作中常需配合压力垫和支架等附件以保证加压效果。使用时根据松紧情况和肢体运动情况往往需4～6h 更换一次。

（四）适应证

肢体淋巴水肿、截肢后残端肿胀、脑血管意外后偏瘫肢体水肿、静脉淤滞性溃疡、预防深静脉血栓、静脉曲张、肢体瘫痪（脑梗死）、肢体痉挛、运动引起的肌肉损伤、长期卧床、防治肌肉萎缩、糖尿病足等。

（五）禁忌证

肢体重度感染未得到有效控制、近期下肢深静脉血栓形成、大面积溃疡性皮疹、有出血倾向者、骨折未愈合、肺水肿等。

## 八、肌电生物反馈疗法

（一）概述

肌电生物反馈疗法（electromyographic biofeedback therapy）是将生物反馈技术与电刺激

的方法相结合,将患者有意识的肌肉收缩引发的肌电信号转化为放大了的反馈电流,再刺激肌肉收缩,使瘫痪肢体运动幅度加大,从而使中枢神经系统获得有效的本体感觉反馈,完成闭环刺激模式和随意运动。治疗效果与所用的仪器、治疗方案、医生的技术水平及病人的能力、信心和治疗动机等各种因素均密切相关。

### (二)治疗机制及作用

肌电反馈仪把测得的肌电放大,然后整流、集合变成声光信号,告诉被试者肌肉是相对的紧张或是松弛。被试者还可在声、光信号的提示下体会自己肌肉的细微变化,通过这种训练,可以使被试者对肌肉活动获得自我控制能力,用于肌力弱或控制能力障碍的肌肉康复,通过训练提高肌肉的紧张度和活动性。

### (三)治疗技术

1. 患者取舒适体位,暴露治疗部位。

2. 电极表面涂以导电膏并固定于治疗部位皮肤上。引导患者根据视听反馈信号,通过自我控制调节肌电电压,从而使治疗部位肌肉放松或紧张。一般每次先训练 5min,休息 5min 后再训练,反复训练 4 次,每次训练 10~15min,每日治疗训练 1~3 次。

3. 治疗前要找出最合适的电极放置部位,治疗后在皮肤上做好电极放置的记号,以便再次治疗时保证疗效。

4. 治疗训练环境应安静,患者仔细体会肌肉放松与紧张的感觉,注意视听信号和治疗人员的指导语。

### (四)适应证

主要适应于脑卒中、脑外伤、脑损伤后遗症、小儿脑性瘫痪、脊髓损伤、外周神经损伤、肌肉萎缩、呼吸肌麻痹。

### (五)禁忌证

脑卒中急性期、严重脑水肿、颅内高压、孕妇等。

## 九、放散式体外冲击波疗法

### (一)概述

放散式体外冲击波疗法(extracorporeal shock wave therapy, ESWT)是一种应用体外冲击波治疗机发出的冲击波,通过体外聚焦作用于治疗部位,治疗组织和骨骼系统疾病的方法。冲击波是一种机械波,具有声学、光学和力学的某些性质,作用于人体产生空化效应,它能促进组织再生、毛细血管及上皮细胞新生,以达到消肿、镇痛、松解粘连、促进血液循环、促进组织再生的作用。

### (二)治疗机制及作用

1. 机械应力效应　冲击波在介质中传播遇到声阻抗变化就会产生应力作用,表现为对细胞产生不同的拉应力及压应力。拉应力诱发软组织间松解,裂解硬化骨,压应力促使细胞弹性变形,增加细胞摄氧,促进组织血管生长及骨愈合。

2. 空化效应　人体组织中含有大量的微小气泡,冲击波在人体组织中传导时,气泡在冲击波的作用下急速膨胀,产生空化效应,有利于疏通闭塞的微细血管,使受冲击部位微循环加速,改善局部血液循环,松解软组织粘连。

3. 镇痛效应　局部高强度的冲击波能对神经末梢组织产生超强刺激,使神经敏感性降低,无法传导疼痛信号;引起细胞周围自由基的改变而释放抑制疼痛物质,改变伤害感受器对疼痛的接受频率,提高大脑对疼痛的阈值从而缓解疼痛。

4. 代谢激活效应　通过对局部病变组织的作用,使该处血供增加,改善治疗区域的新陈代谢,松解患处的钙质沉着,减轻患处的炎症反应,减低水肿,加速康复。

### (三)治疗技术

1. 一般每周治疗 1 次,一个疗程 3 ~ 5 次,至少 3 次。

2. 治疗过程中,由于每个人疼痛耐受量不同,部分患者会出现疼痛,要及时调整冲击能量。

3. 治疗后的几天内,可能会感到冲击部位的红热肿胀不适,建议治疗后 1 ~ 2d 内,局部使用冰敷治疗。疗程治疗结束后,尽量减少运动,一般需要休息 1 ~ 2w,使用治疗部位充分愈合。

4. 冲击波治疗的关键是将适宜的能量作用于准确的部位。采用的能量和选择的部位直接决定治疗效果。能量过低达不到治疗效果,而能量过高则产生不良反应。按能量等级将冲击波划分为低、中、高 3 个能级:低能量范围为 $0.06 ~ 0.11mJ/mm^2$,中能量范围为 $0.12 ~ 0.25mJ/mm^2$,高能量范围为 $0.26 ~ 0.39mJ/mm^2$。可根据设备制造商提供的不同能量参数范围、换算方式换算为能流密度。能流密度(energy flux density,ED)是描述冲击波能量的最常用参数,描述单位面积能量的集中度,计量单位以($mJ/mm^2$)表示。一般按冲击能量由低到高微调,以患者能够耐受为宜,能流密度为低、中级。每次治疗选定 1 个中心治疗点,冲击 1 500 ~ 3 000 次,每次治疗间隔 1 ~ 7d,3 ~ 5 次为一疗程,可行多疗程治疗。

### (四)适应证

跟痛症、跟腱炎、跟骨滑膜炎、足底筋膜炎、肌腱膜炎、肱骨外上髁炎、肱骨内上髁炎、肱二头肌长头肌腱炎、肩周炎等。

### (五)禁忌证

血栓形成、生长痛、严重心律失常、高血压、安装心脏起搏器、恶性肿瘤多处转移、妊娠、感觉功能障碍、局部各种感染及皮肤破溃症、肌腱、筋膜断裂及严重损伤患者;体外冲击波焦点位于脑及脊髓组织者、位于大血管及重要神经干走行、肺组织患者;骨缺损 > 2cm 的骨不连患者以及关节液渗漏患者。

(单述刚　于善良)

# 第十节　运 动 疗 法

## 一、体育运动疗法

### (一)概述

体育运动疗法是运用体育手段防治疾病,恢复或改善机体功能的方法,是运动医学的一个组成部分。它是一种辅助、支持的治疗方法,在疾病的恢复期或慢性阶段,有时体育疗法是治疗疾病的主要手段之一,在疗养康复中占有很重要地位。体育疗法的对象为躯体或身心功能上有缺陷的人,包括慢性疾病患者、老年患者、残疾和疾病恢复期患者等。体育疗法不受时间、地点和设备条件的限制,方法简单易学,便于推广,而且由于运动量较小,只要坚持正确活动,一般不会产生副作用。通过运动疗法可以达到提高运动的控制和协调性,增强肌力和耐力,维持和改善关节活动度,改善呼吸功能和生活质量,提高日常生活活动能力。

（二）分类和方法

1. 有氧运动 有氧运动是指人体在氧气供应充足条件下,全身主要肌肉群参与的节律性周期运动,分为中等强度运动和大强度运动。中等运动强度主要包括健身走、慢跑（6～8km/h）、骑自行车（12～16km/h）、登山、爬楼梯、游泳等,可以改善心血管功能、提高呼吸功能、控制与降低体重、增强抗病能力、改善血脂、降低血压、改善糖代谢,中等强度的有氧运动节奏平稳,是中老年人最安全的体育活动方式。

2. 力量练习 包括非器械力量练习和器械力量练习。非器械力量练习是指克服自身阻力的力量练习,包括俯卧撑、原地纵跳、仰卧起坐等;器械力量练习是指人体在各种力量练习器械上进行的力量练习。力量练习可以提高肌肉力量、增加肌肉体积、发展肌肉耐力,促进骨骼发育和骨健康。老年人进行力量练习,可以提高平衡能力,防止由于身体跌倒导致的各种意外伤害。

3. 球类运动 包括篮球、足球、橄榄球、曲棍球、冰球以及排球、乒乓球、羽毛球、网球、门球、柔力球等。球类运动的趣味性强,可通过比赛和对抗提高参与者的运动兴趣。经常参加球类运动可以提高机体的心肺功能、肌肉力量和反应能力,调节心理状态。

4. 牵拉练习 各种牵拉练习可以增加关节的活动幅度,提高运动技能,减少运动损伤。静力性牵拉包括正压腿、侧压腿、压肩等;动力性牵拉包括正踢腿、侧踢腿、甩腰等。初参加体育健身活动的人,应以静力性牵拉练习为主,随着柔韧能力的提高,逐渐增加动力性牵拉练习内容。

5. 医疗体操 医疗体操是应用人体各种功能运动来防治疾病和促进康复的一种体操运动。它可以根据每个患者所患疾病的性质、部位、病程及临床表现的不同,为每个患者设计具体的运动动作;可以因人而异、因病而异地把运动分解成各种基本动作,选择身体某一部分来进行功能锻炼。

（1）徒手体操:包括头部、腰部、腹背部、上肢、下肢、手足运动等,应用人体的基本功能运动来实现治疗和健身的目的,既有全身作用又有局部作用。

1）颈椎保健操:通过颈椎各方向的放松运动,促进血液循环,消除水肿,同时牵伸颈部韧带,放松痉挛肌肉,改善颈椎稳定性;

2）腰椎保健操:加强腰背部肌肉锻炼,可以增加脊柱稳定性,减轻腰背部疼痛,预防脊柱疾患。

（2）器械体操:包括体操棒、哑铃、实心球等手持器械操,及肋木、功率车、全身组合训练器等全身器械操。

1）棍棒操:主要利用棍棒给上肢以限定、支撑作用,或用其发挥健肢对患肢的辅助作用,加大患肢关节的活动范围;

2）哑铃操:主要利用哑铃重力,增大上肢运动负荷,给关节肌肉增加离心性牵拉;

3）实心球:转动实心球,利用其重力可增加运动负荷,加大关节牵拉,同时进一步发展关节协调功能;

4）全身多功能训练器:主要作用于全身肌肉、关节,提高心肺功能,改善机体灵活性和协调性。

（三）运动处方

1. 运动类型 包括有氧运动、力量练习、球类运动、牵拉练习等,根据患者的个人兴趣、训练条件和疗养康复目标选择不同的运动方式。

2. 运动强度

（1）代谢当量（MET）法：是目前最常用的方法，一般以 50% ~ 80% $MET_{max}$ 为靶强度（常用日常生活、娱乐及工作活动的 MET 值）；

（2）主观用力程度分级（RPE）法：是根据患者运动时的主观感受确定运动强度的方法，患者最容易采用，特别适用于家庭和社区康复锻炼；

（3）心率法：一般采用 70% ~ 85% 最大心率作为靶心率。若无心电图运动试验条件时，可以采用心率预计值［最大心率（年龄预计值）=220 - 年龄（岁）］。由于心血管活性药物的广泛使用，采用靶心率的方法受到限制；

（4）用呼吸监测：体育健身活动引起人体呼吸频率和呼吸深度变化，可以根据运动中的呼吸变化监测运动强度，见表 1-5。

表 1-5　运动强度划分及监测指标

| 运动强度 | 代谢当量 | 主观用力程度分级 | 心率/（次·分$^{-1}$） | 呼吸 |
| --- | --- | --- | --- | --- |
| 小强度 | 2 ~ 3 | 轻松 | < 100 | 平稳 |
| 中等强度 | 4 ~ 5 | 稍累 | 100 ~ 140 | 比较急促 |
| 大强度 | 6 ~ 8 | 累 | > 140 | 急促 |

3. 运动时间　除去准备活动和整理活动外，靶强度的运动时间为 15 ~ 40min。在没有医学监护的条件下，一般采用减小运动强度和延长时间的方法，提高训练安全性。

4. 运动频度　一般为每日或隔日 1 次（3 ~ 5 次/周），运动频率低于 2 次/周效果不佳。

5. 运动量　通常以运动的时间、强度、频率综合表达，通常用每周的代谢当量与时间的乘积表示，即 MET- 分钟/周。要达到一定的健康效益，通常要求运动量达到一定水平，如每周 5 次，每次 30min，强度为 4 代谢当量的运动量为：5 次/周 × 30 分钟/次 × 4MET=600MET-分钟/周。

6. 运动的进度　取决于运动干预的目的、个体健康状况、体能水平等。即在运动干预中调整以上各运动要素进行的时间、幅度等，以避免有关运动风险并达到预期的运动目标。

（四）适应证

肺结核、肺气肿、慢性支气管炎、支气管哮喘、习惯性便秘、痔疮、内脏脱垂、高血压病、关节炎、颈椎病、腰椎间盘突出症、神经衰弱等慢性疾病，脑卒中、脊髓炎、脑外伤等瘫痪性疾病，半月板损伤、内外侧副韧带损伤等运动损伤性疾病，脊柱侧弯、扁平足等姿势异常疾病。

（五）禁忌证

各种传染病或疾病急性期，高热、体质虚弱、脏器功能失代偿期，骨折及脱位未固定或创伤后局部有出血倾向者，创伤后血管和/或神经附近有金属或骨片等异物者，巨大动脉瘤或血管内栓子有脱落危险者。

## 二、传统中医运动疗法

（一）概述

传统中医运动疗法以中医的阴阳、脏腑、气血、经络等理论为基础，以养精、练气、调神为运动的基本要点,以动形为基本锻炼形式。注重意守、调息和动形的协调统一。千百年来,人们在养生实践中总结出许多宝贵的经验,使运动养生不断地得到充实和发展,形成了融导引、武术、医理为一体的具有中华民族特色的养生方法,是中国传统医学实践的智慧结晶。文献显示,传统运动疗法在疾病预防、治疗和康复上具有良好的效果。

（二）分类和方法

1. 太极拳　太极拳是以"太极"理论为指导,"浑圆一体,阴阳合抱"的太极图编组动作的一种拳法。太极拳是一种意识、呼吸、动作密切结合的运动,"以意领气、以气运身",用意念指挥身体的活动,用呼吸协调动作,融武术、气功、导引于一体,是"内外合一"的内功拳。太极拳将意、气、形结合成一体,使人身的精神、气血、脏腑、筋骨均得到濡养和锻炼,达到"阴平阳秘"的平衡状态,起到有病治病,无病健身的作用。

2. 八段锦　八段锦是八组不同形体动作与呼吸运动相结合的健身法。八段锦的每一段都有锻炼的重点,而综合起来,则是对五官、头颈、躯干、四肢、腰、腹等全身各部位进行了锻炼,对相应的内脏以及气血、经络起到了保健、调理作用,是机体全面调养的健身功法。八段锦对于人体各个系统都具有很好的良性调节作用。除作为日常健身法外,在中老年疾病康复应用领域较为广泛,应用较多的领域主要集中在心脑血管系统、内分泌系统、呼吸系统和运动系统的慢性病。

3. 易筋经　易筋经是通过活动肌肉、筋骨,使全身经络、气血通畅,从而增进健康、祛病延年的一种传统健身法。在古本十二式易筋经中,所设动作都是仿效古代的各种劳动姿势而演化成的。活动以形体屈伸、俯仰、扭转为特点,以达到"伸筋拔骨"的锻炼效果。易筋经对人体心脏、运动、呼吸、免疫等系统均有较好的调节作用,能提高人体免疫力、缓解心理压力、提高生活质量,是一种简便易行且疗效可靠的临床辅助治疗方法。此外,易筋经的作用群体非常广泛,对各年龄层次的训练者均能起到积极的影响,对于青少年来说,这种方法可以纠正身体的不良姿态,促进肌肉、骨骼的生长发育;对于年老体弱者来讲,经常练此功法,可以防止老年性肌肉萎缩,促进血液循环,调整和加强全身的营养和吸收,对慢性疾病的恢复,以及延缓衰老都很有益处。

4. 五禽戏　五禽戏是指模仿虎、鹿、熊、猿、鸟五种禽兽的动作,编组而成的一套锻炼身体的功法。五禽戏之名相传出自华佗,其动作各有不同,如熊之沉缓、猿之轻灵、虎之刚健,鹿之温驯、鹤之活泼,功法各有侧重,经常练习而不间断,则具有养精神、调气血、益脏腑、通经络、活筋骨、利关节的作用。五禽戏不仅是一种健身运动体操,而且是统一形体运动和身心疗法的综合锻炼方法。五禽戏练习有促进人体机能水平,改善心血管水平,促进骨密度增加,预防骨质疏松等作用;同时五禽戏能够较好地促进身心健康水平,改善抑郁和焦虑,增加社会交往能力。

（三）适应证

包括脑卒中、脑外伤、脊髓损伤、脊髓炎等神经系统疾病,肺结核、肺气肿、慢性支气管炎、支气管哮喘、习惯性便秘、痔疮、内脏脱垂、高血压病、关节炎、颈椎病、腰椎间盘突出症、神经衰弱等慢性疾病,半月板损伤、内外侧副韧带损伤等运动损伤性疾病,脊柱侧弯、扁平足等姿势异常疾病。

（四）禁忌证

各种传染病或疾病急性期,高热、妊娠后期、出血倾向者,体质虚弱、严重心肺肾疾病,骨折及脱位未固定或创伤后初期,精神疾病。

# 三、运动疗法

## （一）概述

运动疗法是指利用器械、徒手或患者自身力量，通过某些运动方式（主动或被动运动等），使患者获得全身或局部运动功能、感觉功能恢复的训练方法。

## （二）治疗作用

1. 改善运动的控制和协调性。

2. 增强肌力。

3. 增强耐力。

4. 关节活动度的维持与改善。

5. 改善呼吸功能。

6. 提高日常生活活动能力，改善生活质量。

## （三）治疗方法

1. 关节活动度训练　目的是运用多种康复训练的方法增加或维持关节活动范围，提高肢体运动能力。常用的治疗方法有被动训练、主动-辅助关节活动度训练、主动关节活动度训练、四肢关节功能牵引法、连续被动运动（CPM）、牵张训练等。

2. 转移训练　提高患者体位转换能力的锻炼方法。常用治疗方法有独立转移、辅助转移、被动转移、坐立转移、床椅转移、椅厕转移等。

3. 关节松动术　西方现代康复治疗技术中的基本技能之一，用来治疗关节功能障碍，如关节疼痛、关节活动受限或关节僵硬的一种非常实用、有效的手法操作技术。常用手法有摆动、滚动、滑动、旋转、分离和牵拉等。采用澳大利亚麦特兰德（Maitland）的四级分法。Ⅰ、Ⅱ级用于治疗因疼痛引起的关节活动受限；Ⅲ级手法用于治疗关节疼痛并伴有僵硬；Ⅳ级手法用于治疗关节因周围软组织粘连、挛缩引起的关节活动受限。

4. 肌力训练　肌力训练运用各种康复训练的方法逐步增强肌肉力量和肌肉耐力，改善肢体运动功能；同时肌力训练具有预防各种骨关节疾病及术后患者的肌肉萎缩、促进肌肉功能恢复的作用。常用的治疗方法有被动运动、传递冲动训练、助力运动训练（徒手抗阻训练和各种器械的抗阻训练）、等长肌力训练、等张肌力训练、等速肌力训练。

5. 步行训练　步行训练指恢复独立或者辅助步行能力的锻炼方法。以步态分析为依据，以异常步态的关键环节为训练重点，同时关注关节、肌肉、平衡能力等训练，适当使用辅助器具。常用的治疗方法有肌力训练、起立床训练、平行杠内训练、使用助行器、腋杖、手杖的步行训练、驱动轮椅训练等。

6. 呼吸训练　呼吸训练是指保证呼吸道通畅、提高呼吸肌功能、促进排痰和痰液引流、改善肺和支气管组织血液代谢、加强气体交换效率的训练方法。常用的治疗方法有腹式呼吸训练、抗阻呼气训练、局部呼吸训练、排痰训练、体位引流、胸部叩击、震颤、咳嗽训练、呼吸肌训练等。

7. 平衡训练　平衡训练是指训练时着重要求维持人体平衡，采取的各种训练措施。通过这种训练能激发姿势反射，加强前庭器官的稳定性，从而改善平衡功能。常用的治疗方法有坐位平衡训练、站立位平衡训练、利用设备的动态平衡训练、水中平衡训练、增强前庭功能的平衡训练等。

8. 协调训练　协调训练是指恢复平稳、准确、高效运动能力的锻炼方法，即利用残存部分的感觉系统以及视觉、听觉和触觉来促进随意运动的控制能力。常用的治疗方法有双上肢的交替运动、双下肢的交替运动、定位、方向性运动、全身协调性运动、水中运动、佛伦克尔训练等。

9. 矫正训练 矫正训练是牵张由于畸形而缩短的肌肉、韧带，同时有选择地增强肌肉力量，最常用于矫正脊柱侧弯畸形。通常选用卧位或匍匐位进行，也可在站立位进行。利用脊柱所处的不同斜度，使侧屈运动集中于所需治疗的节段，即选用特定姿势训练矫正特定部位的脊柱侧弯。

10. 神经生理学疗法 神经生理学疗法是应用神经发育学、神经生理学的基本原理和法则来治疗脑损伤和周围神经损伤后运动障碍的一类康复治疗技术与方法，常用治疗方法有：

（1）布伦斯特伦（Brunnstrom）技术：在脑损伤后恢复过程中的任何时期，使用可利用的运动模式来诱发运动反应，强调在整个恢复过程中逐渐向正常、复杂的运动模式发展，主张在恢复早期利用某些异常的模式来帮助患者控制肢体的共同运动，达到患者最终能自己进行独立运动的目的。

（2）鲁德（Rood）技术：又称多种感觉刺激技术。其主要方法是在皮肤的某些特殊区域施加温和的机械刺激或表面热刺激，并按照个体的发育顺序，通过应用某些动作的作用引出有目的的反应。

（3）博巴斯（Bobath）技术：由英国物理治疗师博巴斯夫妇根据英国神经学家杰克逊的"运动发育控制理论"，经过多年的康复治疗实践而逐渐形成。这一技术是 20 世纪治疗神经系统疾患，特别是中枢神经系统损伤引起的运动障碍（如儿童脑性瘫痪、成人偏瘫等）最有效的方法之一。

（4）本体感神经肌肉促进技术（PNF 技术）：是以人体发育学和神经生理学原理为基础的一种多方面的运动治疗方法，最初用于对各种神经肌肉瘫痪病人的治疗，非常有效。后来证明它可以帮助许多肌力、运动控制、平衡和耐力有问题的患者，如脊髓损伤、骨关节和周围神经损伤、脑外伤和脑血管意外导致的偏瘫等。同时它的一些特殊技术对于一些因疼痛和软组织粘连导致的关节活动范围下降有很好的治疗效果。

（5）运动再学习技术：运动再学习是把中枢神经系统损伤后恢复运动功能的训练视为一种再学习或重新学习的治疗方法。此法利用了学习和动机的理论以及在人类运动科学和运动技能获得的研究结果，在强调患者主观参与和认知重要性的前提下，着重按照运动学习的信息加工理论和现代运动学习的方法，对患者进行再教育，以恢复其运动功能。

**（四）适应证**

1. 内脏器官疾病：高血压病、动脉硬化、冠心病、肺结核、慢性支气管炎、肺气肿、哮喘、溃疡、内脏下垂、习惯性便秘。

2. 代谢障碍疾病：糖尿病、肥胖、高脂血症等。

3. 神经系统疾病：脑卒中、脑外伤、脑水肿、小儿脑性瘫痪、脊髓损伤、周围神经疾病、帕金森病、急性感染性多发性神经根炎、脊髓灰质炎、多发性硬化症。

4. 骨关节疾病：骨折、脱位截肢与假肢、关节炎、肩周炎、颈椎病、腰椎间盘突出症、人工全髋膝关节置换、体育外伤后功能障碍等；

5. 其他预防保健人群。

（五）禁忌证

1. 急性期或亚急性期，疾病不稳定者。

2. 有明确的急性炎症存在，如体温超 38℃，白细胞计数明显增多等。

3. 全身情况不佳、脏器功能失代偿期，如下：

（1）脉搏加快，安静时脉搏＞100 次 / 分；

（2）血压明显升高，临床症状明显，或出现低血压休克者；

（3）有明显心力衰竭表现，呼吸困难、全身水肿、胸腔积液、腹腔积液等；

（4）严重心律失常；

（5）安静时有心绞痛发作。

4. 休克、神志不清或有明显精神症状、不合作者。

5. 运动治疗过程中有可能发生严重并发症，如动脉瘤破裂者。

6. 有大出血倾向者。

7. 运动器官损伤未做妥善处理者。

8. 身体衰竭，难以承受训练者。

9. 患静脉血栓，运动有可能导致栓子脱落者。

10. 剧烈疼痛，运动后加重者。

（张恩达　张丽艳　张春波）

# 第十一节　中医疗法

## 一、概述

### （一）定义

中医疗法（Chinese medicine therapy）在中医基础理论结合康复思想指导下，将中国文化和中国特色的针灸、推拿、传统运动导引疗法、食疗、音乐疗法、文娱疗法等进行整合，核心围绕身心状态和功能促进的诊疗技术。

### （二）中医诊疗理论体系特点

中医学的理论体系是经过长期的临床实践，在中国古代哲学的指导下逐步形成的。它来源于临床实践，又指导着临床实践。它的基本特点是整体观念和辨证论治。

中医疗法强调治病必须从整体出发，将人体视为以脏腑经络为核心的有机整体，人体与自然也是密切相关的对立统一的整体。治疗局部病变的同时，必须从整体出发，采取适当的措施。辨证论治是中医认识和治疗疾病的基本原则，是中医学对疾病的一种特殊的研究和处理方法。"辨证"就是把四诊（望闻问切）所收集的资料、症状和体征，通过分析、判断疾病的病因、病位、病势，以及邪正之间的关系，概括、判断为某种性质的证。"论治"又称为"施治"，即根据辨证的结果，确定相应的治疗方法。辨证是决定治疗的前提和依据，论治是治疗疾病的方法和手段。

### （三）中医诊疗主要思维方法

1. 中医诊疗的哲学方法　主要包括整体观念、精气学说和五行学说等。

2. 中医诊疗的一般思维方法　主要有比较、演绎、类比、以表知里、试探和反证等。

3. 中医诊疗的具体方法　包括具体的理论研究方法、对疾病的诊断方法、治疗方法及预防方法等。

## 二、中医疗法在疗养康复中的开展及应用

### （一）预防保健

当今社会，随着医学发展趋势由"以治病为目标的对高科技的无限追求"转向"预防疾病与损伤，维持和提高健康水平"，国家明确提出疾病防治重心前移，这与中医理论中所强调的"治未病"思想不谋而合。我们强调防重于治，在健康状态或邪伏而未发时提前采取相应的防护干预措施，有针对性地采用中医特色治疗方法，以提高疗养保健对象的健康水平，增强身体抵抗能力，以防止疾病的发生。

借助体质辨识理论，将体质分为平和质、气虚质、阴虚质、阳虚质、痰湿质、湿热质、血瘀质、气郁质及特禀质九种，根据与其体质相对应的生理病理特点，进行疾病风险评估，包括健康状况、易患病类型、抗病能力等，并建立个性化体质调理档案，可涉及起居活动、饮食宜忌、经络保健、中药干预、药膳茶饮及运动保健等多方面内容，从而为疗养保健对象提供更具针对性的预防保健服务。

### （二）慢病康复

按照"调摄为主，治疗为辅"的基本原则，通过生活调理和药物干预，清除余邪，扶助正气，使阴阳平衡，气血调和，促进机体正常功能的恢复，防止疾病的复发并预防后遗症的发生。疾病初愈，机体正是正气将复、余邪未清之时，此时虽处于无病状态，但最易受到邪气的侵扰，如饮食不慎、用药不当、过度劳累、复感新邪等，皆易导致疾病的复发，故运用中医特色疗法进行调养尤为重要。

在中医辨证论治的基础上，结合体质辨识，予以汤剂、成药、膏方、药膳等内服中药，通过配合针刺、艾灸、推拿、拔罐及运动导引等外治法刺激经穴，以疏通经络，调和气血，激发人体自身的调适能力，扶正祛邪，是中医治疗的特色和优势。重视慢病恢复期的治疗与调养，使脏腑强健，气血和畅，阴阳平衡，形神兼养，才能巩固疗效，达到慢病康复的最终目的。

## 三、中医治疗技术

### （一）中药内服调摄法

1. 中药内服　中医学认为，阴阳、气血、津液是生命的物质基础，而体质现象即是阴阳、气血、津液盛衰变化反应的状态，因而能从中医体质角度对疗养康复人群进行分类。平和质、气虚质、阳虚质、阴虚质、痰湿质、湿热质、血瘀质、气郁质、特禀质9种体质类型，反映了不同人群的个体特征，为疗养康复的"辨证论治"提供了方法和工具，见表1-6。

表1-6　九种体质辨识与中药调养

| 体质类型 | 形体特征 | 常见表现 | 发病倾向 | 饮食、药物、药膳、药茶指导 |
| --- | --- | --- | --- | --- |
| 平和质 | 体形均称、健壮 | 肤色润泽，发密有光泽，目光有神，嗅觉通利，味觉正常，精力充沛，耐受寒热，睡眠安和，胃纳良好，二便正常 | 平素患病较少 | 饮食应有节制，不要过饥过饱，不要常吃过冷、过热或不干净的食物，粗细粮食要合理搭配，多吃五谷杂粮，蔬菜瓜果，少食过于油腻及辛辣之物 |

续表

| 体质类型 | 形体特征 | 常见表现 | 发病倾向 | 饮食、药物、药膳、药茶指导 |
|---|---|---|---|---|
| 气虚质 | 肌肉松软 | 气短懒言,精神不振,疲劳易汗,目光少神,唇色少华,毛发不泽,头晕健忘,大便正常,小便或偏多 | 易患感冒、内脏下垂 | 可用甘温补气之品,如人参、山药、黄芪等。脾气虚,宜选四君子汤,或参苓白术散;肺气虚,宜选补肺汤;肾气虚,多服肾气丸。药膳宜黄芪童子鸡。药茶宜黄芪白术大枣茶 |
| 阳虚质 | 肌肉松软 | 平素畏冷,喜热饮食,精神不振,睡眠偏多,口唇色淡,毛发易落,易出汗,大便稀薄,小便清长 | 发病多为寒症,易患肿胀,泄泻,阳痿等 | 可选补阳祛寒、温养肝肾之品,如鹿茸、海狗肾、蛤蚧、冬虫夏草、巴戟天、仙茅、肉苁蓉、补骨脂、杜仲等,成方可选金匮肾气丸、右归丸。偏心阳虚者,桂枝甘草汤加肉桂常服,虚甚者可加人参;偏脾阳虚者可选择理中丸或附子理中丸。药膳宜当归生姜羊肉汤。药茶宜桂枝生姜甘草茶 |
| 阴虚质 | 体形瘦长 | 手足心热,口燥咽干,大便干燥,两目干涩,唇红微干,皮肤偏干,易生皱纹,眩晕耳鸣,睡眠差,小便短 | 易患阴亏燥热病等 | 可用滋阴清热之品,如女贞子、山茱萸、五味子、旱莲草、麦门冬、天门冬、黄精、玉竹、枸杞子等药。常用方有六味地黄丸、大补阴丸等。如肺阴虚,宜服百合固金汤;心阴虚,宜服天王补心丸;脾阴虚,宜服慎柔养真汤;肾阴虚,宜服六味丸;肝阴虚,宜服一贯煎。药膳宜莲子百合煲瘦肉。药茶宜麦冬五味子茶 |
| 痰湿质 | 体形肥胖,腹部肥满、松软 | 面部油多,多汗且黏,面黄,眼泡微浮,容易困倦,身重不爽,大便正常或不实,小便不多 | 易患消渴,中风,胸痹等病症 | 重点调补肺脾肾。可用温燥化湿之品,如半夏、茯苓、泽泻、瓜蒌、白术、车前子等。若肺失宣降,当宣肺化痰,选二陈汤;若脾不健运,当健脾化痰,选六君子汤或香砂六君子汤;若肾不温化,当选苓桂术甘汤。药膳宜山药冬瓜汤。药茶宜陈皮茯苓薏仁茶 |
| 湿热质 | 形体偏胖 | 面垢油光,易生痤疮,口苦口干,身重困倦,小便短赤,男易阴囊潮湿,女易带下量多 | 易患疮疖、黄疸,火热等病症 | 可用甘淡苦寒、清热利湿之品,如黄芩、黄连、龙胆草、虎杖、栀子等。方药可选龙胆泄肝汤、茵陈蒿汤等。药膳宜泥鳅炖豆腐。药茶宜菊花赤豆决明子茶 |
| 淤血质 | 瘦人居多 | 面色晦暗,易有瘀斑,易患疼痛,口唇暗淡或紫,眼眶暗黑,易发脱落,肌肤干,女性多见痛经、闭经等 | 易患出血,中风,胸痹等病 | 可用当归、川芎、怀牛膝、徐长卿、鸡血藤、茺蔚子等活血养血的药物,成方可选四物汤等。药膳宜山楂红糖汤。药茶宜山楂川芎红花茶 |

| 体质类型 | 形体特征 | 常见表现 | 发病倾向 | 饮食、药物、药膳、药茶指导 |
|---|---|---|---|---|
| 气郁质 | 形体偏瘦 | 忧郁面貌,烦闷不乐,胸肋胀满,走窜疼痛,多伴叹息则舒,睡眠较差,健忘痰多,大便偏干,小便正常 | 易患郁症,不寐,惊恐等病症 | 食宜宽胸理气。常用香附、乌药、川楝子、小茴香、青皮、郁金等疏肝理气解郁的药为主组成方剂,如越鞠丸等。若气郁引起血瘀,当配伍活血化瘀药。药膳宜橘皮粥。药茶宜玫瑰郁金合欢茶 |
| 特禀质 | 无特殊或有生理缺陷 | 有遗传病、先天疾病、胎传疾病等相关疾病特征 | 过敏质,血友病、胎寒、胎热、胎惊等 | 食宜益气固表。药膳宜固表粥:养血消风,扶正固表。药茶宜防风乌梅薄荷茶 |

2. 药膳药茶　药膳是在中医理论指导下,根据人体健康状况和药食同源之理,将适当的有药用功效的食品和适当的中药相配伍,运用各种烹调技术制成具有一定色、香、味、形和特定功效的食品。药膳是中医学的重要组成部分,是历经数千年不断探索积累而成的独具特色的一门实用学科,是中华民族的祖先遗留下来的宝贵遗产。药膳的作用:一是预防疾病,增强体质;二是治疗疾病,康复保健;三是延年益寿,美容抗衰。药茶是指含茶叶或不含茶叶的中药材经加工制成的一类制品,在应用时一般以沸水冲饮、泡饮、煎煮后代茶饮或直接饮用而达到治疗某些疾病和保健养生的目的。药茶疗法是我国劳动人民在长期与疾病作斗争的实践中,不断总结、充实、发展而形成的独具特色的治疗和保健养生方法,是祖国医学的重要组成部分。

### (二)中医外治调摄法

中医外治调摄法是在中医理论和脏腑经络学说指导下,辨证选取药物,或施以手法、针刺等刺激因子,作用于相应经络、经筋、皮部、腧穴、孔窍,调整经络、激发营卫气血的运行,以达到治疗效果的治疗方法。中医外治调摄既可以着眼于强壮身体,增进机体代谢能力,旨在养生延寿、健康促进;也可以应用疾病治疗和康复,着眼于纠正机体阴阳、气血的偏盛偏衰,扶正祛邪,意在祛病除疾。

中医外治疗法包括推拿、针刺、艾灸、拔罐、刮痧、刺络放血、敷贴、熏洗等百余种方法。在养生保健、疗养康复、疾病治疗领域既可以单独使用,也可以和中药内服调摄法以及现代康复治疗技术协同使用。治疗范围遍及内科、外科、妇科、儿科、骨伤科、皮肤科、五官科、肛肠科等。技术操作规范参照我国相关国家标准、中国针灸学会相关标准。

1. 推拿疗法　推拿疗法是以中医经络学说为理论基础,并结合西医的解剖和病理诊断,在人体体表腧穴及特定部位施以特定的操作手法来保健强身和防治疾病的方法。推拿以医者手、肘、足掌等部位,按照规范的手法形态,刺激人体穴位、肌肉、皮肤、骨关节等组织结构,起到松解粘连、缓解肌肉痉挛、解除局部病变、整复骨关节错位以及调节神经 - 内分泌 - 免疫网络,调整内脏功能的作用。推拿疗法简、便、易行、无明显副作用,适合于婴幼儿、青少年、中老年等各个年龄阶段,在增进健康、消除疲劳、延缓衰老、减肥美容等防病保健领域早已显现其优势,在疾病治疗和康复领域也应用广泛。

(1)主要分类

1)手法推拿:手法推拿是指以保健、治疗、康复为目的,用手或肢体其他部位,按各种特定的技巧动作,在身体的特定部位或腧穴及阿是穴等位置进行操作的方法。推拿手法技术的基本要求是持久、有力、均匀、柔和、深透。通常根据手法推拿的动作形态将其分为7类:①摆动类手法,以指或掌、腕关节做协调的连续摆动动作,包括一指禅推法、缠法、滚法和揉法等;②摩擦类手法,以掌、指或肘贴附在体表作直线或环旋移动,包括摩法、擦法、推法、搓法、抹法等;③挤压类手法,用指、掌或肢体其他部位按压或对称挤压体表,包括按、点、压、拿、提、挤、捻等;④振动类手法,以较高频率的节律轻重交替刺激,持续作用于人体,包括抖法、振法等;⑤叩击类手法,用手掌、拳背、手指、掌侧面和桑枝棒等叩打体表,包括拍法、击法、弹法等;⑥运动关节类手法,使关节做被动活动的一类手法,包括摇法、扳法、拉法等;⑦拨筋通络手法,强调筋骨并重,轻重有序,借力使力,医患协同,让患者在自然运动中还纳归位。根据情况,这些手法可以单独使用,也可把两种或以上手法结合起来组成复合手法综合使用,达到"调情志正心性、调气血理功能、调结构正筋骨"的良好效果。

2)点穴疗法:点穴疗法是用手指在患病体表的某些穴位和刺激线上施行点、按、压、提、掐、揉、拍和叩打等不同手法,促使已经发生功能障碍的肢体或脏腑器官恢复功能,从而达到治愈疾病的一种治疗方法。点穴疗法操作简便,好学易懂,安全速效,不需要药物和特殊设备,在任何场所都可以施术治疗,便于普及推广。基本手法有点法、按压法、掐法、拍打法等14种。

3)按摩养生法:按摩养生法指应用各种推拿手法在自己身体的一定部位上进行按摩,属于按摩的一种,又称主动按摩,是自己对自身施行的按摩活动,如学生眼保健操、传统自我按摩保健等。自我保健按摩六法常用于保健疗养员的健康教育和健康促进。

(2)适应证:推拿疗法适用于内科、儿科、妇科、骨科、五官科等各科疾病,包括感冒、小儿脑瘫、小儿斜颈、早期高血压、头痛、失眠、软组织劳损、落枕、肩周炎、颈椎病、腰椎间盘突出症、痛经、脑卒中后遗症等。还可用于增进健康、消除疲劳、延缓衰老、减肥美容等防病保健;

(3)禁忌证:急性传染病、恶性肿瘤、出血倾向、精神分裂症、结核病进展期、恶病质、急性化脓性炎症。局部有血栓性静脉炎、淋巴管炎、皮肤病者禁用。妇女孕期和月经期腰骶、腹部及下肢不宜推拿。

2. 针刺疗法　针刺疗法是在中医理论和经络学说的指导下,利用各种针具对一定腧穴部位进行适当刺激,以激发经络气血运行,疏通经络,调整脏腑,宣行气血,从而达到治疗疾病,促进身心康复。针刺疗法是通过提插捻转等补泻手法,以调整脏腑、补虚泻实。

(1)主要分类

1)体针:是以毫针为针刺工具,通过在人体经络腧穴操作以通调营卫气血,调整脏腑经络的一种治法。基本操作技术包括毫针的持针法、进针法、行针法、留针法、出针法等针刺方法。毫针刺法的临床应用包括深浅刺法、多针刺法、透穴刺法、运动针刺法等。广泛应用于内、外、妇、儿、皮肤等各科疾病。

2)电针:是指针刺得气后,在针柄上通过微量低频脉冲电流以加强刺激,从而达到治疗目的的一种疗法。临床上常用于中风后遗症、三叉神经痛、疱疹后神经痛等某些疼痛性疾病的康复。

3)头皮针:是根据大脑皮质的功能定位理论,并结合脏腑经络理论,在头皮划分相应功能刺激区,在有关刺激区进行针刺活动以治疗疾病的方法。主要用于脑源性疾病的康复,如面瘫、中风偏瘫、小儿脑瘫、失语、眩晕、亨廷顿病、帕金森病、痴呆等各种神经性疾病。

此外,头针还可用于肩周炎、腰腿痛、三叉神经痛及某些内脏疾患等。

4)耳针:是用针或其他方法刺激耳穴来治疗疾病的一种方法,适用于偏瘫、面瘫、失语、高血压、头痛、眩晕、失眠、内分泌失调、各种痛症等疾病。

5)埋针:是以特定针具固定于腧穴的皮内或皮下进行较长时间刺激以治疗疾病的一种治疗方法,对于某些慢性疾病或顽固性疾病及反复发作的疾病,如失眠、面肌痉挛、头痛、偏头痛、腰肌劳损等。

6)火针:是指使用特制的金属针烧红,迅速刺入一定部位,并快速退出以治疗疾病的方法。其中岭南火针因其独特的地域特点、用穴思想,配合特定的操作方法,特质在于"火郁发之""以热引热",即以温热之法治疗各种热性疾病,拓展了应用领域。如皮肤科的带状疱疹及疱疹后神经痛、慢性湿疹等症,儿科的腮腺炎、小儿脑瘫等症,五官科的睑腺炎、耳鸣耳聋、慢性咽炎等症。临床常用于治疗风寒湿痹、运动损伤等痛症;神经损伤、中风偏瘫等疾病;类风湿性关节炎、更年期综合征、肿瘤等辅助治疗。

7)浮针:是使用一次性浮针针具在局限性病痛周围的浅筋膜层进行扫散等针刺活动的针刺疗法,是传统针灸与现代医学的结合。浮针疗法应用广泛,对疼痛性疾病有特效,如慢性头痛、颈椎病、肩周炎、网球肘、腱鞘炎等。

8)皮肤针:是用皮肤针进行扣刺皮部以治疗疾病的方法,是古代"毛刺""扬刺""半刺"等刺法的发展。临床主要应用于头痛、失眠、痴呆、脑瘫、中风偏瘫、面瘫、荨麻疹、斑秃等的治疗。

(2)适应证:针刺疗法适用范围广泛,包括内科、外科、妇科、儿科、骨科、五官科等的常见病治疗与康复,还可用于预防保健、健康促进、减肥美容等。

(3)禁忌证:自发性出血、皮肤大感染、溃疡、瘢痕、肿瘤的部位及孕妇腰骶、腹部等部位均禁针。

3. 灸疗法　灸疗法是指在中医基础理论和经络学说的指导下,用艾绒或其他药物放置体表的腧穴或疼痛处烧灼、温熨,借灸火的温和热力及药物作用,通过经络的传导,以温通经脉、调和气血、协调阴阳、扶正祛邪,达到治疗疾病、防病保健、养生美容之功效。艾灸法分为艾炷灸、艾条灸、温针灸等,常用的雷火灸、脐灸、督脉灸属于此列。另有铺棉灸、灯火灸和天灸属于灸疗范畴。

(1)主要分类

1)艾炷灸:是将艾炷直接或间接置于穴位上施灸的方法。一般分为直接灸和间接灸。直接灸是将艾炷直接放在皮肤上点燃施灸,又称明灸、着肤灸。根据灸后对皮肤刺激程度的不同,分为化脓灸和非化脓灸。间接灸是用药物将艾炷与施灸腧穴部位的皮肤隔开,进行施灸,又称隔物灸。隔姜灸、隔蒜灸、隔盐灸、隔附子灸等较为常用,如脐灸、督脉灸等。

2)艾条灸:先点燃艾条一端,对准应灸的穴位或部位,距离皮肤约2~3cm进行熏烤,使患者局部有温热感而无灼痛为宜,一般灸5~10min,至皮肤红晕、潮湿为度。艾条灸可以作为保健灸增进健康、延缓衰老、以防疾病。借助艾灸盒或者艾灸箱等辅助器具,使用更安全便捷。

3)温针灸:又称温针,是将针刺入穴位后,留针过程中将长约1~2cm左右的艾条段插在针柄上点燃,通过针体将热力传导到穴位。具有温通经脉、行气活血的作用。适用于寒盛湿重,经络壅滞之证。

4)天灸:天灸疗法是应用"天人相应""春夏养阳,秋冬养阴"的传统中医理论及脏腑经络的生理功能,在特定的时间里选取特定的穴位敷药灸帖,选用最容易由皮肤渗入穴位经络的药物,通过经络的循行,使药物的最有效的力量直达疾病之所在,对相应的脏腑起到调整阴阳,扶正祛邪,增强机体免疫力,减少疾病的发生,达到标本兼治的目的。天灸疗法是以皮肤给药为途径的,药物经皮肤吸收既可避免对肝肾损害,又可避免对胃肠道的刺激作用,具有副作用小、使用方便,体现了"简、便、验、廉、效"等优点。

(2)适应证:灸疗法适用于内、外、妇、儿、骨、皮肤、五官科等疾病,尤其适合辨证为虚寒性疾病,也用于慢性虚损性疾病的康复,包括风寒湿痹、顽麻、痿弱无力、半身不遂、口眼歪斜、哮喘等虚寒证,以及多种皮肤病及胎位不正等;防病保健、养生美容、延缓衰老领域应用更广。

(3)禁忌证:实热证、阴虚发热者,除特定操作,一般不宜灸疗;对颜面、五官和有大血管的部位,不宜采用瘢痕灸;孕妇的腹部和腰骶部也不宜施灸。

4. 拔罐疗法　拔罐疗法是以罐为工具,利用燃烧、抽吸、挤压等方法排出空气造成负压使罐吸附体表或患处,造成局部瘀血以达到通经活络、行气活血的一种方法。罐具包括竹罐、陶瓷罐、玻璃罐、抽气罐、代用罐等。药物罐疗法,是指将拔罐法与中药疗法相结合的一种治疗方法,既起到拔罐时的温热刺激和机械刺激作用,又可发挥中药的药理作用,提高拔罐的治疗效果。

(1)适应证:适用于内、外、骨、妇、皮肤科等疾病,对于腰背痛、腰肌劳损、退行性骨关节病、肩周炎、风湿性关节炎、落枕、软组织劳损、带状疱疹等有效。防病保健、减肥美容领域应用广泛。

(2)禁忌证:高热、抽搐、痉挛;皮肤过敏或溃疡、破损处;有出血倾向的疾病;肌肉瘦削或骨骼凹凸不平及多毛处;经期女性、孕妇腰骶部及腹部。

5. 刮痧疗法　刮痧古称砭法,为中医疗法六大技法之首。利用刮痧器具刮拭经络穴位或者全息穴区,达到疏通经络、调理脏腑,活血化瘀、活化细胞、排毒解毒,改善微循环的作用,可以增强人体免疫功能,恢复和提高脏腑的调节能力,抗病能力和康复能力。其操作方法简便,易于掌握,不需要复杂的医疗设备,属非药物疗法,无副作用,费用低廉,能以极小的投入换来极佳的医疗保健效果。

(1)适应证:广泛适用于内、外、妇、儿、骨、五官等科的常见病,还可用于预防保健、健康促进、减肥美容等。

(2)禁忌证:需要刮痧的部位有外伤或皮肤有感染疮疖、溃疡、瘢痕或有肿瘤的部位禁刮;患有血友病或白血病,血小板少者应慎刮;孕妇腹部、腰骶部等部位;心力衰竭、肾功能衰竭、肝硬化腹水或全身重度浮肿、恶病质等患者。

6. 刺络放血疗法　刺络放血疗法是用三棱针、毫针、梅花针或用刀具刺破躯体的一定部位,放出一定量的血液从而达到治疗疾病的一种治疗方法。针刺放血主要有泻热、止痛、镇静、消肿、急救开窍、解毒、化瘀消症的作用。三棱针点刺出血,梅花针叩刺出血,毫针散刺出血,或刺络后配合拔罐,均是有效治疗手段。此外,割治疗法也是放血疗法的组成部分。

(1)适应证:急证、热证、实证、瘀证和痛证等病症。

(2)禁忌证:患有血友病或白血病,其他血小板少者;孕妇腹部、腰骶部等部位;心力衰竭、肾功能衰竭、肝硬化腹水或全身重度浮肿、恶病质等患者。

7. 中药外敷疗法　中药外敷疗法是将新鲜中草药切碎、捣烂,或将中药末加辅形剂调匀成糊状,敷于患处或穴位的方法称敷药法,具有舒筋活络、祛瘀生新、消肿止痛、清热解毒、拔毒等功效。热熨法是利用吸热的物体,或拌上某些药物,加热后熨在局部或特定穴位上,适当地移动位置,以达到行气活血、散寒定痛、祛瘀消肿的方法。

(1)适应证:适用范围包括内、外、妇、儿、五官、皮肤科等多种病证。也应用于防病保健、养生美容、延缓衰老领域。

(2)禁忌证:治疗部位有外伤或皮肤有感染疮疖、溃疡、瘢痕或有肿瘤的部位禁用。

8. 中药熏洗疗法　中药熏洗疗法是以中医药基本理论为指导,把中药煎煮后,先利用蒸汽熏蒸,再用药液淋洗、浸浴全身或局部患处的一种防治疾病的方法。因所用药物不同,故分别具有疏通腠理、行气活血、清热解毒、消肿止痛、祛风除湿、杀虫止痒等作用。

(1)适应证:适用于内、外、妇、儿、五官、骨、皮肤、泌尿、肛肠科等。包括风湿性关节炎、类风湿性关节炎、退行性骨关节病、各类慢性软组织损伤、急性软组织损伤中后期、强直性脊柱炎、腰椎间盘突出症、银屑病、湿疹、结膜炎、睑腺炎、慢性鼻炎、感冒、失眠、痛经、盆腔炎、阴道炎、前列腺增生、肛周疾病等。

(2)禁忌证:月经期,孕妇禁用坐浴;对熏洗药物过敏者禁用。

(李巧林　谢舜名　贺琲珺)

# 第十二节　营 养 疗 法

## 一、概述

营养疗法是指合理应用各类食物和营养素,为机体提供所需的能量和营养物质,达到增进健康、延缓衰老、预防和治疗疾病的技术方法。疗养应贯彻"预防为主、防治结合"方针,将传统食疗学与现代营养学理论有机结合,开展多种形式的营养膳食服务。各疗养机构可根据疗养人群特点,选择恰当的指标或工具进行营养筛查和营养评估,在综合评估的基础上制定营养膳食干预方案和监测体系,采取营养教育、疗养膳食、营养支持等多种技术手段,协同其他疗养因子,充分发挥营养疗法在养生保健、防病治病、促进康复等多方面的功效。

## 二、营养教育

营养教育是通过改变人民的饮食行为而达到改善营养状况的一种有计划活动,是营养疗法的主要手段之一。通过营养教育提升疗养机构工作人员和疗养对象的营养健康素养和技能是疗养机构营养工作的基础内容。

### (一)营养健康宣教

1. 概述　营养健康宣教是疗养机构健康教育的重要内容,宣教对象主要包括:疗养员、餐饮工作人员、其他专业医疗技术人员。

2. 营养宣教的主要内容和作用

(1)针对疗养对象:根据疗养人群特点,采取多样化的信息传播方式,通过倡导平衡膳食合理营养、传播传统食养知识,引导疗养对象树立科学的营养健康理念,提升营养健康素养,培养良好膳食行为和健康生活方式、从而改善营养状况、预防和改善营养相关疾病。

（2）针对餐饮工作人员：通过教育和培训，使餐饮工作人员掌握相关营养知识、烹饪技巧、食品安全知识、餐饮工作流程、餐饮工作服务技能等，从而优化食物加工制作，提升营养膳食服务质量。

（3）针对其他专业医疗技术人员：通过教育和培训，提升其他专业技术人员进行营养健康宣教的水平，从而拓展营养宣教的传播范围。

3. 营养宣教的操作流程

（1）设计营养宣教计划：在调查研究的基础上，根据宣教对象的需要和接受能力，针对性地设计营养宣教计划。

（2）选择营养宣教途径和资料：根据计划，选择适宜的交流途径和制作有效的教育材料。宣教途径包括讲座、专业技能培训、小组座谈、个性化指导、大众传媒（电视、电影、报刊、杂志等）、新媒体（手机、网络）等。选用多种宣教材料，如传统的小册子、挂图、张贴画、宣传单、课件等，以及适合新媒体的形式如小视频、音频等。

（3）实施和评价：实施营养宣教之后应评价目标人群的营养知识、态度和行为的变化，根据结果不断调整改进。

### （二）营养咨询

1. 概述　营养咨询常用方法是 SOAP 营养咨询方法，即通过主观询问和客观检查，进行综合营养状况评价的基础上，为疗养对象提供个性化的营养建议和饮食指导。SOAP 是主观（subjective）询问、客观（objective）检查、评价（assessment）和营养治疗计划（plan）的英文字头缩写。疗养机构也可以在体质辨证的基础上，开展中医食养咨询。

2. SOAP 营养咨询方法的操作流程

（1）主观询问膳食状况：通过膳食调查，了解疗养对象的饮食史、饮食习惯和偏好、食物摄入的种类和数量、烹调加工方式等。

（2）客观检查营养状况：通过人体测量、体格检查、人体成分分析、实验室检查以及综合营养评估等手段，了解疗养对象营养状况和健康状况。

（3）营养评价：依据《中国居民膳食营养素参考摄入量（2013 版）》标准和《中国居民膳食指南（2016）》，对膳食调查结果进行评价。根据客观检测结果评价当前营养状况。

（4）营养膳食指导：在综合评价膳食和营养状况的基础上，给予疗养对象个性化指导，如食物和营养素的供给量、食物的合理选择、饮食结构调整、餐次分配、饮食宜忌、营养治疗原则、推荐食谱、科学选择膳食补充剂和强化食品等。

## 三、疗养膳食

通过加强管理，优化流程，为疗养对象提供种类齐全、形式多样、营养充足的疗养膳食，使其通过科学饮食，获取合理营养，预防和改善相关疾病，促进健康，是疗养机构营养工作的重点。

### （一）疗养膳食服务操作流程

1. 疗养食谱的编制　将现代营养学理念与传统食疗养生的理念相融合，结合疗养人群营养需求、身体健康状况、饮食习惯、以及食物资源的区域性和季节性特点，科学设计制定合乎营养原则、搭配合理、花色品种多样的疗养食谱。

2. 疗养膳食的制备　按照疗养食谱，合理选材，巧妙加工，科学烹饪，注意食物的色、香、味、形，适合疗养对象的消化、吸收和耐受能力，并最大限度保持食材原有的营养成分。

3. 合理供餐　选择恰当的供餐方式,提供舒适用餐环境,按时供餐。

**（二）常用疗养膳食种类**

1. 普通膳食

（1）配膳原则:按照平衡膳食原则,要求膳食中能量充足,各种营养素种类齐全、数量充足、比例适当,达到相应人群的推荐量;合理分配三餐;并注重多样化合理搭配,做到色、香、味、形俱佳,以满足疗养对象合理营养的需要。

（2）适用人群:保健疗养、慢病疗养以及大多数无特殊膳食需求的疗养员。

2. 软食

（1）配膳原则:比普通膳食细软、易消化的膳食。为平衡膳食,能量和宏量营养素按照正常需要量供给,注意补充奶类、蔬菜汁、果汁等,预防微量营养素的不足。须注意改进烹饪方式,含有植物纤维和动物肌纤维的食物需切碎煮烂。

（2）适用人群:老年人群,患有胃肠疾病、口腔疾病的疗养员。

3. 半流质膳食

（1）配膳原则:食物呈半流体状态,比软食更易消化,是限量、多餐次进食形式。能量、蛋白质按正常量供给,各种维生素及矿物质应注意补充。通常每天 5～6 餐,每餐隔 2～3h。

（2）适用人群:身体虚弱、咀嚼吞咽困难、患有口腔疾病、消化道疾病的疗养员。

4. 流质膳食

（1）配膳原则:极易消化、含渣很少、呈流体状态的膳食。所供给的能量、蛋白质及其他营养素均不足,故不宜长期使用。常用流质膳食可分五种:流质膳食、清流膳食、浓流质膳食、冷流质膳食、不胀气流质膳食。

（2）适用人群:口腔术后吞咽困难者宜进浓流质、胃肠道手术前后宜进清流质、扁桃体术后宜进冷流质、腹部手术后宜进食不胀气流质。

5. 治疗膳食

（1）配膳原则:根据疾病需要,通过调整营养底物,达到治疗疾病和促进健康的一种治疗方式。治疗膳食的基本原则是以平衡膳食为基础,在允许的范围内,除必须限制的营养素外,其他均应供给齐全,配比合理。常用治疗膳食包括:高能量膳食、限制能量平衡膳食、低/极低能量膳食、高蛋白膳食、低蛋白膳食、低盐/无盐膳食、低脂膳食、低胆固醇膳食、低嘌呤膳食、少渣膳食、高纤维膳食、麦淀粉膳食、免乳糖膳食、糖尿病膳食、透析膳食、肝胆疾病膳食等。

（2）适用人群:患有特定疾病的疗养员。

6. 中医食疗和药膳

（1）配膳原则:中医食疗以中医"阴阳五行"理论为基础,以"辨证施膳"为治则,按照"四因"(因人、因证、因时、因地)配膳施膳,注重食性,调和五味,有宜有忌,强调饮食有节、清淡。药膳是在传统中医药学理论指导下,将药物和食物合理组方配伍,运用中国传统烹调技术加工制作成具有保健、防病、治病等作用的特殊膳食。药膳强调"辨证论治、辨体施膳",其中的药食配伍要合理,药物要经过筛选加工炮制,烹调要精细,以达到色、香、味、形、效俱佳。

（2）疗养机构可在体质辨证的基础上开展个性化食疗和药膳;亦可因地制宜地开展针对群体的多种形式的食疗和药膳,如保健药膳、宴席药膳、四季药膳等,充分发挥其保健、养生、康复的作用。

## 四、营养支持

经口、肠道或肠外途径提供较全面的营养素称作营养支持,适用于通过正常饮食无法满足机体营养和代谢需要时。各疗养机构可以根据疗养康复人员实际需求,结合各自的业务资源情况,酌情开展营养支持治疗。营养支持包括肠内营养和肠外营养,是临床营养的主要内容。在此仅介绍疗养机构应用较多的口服营养补充(oral nutritional supplement, ONS)。

### (一) 概述

ONS 是肠内营养的一种方式,是以增加口服营养摄入为目的,将能够提供多种宏量营养素和微量营养素的营养液体、半固体或粉剂的制剂经口服途径摄入,以补充日常饮食的不足。

### (二) ONS 的作用

疗养对象无法进食普通膳食或日常膳食无法满足其营养需求时,ONS 可以作为一种无创的、简便的、有效的营养补充途径,起到营养支持作用。一般当膳食提供的能量、蛋白质等营养素在目标需求量的 50% ~ 70% 时,提供口服营养补充剂作为额外的营养补充,通常提供 $1.67 \times 10^6 \sim 3.77 \times 10^6$ J/d。合理的 ONS 使各类适用群体在营养、功能、临床和经济学方面获益。

### (三) 适用人群

ONS 适用于多种存在营养风险或营养不良的人群,包括能量和蛋白质摄入量较低的慢性病患者、需要高能量饮食的患者、咀嚼和吞咽障碍的患者、虚弱或食欲不振的老年人、接受手术或放疗化疗的患者等。

(刘 敏 张 彤)

# 第十三节 心 理 疗 法

心理疗法是用心理学方法,通过语言或非语言因素,对患者进行训练、教育和治疗,用以减轻或消除身体症状,改善心理精神状态,适应家庭、社会和工作环境。

心理咨询,指由具有行业或主管部门认定资格的专业人员,运用心理学理论和技术,通过语言与非语言交流,给予个人或群体帮助、启发和教育,使其改变认知、情感、态度和行为,解决其在生活、学习、工作等方面出现的问题,促进其人格的发展和社会适应能力的改善的活动。

心理测验是依据心理学理论,使用一定的操作程序,通过观察人的少数有代表性的行为,对于贯穿在人的全部行为活动中的心理特点做出推论和数量化分析的一种科学手段。心理测验在心理学基础研究、临床诊断以及咨询与治疗中都有广泛应用。

## 一、催眠疗法

### (一) 概述

催眠疗法指用催眠的方法使来访者(或病人)的意识范围变得极度狭窄,借助暗示性语言,以消除病理心理和躯体障碍的一种心理治疗方法。

（二）原理和作用

通过催眠方法，将人诱导进入一种特殊的意识状态，将医生的言语或动作整合入患者的思维和情感，从而产生治疗效果。

（三）治疗技术

催眠的方法可分为直接法（或自然法）和间接法。直接法就是通过简短的言语或轻柔的抚摸，使对方进入类似睡眠的状态。间接法借助于光亮的小物体或单调低沉的声源，让患者凝视、倾听，或以"催眠物"接触头或四肢，而施治者则在一旁反复暗示患者进入催眠状态。

（四）适用范围

神经症、心身疾病、创伤干预等。

（五）注意事项

及时解除催眠深度测试暗示指令；在适当的催眠等级实施催眠治疗；异性治疗师与患者间，应有见证人在场。

## 二、沙盘疗法

（一）概述

让来访者（或病人）在有细沙的特制沙箱里随意摆放组合玩具来再现其多维的现实生活，使来访者的无意识整合到意识中，是一种从人的心理层面来促进人格变化的心理治疗方法。

（二）原理和作用

使来访者通过使用沙具创造的场景来表达自己，直观地塑造一个与他（她）内在状态相对应的内心世界，从而可以绕开咨询中的阻抗，发现矛盾点，为心理咨询打开方便之门。

（三）治疗技术

1. 触沙　体验沙子带来的感觉，平复内心，开始创作。
2. 制作　制作在静默中进行，做好记录与拍照。
3. 分析　分享沙盘制作者的故事，映射实现生活中的冲突，寻求应对措施。

（四）适用范围

不善言谈的患者或疾病情况。对言语治疗有阻抗的人或情况。

（五）注意事项

切忌照本宣科式分析；通常在安全、舒适的环境下进行。

## 三、生物反馈疗法

（一）概述

利用现代生理科学仪器，通过人体内生理或病理信息的自身反馈，经过训练后进行有意识的"意念"控制和心理训练，从而消除病理过程、恢复身心健康的新型心理治疗方法。

（二）原理和作用

生物反馈将肌电活动、脑电、心率、血压等生物学信息进行处理，然后通过视觉和听觉等人们可以认识的方式显示给受训者，使其能够有意识地控制自己的心理活动，以达到调整机体功能、防病治病的目的。

### （三）治疗技术

通过生物反馈仪实施，使受训者直观地了解并掌握自己身体内生理功能改变的信息，进一步建立学习反馈，直到形成操作性条件反射，解除影响正常生理活动或病理过程的紧张状态，以恢复正常的生理功能。

### （四）适用范围

可治疗头痛、哮喘、癫痫、高血压、皮肤科疾病以及焦虑症、恐怖性神经症、失眠、腰背痛等。

### （五）注意事项

安静环境，室内温度 23～25℃最为适合；不适合严重智力缺陷者、5 岁以下儿童、精神分裂症急性期、以及病因不明的、不愿意接受的患者。

## 四、森田疗法

### （一）概述

又叫禅疗法、根治的自然疗法，是一种"顺其自然、为所当为"的心理治疗方法。

### （二）原理和作用

由日本东京慈惠会医科大学森田正马教授创立。"顺其自然、为所当为"是森田疗法的基本治疗原则，也为一种处世哲学。消除思想矛盾，并对疑病素质的情感施加陶冶锻炼，使其摆脱疾病观念，针对精神交互作用这一症状发展的机制，顺应注意、情感等心理状况来应用一些措施，并按照患者的症状和体会，经常使之体验顺从自然。

### （三）治疗技术

住院治疗为最佳方法，治疗方法分为四期。

1. 绝对卧床期　除了基本生存需求外，几乎绝对卧床休息。禁止会客、说话、看书、吸烟等活动，时间 4～7d。每天查房，但不回应主诉。

2. 轻工作期　禁止会客、说话、看书、吸烟等活动，时间 7～8h。白天可以在室外做轻微劳动或活动，内容尽可能单调且无意义。晚间书写治疗日记。时间 3～7d。

3. 重作业期　可参加与身体相适应的重体力劳动，如锄草、清理环境、农耕等，可推荐看书。每晚书写治疗日记。时间一般 3～7d。

4. 生活训练期　为回归社会做好准备，白天回原工作岗位或参与复杂的社会活动。夜间回病房，坚持书写治疗日记。时间为 1～2 周。

### （四）适用范围

适用于强迫症、社交恐怖、广场恐怖、惊恐发作的治疗，另外对广泛性焦虑、疑病等神经症，还有抑郁症等也有疗效。森田疗法随着时代在不断继承和发展，治疗适应证已从神经症扩大到精神病、人格障碍、酒精药物依赖等。

### （五）注意事项

治疗师要使来访者完全接受森田疗法，并要求其"顺应自然，为所当为"，使其恪守。

## 五、合理情绪疗法

### （一）概述

是帮助来访者（或病人）解决因不合理信念产生的情绪困扰的一种心理治疗方法。

### （二）原理和作用

美国著名心理学家阿尔伯特·艾利斯(Albert Ellis)于 20 世纪 50 年代创立,其理论认为引起人们情绪困扰的并不是外界发生的事件,而是人们对事件的态度、看法、评价等认知内容,因此要改变情绪困扰不是致力于改变外界事件,而是应该改变认知,通过改变认知,进而改变情绪。他认为外界事件为 A,人们的认知为 B,情绪和行为反应为 C,因此其核心理论又称 ABC 理论。

### （三）治疗技术

1. 正确诊断　根据患者情况,确认症状属性,制定治疗目标。
2. 促进领悟　帮助患者认识自己的不合理信念、情绪和行为。
3. 耐心疏导　通过争辩讨论,疏导使其认识并放弃不合理的信念、情绪和行为。
4. 再教育　强化合理的思维方式使之成为习惯。

### （四）适用范围

焦虑症、抑郁症、神经性厌食、社交恐惧症、偏头痛、慢性疼痛,人格障碍、性及婚姻问题等。

### （五）注意事项

建立良好的治疗关系。灵活使用治疗方法,切勿生搬硬套。

## 六、焦点解决疗法

### （一）概述

焦点解决疗法是 20 世纪 70 年代中期由 Steve de Shazer 与 Insoo Kim Berg,以及他们的同事所开创的。他们通过观察个别会谈以及注意什么是最有效的方式,来进行归纳,是一种“基于优势”的心理疗法。

### （二）原理和作用

焦点解决疗法认为问题与解决之道之间并不存在一种必然的关系,不以病理学的角度来分析当事人的问题成因,认为这只会让当事人更卡在他的问题里。相反,焦点解决治疗师会与当事人一起建构当事人所想要的目标,并积极协助当事人从不同的角度来看待自己所处情境、行为与人际模式,从而充分利用既存优势和资源建构解决之道。

### （三）治疗技术

焦点解决疗法的会谈具有结构性,主要围绕两个有效活动。第一,在当事人的参考框架内,发展设定良好的目标;第二,发展例外为基础的解决之道。具体包括 5 个阶段:描述问题;设定良好的目标;探索例外;会谈结束前的反馈;评估当事人的进步。

### （四）适用范围

广泛应用于临床,包括抑郁症、焦虑症及儿童青少年行为问题治疗、危机干预、哀伤辅导、药物滥用治疗及精神分裂症药物依从性辅助治疗。

## 七、叙事疗法

### （一）概述

叙事疗法是 20 世纪 80 年代澳大利亚临床心理学家 Mike White 和新西兰的 David Epstein 的开创性工作。叙事疗法有两大理论基石:叙事隐喻和社会建构论。叙事疗法通过对当事人诉说的故事探求当事人的生活体验,使当事人重新看到自己的力量,并体验成功,最终使其重拾主宰自己生活的能力与信心,继续自己的生活。

（二）原理和作用

叙事疗法的基本理论假设是:①不存在客观独立的"事实",事实是语言建构的。②当事人不是问题,问题才是问题。所谓的病症、困境与问题都是种族、阶级、性别等充满权力与主流标准的文化环境营造出来的,当这样的环境被消解、被解构,它们就会消失。③治疗师不是专家,当事人才是专家。

（三）治疗技术

1. 将问题故事外化而与当事人分离。首先使用外化的技术让当事人更真切地感受问题不在自身。

2. 从不同角度分析而解构问题故事。将问题故事外化以后,人与问题便产生了分离,当事人便可以更加清晰地看清楚问题以及问题对当事人的影响。

3. 积极聆听问题故事寻找例外。通过鼓励当事人详细叙述问题故事,与当事人解构问题故事的过程中,往往会发现"例外性事件"或"独特的结果"。

4. 重构新故事促进当事人改变。叙事疗法的目标是通过寻找例外开启新故事的心理空间。新故事能让当事人从不同的视角更加灵活地看待生活,提供新的选择,并发掘其自身的积极力量。

（四）适用范围

目前暂无不适用人群。

## 八、合作取向疗法

（一）概述

合作取向疗法的创始人是 Harlene Anderson,源自对自己和他人描述、解释自身的经验发展。合作取向疗法认为一个人对他自身及事物的叙述本身就蕴含着改变的成分。通过反复的讲述,他们对事件的理解和感受发生了变化。

（二）原理和作用

合作关系是一种共同的投入过程,是一种联合行动,也就是一起做一些事。对话像一种社交活动,这会让社群中的人们在其中有参与感,并进而产生归属感,而归属感就会邀请出一种共同创造的感觉,也可以把它称为解决方案,或者结果、决议等。此外,这也会加深共享的义务感,让人们共同负担起责任,这就会构成一种"动态持续性"。

（三）治疗技术

合作取向疗法是以当事人与治疗师之间的对话／交谈为特性,既包括明白说出的外在对话,也包括内心静默的对话。治疗的过程属于一种对话式的交谈。对话式的交谈是生产性的过程,在此过程中,产生并相互建构新的意义。

如何做到合作? 第一,成为彼此的对话伙伴,一起工作、创造、学习。第二,欣赏并重视每个人所带来的专门的知识、事实与经验。

（四）适用范围

目前暂无不适用人群。

（孙永红　钟爱芳）

# 第十四节 音 乐 疗 法

## 一、概述

音乐疗法,又称音乐治疗,是一门集音乐、医学、心理学为一体的新兴边缘交叉学科。音乐治疗以心理治疗的理论和方法为基础,运用音乐特有的语言和功能,使求治者在音乐治疗师的共同参与下,通过各种专门设计的音乐行为,经历音乐体验,达到消除心理障碍、恢复和增进身心健康的目的。

## 二、治疗机制及作用

音乐疗法音乐声波的频率和声压会引起生理上的反应。音乐的频率、节奏和有规律的声波振动,是一种物理能量,而适度的物理能量会引起人体组织细胞发生和谐共振现象,能使颅腔、胸腔或某一个组织产生共振,这种声波引起的共振现象,会直接影响人的脑电波、心率、呼吸节奏等。

## 三、治疗技术

（一）治疗方法

1. 感受式音乐治疗 又称为被动性音乐治疗,治疗时播放适宜患者的乐曲,通过音乐的旋律、节奏、和声、音色等因素调节患者中枢神经系统功能,使之逐步协调平衡,以摆脱焦虑、紧张、恐惧状态,达到治疗作用。

2. 参与式音乐治疗 又称主动性音乐治疗,在治疗过程中让患者直接参与演唱、演奏或跑步跳舞,借此改善患者注意力、引起兴趣、调节心境,并逐步建立适应外界环境的能力,最大限度地调动身心各部分功能的发挥,最终达到康复目的。该法大多采用节奏平衡、音调恒定的乐曲或歌曲。

3. 音乐电治疗 运用物理、中医理论与音乐治疗相结合研究的一种治疗方法,把音乐信号转换成与音乐同步的低、中频电流,通过不同的声波输入、输出,使物理能量对机体产生振动,而产生局部震颤、肌肉收缩、紧迫的感觉,从而改善局部血液循环,起到镇静、镇痛、消炎、舒缓血压等作用。

4. 音乐心理疗法 利用音乐对情绪的巨大影响力来改变人的情绪,最终改变人的认知的一种方法。操作中大量使用抑郁、悲伤、痛苦、愤怒和充满矛盾情感的音乐来激发被治疗者的各种情绪体验,帮其尽可能地把消极情绪发泄出来。当消极情绪发泄到一定程度时,人内心深处积极的力量就会开始增强。这时再逐渐地使用积极的音乐,以支持和强化被治疗者内心积极的情绪力量,最终帮助被治疗者摆脱痛苦和困境。

5. 中医"五音疗疾"法 《黄帝内经》云:"五音疗疾"。《乐记》亦云:"音乐者,流通血脉,动荡精神,以和正心也。"古人认为,百病生于气,止于音。音乐具有归经、升降浮沉、寒热温凉等作用,可以舒体悦心,流通气血,宣导经络,对人体有很强的调节能力。五声音阶中的宫、商、角、徵、羽五音,分别对五脏有不同的调节作用。宫音为土,悠扬谐和,能条达脾郁之气,助脾健运,旺盛食欲;商音为金,铿锵肃劲,能条达肺郁之气,善制躁怒,使人安宁;角音为木,调畅平和,能条达肝郁之气,善消忧郁,助人入眠;徵音为火,抑扬咏越,能条达心郁之气,通调血脉,抖擞精神;羽音为水,柔和透彻,能条达肾郁之气,发人遐思,益智健脑。

### (二)注意事项

1. 在环境上,要求宽敞明亮,整洁安静,光线柔和,一般选择耳机播放,以免患者之间相互干扰。

2. 在音乐选择上,对患者的风俗、教育背景、性格特征、音乐爱好等进行评估,根据患者实际情况予以选择。

3. 在音乐节奏上,每分60~80拍的乐曲具有放松作用,诱导患者心率逐渐平稳,抑制因应激造成的心率和血压的升高。

4. 在时间选择上,建议每次不超过1h,多项研究选择为30min。

5. 在方式选择上,有选择单纯音乐治疗,也可结合其他方法如放松想象训练、运动疗法、软刷疗法和针刺疗法等。治疗结束后应及时评价治疗效果,调整方案确保获得最佳效果。

## 四、适应范围

音乐疗法可以适用于健康和亚健康人群的心理调适,促进健康。亦可用于:神经症(焦虑症和强迫症等)、心身疾病(消化性溃疡、溃疡性结肠炎、高血压病、冠心病以及妇女更年期综合征和人工流产综合征等)、老年人心理障碍、疼痛(镇痛、麻醉等)、精神疾病(精神分裂症和双相情感障碍等)、临终关怀、音乐胎教和儿童智力障碍、戒毒等其他领域。

一般音乐曲目选择:

1. 让人舒心的曲目 《花好月圆》《春风得意》《江南好》《天鹅湖组曲》等。
2. 使人镇静的曲目 《春江花月夜》《塞上曲》《平沙落雁》《小桃红》等。
3. 解除急躁的曲目 《梁祝》《二泉映月》《流水》等。
4. 增强信心的曲目 《第五钢琴协奏曲》等。
5. 解除悲伤的曲目 《嘎达梅林》《春节序曲》等。
6. 振作精神的曲目 《狂欢》《步步高》等。

"五音疗疾"音乐曲目选择:

1. 宫调式 乐曲的风格主要是悠扬沉静、温厚庄重,给人以浓重厚实的感觉。宫音匹配土型人,即阴阳和平之人。其为人态度和顺可亲,忠厚朴实,端庄持重,观察事物逻辑分明,易听取别人的意见,乐于助人,但性情略为保守。其性情温厚,阴阳调和,一般不容易感染疾病,音乐养生中可以多听典雅温厚的宫调乐,使身心更为健康。

代表曲目有:《梅花三弄》《高山》《流水》《阳春》等。

2. 商调式 商调式的风格铿锵有力,高亢悲壮,肃劲嘹亮。听商调音乐,可以加强呼吸系统的功能,改善卫气不足的状况。商调匹配金型人,又称少阳之人。金型人意志坚定,性格开朗,独立意识强,判断是非能力及组织能力、自制能力颇强,有自以为是的倾向。金型人阳气较盛,音乐养生应该以调和阴阳为主,发散阳气,适合听柔和的羽、角调式的音乐。

代表曲目有:《慨古吟》《长清》《鹤鸣九皋》《白雪》等。

3. 角调式 角调式乐曲悠扬,生机勃勃,象征春天万木皆绿。角音入肝,对诸如胁肋疼痛、胸闷、脘腹不适等肝郁不舒的诸种症状作用尤佳。角调匹配木型人,为少阴之人。性格多愁善感,对人生比较悲观,认识事物的能力强,钻研学问,具有才华。木型人大多优柔寡断,沉默寡言,有时让人难以亲近。由于木型人阴气偏重,阳气不足,建议配合用角调乐或宫调乐来调节阴阳。

代表曲目:《列子御风》《庄周梦蝶》等。

4. 徵调式 徵调的风格欢快,轻松活泼,像火一样升腾,具有炎上的特性。徵调入心,对心血管的功能具有促进作用,对血脉淤阻的各种心血管疾病疗效显著。徵调匹配火型人,火型人属太阳之人,性格开朗、乐观,反应敏捷,积极主动,志向远大,即使失败也不易后退。但容易急躁冲动,自制力不强,甚至控制不了自己。火型人阳气过多,阴气不足,应辅助听羽调式音乐,调和阴阳,避免阳气过剩而导致的一系列疾病和情绪上的失控。

代表曲目:《山居吟》《文王操》《樵歌》《渔歌》等。

5. 羽调式 羽调式清幽柔和,哀婉,有如水之微澜。羽声入肾,故可以增强肾的功能,滋补肾精,有益于阴虚火旺,肾精亏损,心火亢盛而出现的各种症状,如耳鸣、失眠、多梦等。肾精有补髓生脑之功,故羽调式的水乐有益智健脑的作用。羽调匹配水型人,为太阴之人。性格内向,喜怒不露于表,不喜欢引人注目,心思缜密,谨慎精明,认识事物细致深刻。学问颇好,但含而不露。水型人阴气太重,医家主张,应该用水乐泄其阴气,再以火乐振奋其阳气,从而获得阴阳平衡。

代表曲目:《乌夜啼》《雉朝飞》等。

## 五、注意事项

(一)忧郁、悲观、消极的病人不宜听悲痛或是含有忧郁成分的乐曲。

(二)产妇不宜听节奏强烈、音色单调的音乐,特别是迪斯科音乐。

(三)原发性高血压的病人,不宜听过于激动热情的音乐。

(李博霞　单述刚　王勋峰)

# 第十五节　护　　理

## 一、概述

疗养康复护理学是护理学、疗养医学和康复医学相结合所产生的一门综合性应用学科,具有多学科、多专业、综合性、社会性和实用性的特征。疗养康复护理是按照疗养康复理论和技术要求,研究护理工作的规律、特点、技术和方法,以利维护健康、促进康复的专门学科。疗养学中各种疗养因子及其应用技术,康复医学中康复和功能训练的理论和技术,是实施疗养康复护理的理论依据。疗养康复护理特点包括服务对象的特殊性、护理内容的整体性、护理方法的多样性、护理工作的技艺性。

## 二、疗养康复护理内容

### (一)基础护理

从事疗养康复护理工作的护士必须掌握的最基本的知识、技能和相关护理工作制度,这是提高疗养康复护理质量和开展学术研究的基础。内容包括生命体征的观察和测量、给药护理、注射等基础护理技术。

**（二）生活护理**

生活护理是疗养康复护理工作中非常重要的组成部分，也是衡量护理工作质量及提高疗养工作满意度的一个重要指标。基本原则是尽可能满足疗养员的生活需求。主要内容包括帮助并指导制定疗养活动计划、纠正不良生活方式、督促执行合理的作息制度、观察日常生活，如饮食、睡眠、排泄、日常活动等。

**（三）营养护理**

主要内容包括营养评估、饮食指导、食谱制定、养生药膳、不能正常饮食患者的特殊营养支持以及进餐督查等。护士在工作中应和营养师、医师加强合作与沟通，全面掌握疗养员进餐情况，及时调整和满足对口味、品种、餐次及量的要求。

**（四）心理护理**

运用心理学的理论和方法，了解疗养员的心理特点和心理状态，制定相应的心理护理措施。运用疏导、解释、说理、安慰、谈心、暗示等方法，消除或减轻消极的心理因素，调动并维护最佳的心理状态。

**（五）物理疗法护理**

运用电、光、声、磁、水、蜡等物理因子预防和治疗疾病。对炎症、疼痛、瘫痪、痉挛和局部血液循环障碍有较好的效果。工作重点是了解各种疗法的原理，掌握各种仪器的性能、操作规程，熟悉各种疗法的适应证、禁忌证。

**（六）运动疗法护理**

以运动处方的方式，确定合适的运动量、运动方法。疗养员在医护人员的指导下进行锻炼。疗养康复护士要了解运动疗法的生理基础，运动疗法的方式、功能，掌握各种主动运动和被动运动的操作技术。

**（七）作业疗法护理**

从日常生活活动、手工操作或文化体育活动中，有目的地选择能改善、增强和恢复疗养员生活、学习和劳动能力的作业项目，指导其按要求进行训练，逐步达到功能康复。护理内容包括护理评估、能力评定，作业疗法方案确定与实施等。

**（八）慢性病干预护理**

专科护士在饮食、运动、用药、疾病监测以及自我防护知识等方面进行健康教育，提高疗养员慢性病自我管理能力。帮助建立健康生活方式，延缓疾病的发生和发展，提高生活质量。

**（九）文娱疗法护理**

根据疗养康复计划，组织具有适应证的疗养员参加观看电影、听讲座、欣赏音乐、参加联谊会、外出参观、游览观光等活动，促进身心健康。

**（十）中医传统养生疗法护理**

中医传统养生疗法是指采用中医治疗或传统的中医疗法，如推拿、按摩、拔罐、针灸、药膳等。中医传统疗法护理的理论和技术，是疗养康复护理学中的一个特色专业。

**（十一）急重症护理**

对急重症实施迅速、准确、有效的护理措施，使疗养员生命转危为安，防止和减少并发症，降低病死率。主要包括：常见疾病的应急预案制定、护理核心落实、急危重抢救工作流程、急救药品器械的管理等。与综合医院建立急救联动机制，畅通快速转诊绿色急救通道。

（十二）护理管理

护理管理是医学管理学中的重要分支，包括护理管理的基本原理、方法、标准及评定等。广义的护理管理还包括护理科研管理、人才管理、质量管理和信息管理等。

## 三、疗养康复常规护理

（一）入院前准备

1. 疗室准备　疗区环境整洁、美观、安静舒适。疗室内清洁、温湿度适宜，设施根据气候及季节特点安置。水、电、空调、电器等设备处于完好备用状态。

2. 生活物品准备　卫生间配备防滑设施、房内准备生活用品如洗漱用品、衣架、拖鞋等物，必要时配备水果、点心小吃等。

3. 疗养介绍资料准备　"疗养入院须知""疗养安全须知""疗养活动安排""院情介绍""疗区服务指南""健康教育手册"等相关资料准备，使疗养员尽快熟悉疗养院，融入疗养生活。

4. 医疗文书、医疗物品准备　团队疗养入院时间集中，人数多，应提前做好入院前的相关准备。常规药品、急救药品器械要检查处于完好备用状态。各类医疗文书提前作好准备。

5. 熟悉接待方案，提供个性化服务　对特殊人员，如宗教人士、身体情况以及其他特别需求的人员，做好必要的准备。

（二）入院工作

1. 接诊　责任护士提前至疗区门口迎接，帮助提携行李，带至疗室。做到主动热情，忙而有序。在迎接团队疗养入院时，要提前作好接待安排，人员配备要充足，力求在短时间内完成接诊工作。内容包括：入院登记；电子病历系统信息录入；通知医生，采集病史；疗室内外环境介绍；餐饮科妥善安排饮食；对疗养员的特殊需求，及时予以满足。

2. 入院体检　按要求完成生命体征监测。根据医嘱及时安排和预约健康体检。根据体检日期、体检项目要求，做好各项检前准备。

（三）护理查房

1. 按照疗养康复护理等级要求，进行护理查房。

2. 查房前护士应做好相关准备，熟知疗养员的相关信息（姓名、年龄、诊断、治疗、病情、心理、护理、饮食、特殊检查结果）。备好查房用品（血压计、听诊器等）。

3. 通过既往病史、问卷调查，结合健康体检结果收集资料，评估疗养员现有的健康问题，确立护理诊断。制定疗养护理计划，有计划的实施各项护理措施。

4. 查房过程中严密观察病情，及时反馈康复保健治疗效果及反应。耐心倾听主诉，发现问题及时处理。

5. 针对慢性病进行疾病自我保健知识宣教，提高疾病自我管理能力。了解其性格特点和兴趣爱好，掌握心理活动规律。对出现的各种心理问题，采用疏导、解释、暗示等方法，使其保持积极乐观的情绪，达到最佳身心状态。

6. 与疗养员保持积极有效的沟通，及时满足其疗养生活所需。

7. 注意室内卫生，保持环境安静舒适整洁，物品放置规范化。

（四）健康教育

1. 开展健康教育要做到群体性和个体性相结合。通过护理查房、健康保健沙龙、讲座、保健知识宣传册、网络等形式宣传预防保健养生知识。

2. 针对慢性病疗养员给予致病因素、预防、治疗及康复保健等相关知识宣教。促其改变不良的生活方式,掌握慢性病自我管理技能。

3. 告知各种疗养因子的作用,体育疗法、气功、太极拳等的适应证和禁忌证。鼓励参与疗养院开展的各类体育活动,指导合理安排活动与休息。

4. 告知各项健康检查相关知识,如血、尿、粪三大常规、血液生物化学检查、影像学检查、内镜检查以及特殊检查的方法、意义、注意事项等。

5. 指导伤病残疗养员进行康复锻炼,正确使用康复器材。

6. 指导正确用药,告知药品的适应证、禁忌证、服法、剂量、副作用等。

7. 加强心理健康教育和心理干预,维护身心健康。

8. 加强年老体弱疗养员防跌倒安全宣教,提高安全意识。

（五）预约治疗及检查

1. 根据医嘱,护士与相关科室(康复科、医技科)联系,确定治疗(检查)时间。遇有变更应及时通知疗养员和相关医生,并重新预约时间。

2. 特殊治疗(检查)应提前通知疗养员,告知目的及注意事项,做好治疗前(检查前)准备。必要时通知餐厅,根据需要调整饮食结构(流质、无渣饮食等)及餐次(停餐、加餐或延时、提前用餐)。

3. 年老体弱或第一次外出治疗(检查)时,由护士协助,陪同前往。

（六）出院工作

1. 出院前对疗养过程中实施的各项医疗护理措施进行效果评价和疗养满意度调查。认真听取疗养员对疗养生活的感受和建议,改进工作。

2. 根据疗养员的健康状况,结合饮食、运动、生活等方面予以口头或书面的出院健康教育。

3. 按规定做好出院登记、资料汇总,整理归档。

4. 疗室内终末处理,彻底清洁,物品消毒灭菌,避免院内感染。

# 四、疗养康复专科护理

## （一）保健疗养康复护理

1. 疗养生活护理　饮食、运动、治疗、休息和睡眠等,按照疗养生活制度有规律地进行。引导疗养员以各种方式接触自然疗养因子,提高疗养环境的适应调整能力。和疗养员一起制定疗养生活计划,加强疗养安全管理、疾病健康教育,指导克服不良的生活习惯,以获得最佳的疗养效果。

2. 心理护理　态度热情、真诚。耐心倾听疗养员的感受,了解其心理需求并予以帮助,消除不良心理影响。帮助疗养员充分利用疗养院提供的各种疗养条件调节情绪、陶冶情操,宣传心理卫生知识,增进自我心理保健能力。以最佳的心理状态提高疗养效果。

3. 疗养体育护理　体育锻炼应根据身体功能状况,因人而异制定运动处方。运动前进行相关知识宣教,介绍运动项目及锻炼要领。并进行一些必要的热身运动。选择合适的运动项目,采取合适的运动量,循序渐进。在医护人员的监护和指导下运动,根据疗养员身体情况及时调整运动量。运动场地选择在环境安静、地面平坦、行人少无车辆的地方,确保安全。

4. 疗养膳食护理　根据疗养员身体状况及患不同疾病种类,有针对性地进行饮食指导。了解疗养员的饮食习惯和喜好、咀嚼能力和消化功能,选择合适的食物;给予饮食科普知识宣教,如选择食物质和量的标准,饮食原则,治疗饮食的意义等;确保进餐环境清洁卫生,温度适宜,注意进食安全。

5. 文化娱乐护理 合理安排疗养活动。根据疗养员的喜好、特点安排电影、健康讲座、组织去名胜古迹、风景点游览观光,开展棋牌、书法、画画、唱歌等活动。在制定疗养活动安排时,做到动静结合,室内外活动结合。一周安排 1~2 次外出活动,2~3 次院内活动为宜。组织活动时注意劳逸结合,确保安全。

6. 病情观察和护理 护理人员加强工作责任心,定时巡视疗室,对患有慢性病的疗养员,应注意观察病情变化。定期开展包括饮食、运动、用药、疾病防护等相关知识的健康教育。

### (二)疾病疗养康复护理

1. 非手术治疗疗养康复护理

(1)疗养适应证:各种慢性疾病稳定期、恶性肿瘤经放化疗后,一般情况良好,生活基本自理。

(2)护理措施:

1)入院评估:测量生命体征和体重。观察生命体征变化及精神状态。耐心听取疗养员的主诉,结合病史,确定护理观察要点。

2)饮食指导:根据疗养员的病情、年龄、身体状态以及喜好,选择合适的食物种类及烹饪方法,避免辛辣油腻等刺激性食物。注意体重变化,及时调整膳食结构。保持用餐环境清洁、安静舒适,增进食欲。

3)睡眠指导:保持环境安静舒适,避免不良刺激,指导疗养员保持情绪稳定,避免紧张、焦虑等不良的心理反应。及时处理身体的不适,睡前不看惊险刺激的电视,指导学习放松方法。必要时可配合镇静药物,提高睡眠质量。

4)疗养活动:根据病情及年龄合理安排和组织疗养康复活动。可选择观看电影、健康讲座、疾病保健沙龙、组织外出参观游览等。起到分散疾病注意力,增强体质,丰富疗养生活,增进疗友之间的交流及促进康复的目的。

5)心理护理:心理治疗和心理护理是重要的疗养康复手段。精湛的技术和良好的服务,使疗养员获得安全感和信赖感。耐心诚恳的解答疗养员提出的问题,减少思想顾虑,树立对疾病的正确认识和态度。以最佳的心理状态对抗疾病。

6)疗养康复措施:利用疗养院得天独厚的自然环境,充分利用自然疗养因子治疗疾病;运用中医传统医学如针灸、推拿、拔罐等,体育疗法如医疗散步、医疗体操、太极拳等,音乐疗法等疗法综合调理身体。针对糖尿病、高血压、冠心病等慢性病实施生活方式干预,促使其建立健康的生活方式。

7)落实护理措施:根据医嘱、入院护理评估,确定护理问题,实施护理措施,如安全护理、管道管理、皮肤护理等。

(3)健康教育:①合理运动,制定个性化的运动处方。掌握科学运动方法,坚持体育锻炼,量力而行,注意劳逸结合。②改变不良的饮食习惯,注意膳食营养素的平衡,减少盐的摄入,控烟、限酒。告知营养支持对疾病恢复的重要性。③遵医嘱按时服药。告知用药的作用及用法,了解药物不良反应。及时反馈用药效果,调整用药。④定期复查,观察重要脏器功能变化。如有病情变化及时去医院诊治。

**2. 手术治疗后疗养康复护理**

（1）疗养适应证　病人综合性医院手术后病情稳定、无严重并发症，生活基本能自理。

（2）护理措施

1）入院评估：入院时常规测量生命体征和体重，认真进行护理评估。查看手术切口愈合情况及皮肤完整情况，有无静脉置管及引流管。严密观察体温、脉搏、呼吸、血压。了解饮食、睡眠、精神状态等。根据入院护理评估，制定完整的疗养康复护理计划。

2）饮食和活动：疗养员术后摄入和吸收功能下降，应重视各种营养素的补充。针对疗养员的病情、年龄，结合个人饮食喜好，制定个性化饮食方案。少量多次，以清淡、易消化富含维生素及蛋白质的饮食为主。合理安排疗养康复活动，根据病情及术后恢复情况，选择合适的活动方式。

3）睡眠指导：保持环境安静舒适，避免不良刺激，指导疗养员保持情绪稳定，避免紧张、焦虑等不良的心理反应。及时处理身体的不适，予以安慰、解释等心理支持，指导学习放松方法。必要时可配合镇静止痛等药物治疗，提高睡眠质量。

4）疗养活动：根据病情及年龄合理安排疗养康复活动。疗养员术后体质虚弱，应增加卧床休息时间，减少会客或去人多聚集处活动。病情稳定后再组织参加电影观赏、健康讲座、外出参观游览等活动。

5）心理护理：加强心理护理，护理人员通过热情的态度、积极的语言、耐心细致的解答以及专业的护理治疗给予疗养员安全感和信赖感。通过成功案例介绍，疾病沙龙、同伴抗病经验交流等活动，使其正确认识自身疾病，消除不良情绪，树立战胜疾病的信心。

6）疗养康复措施：利用疗养自然因子不同功能，选择合适的自然因子疗法。鼓励采取适当的体育疗法，如医疗散步、学习呼吸操等促进术后体力恢复。运用中医传统医学如针灸、推拿、拔罐等，音乐疗法有利于缓解不良情绪，对消除疼痛有较好的作用。

（3）健康教育　①加强锻炼，促进功能恢复：掌握科学运动方法，循序渐进、量力而行，促进机体功能恢复。运动方式可选择医疗散步、保健操、太极拳等形式。②合理饮食，纠正不良习惯：以高蛋白、高维生素、低脂肪易消化富营养食物为主。多食新鲜蔬果，不吃辛辣油腻、烟熏及霉变食物，禁烟、酒及浓茶。注意膳食营养素的平衡，少量多次。明确营养支持对疾病恢复的重要性。③提高心理素质，树立抗病信心：良好的情绪有利于疾病的治疗及康复。护士通过关心、帮助、解释等手段，鼓励疗养员保持积极乐观的心态，树立战胜疾病的信心。④规范用药：遵医嘱准确用药，掌握药物的作用及副作用，教会疗养员对可能出现副作用的预防和处理方法。需要更换药物或出现较严重的药物毒副作用时，要及时在医师的指导下进行调整和治疗。⑤定期复查：根据检查结果，进行有针对性的治疗和护理。

（吴月美　孙秀娟　王　琦）

# 参 考 文 献

[1] 童世庐. 气候变化与人群健康. 中华预防医学杂志, 2018, 52（4）: 344-347.

[2] 李秀增, 吴洪光, 余涛, 等. 气候疗法在鼓浪屿海滨疗养院的应用. 人民军医, 2015, 58（4）: 469-470.

[3] 史润泽, 胡云龙, 徐莉. 自然疗养因子日光浴疗法研究与应用进展. 中国疗养医学, 2013, 22（9）: 769-770.

[4] 孙从艳. 疗养地理学. 北京: 人民卫生出版社, 2014.

［5］周爽，裴金雪 . 海水浴疗法对疗养员原发性高血压病患者血压及心功能的影响 . 中国疗养医学，2018，27（7）：714-716.

［6］张爱珍 . 青岛海滨疗养因子对火箭军部队涉核官兵的疗养康复作用 . 实用医药杂志，2017，34（3）：250-251.

［7］肖振，张恩达，林敏 . 中国医疗矿泉定义与分类修订方案专家共识（2017 年）. 中国疗养医学，2017，26（6）：668-672.

［8］林成杰 . 物理治疗技术 .2 版 . 北京：人民卫生出版社，2014.

［9］叶实现，林敏，陈飞跃 . 矿泉与康复医学 . 福建：福建科学技术出版社，2015.

［10］廖东初，孟凡伟，左惠荣，等 . 沙疗联合推拿治疗腰部软组织损伤的疗效观察 . 中华保健医学杂志，2017，19（4）：346-347.

［11］Tal S, hadanny A, Sasson E, et al.Hyperbaric Oxygen Therapy Can Induce Angiogenesis and Regeneration of Nerve Fibers in Traumatic Brain Injury Patients.Frontiers in human Neuroscience，2017，10（11）：508.

［12］黄晓琳，燕铁斌 . 康复医学 .6 版 . 北京：人民卫生出版社，2018.

［13］张夏天，胡烨胤，张晓雨，等 . 推拿系统评价的再评价 . 中国循证医学杂志，2019，19（3）：1-7.

［14］王富春，马铁明 . 刺法灸法学 . 北京：中国中医药出版社，2016.

［15］吕中茜，郭义，陈泽林，等 . 针灸临床实践指南制订中证据体的评估方法探索——分层证据评分法 . 中国针灸，2018，38（10）：1115-1118.

［16］宋丽萍，马静，王亚军，等 . 标准化疗养护理服务管理模式对持续提升护理质量的实践与效果分析 . 护理管理杂志，2017，17（6）：418-420.

［17］中华医学会肠外肠内营养学分会 . 成人口服营养补充专家共识 . 中华胃肠外科杂志，2017，20（4）：361-365.

［18］谢海雁，周丽娜，何帆，等 . 娱乐疗法与评估在老年人群中的应用概述 . 中国临床保健杂志，2018，37（4）：573-576.

［19］张玉春 . 即兴演奏式音乐治疗的基础研究 . 艺术科技，2017，30（2）：40.

［20］熊燕，牟方政 . "治未病"思想源流及应用现状 . 中医学报，2017，32（10）：1931-1933.

# 常用疗养路径

## 第一节　健康教育路径

疾病前的预防是疗养院的重要职能任务之一。疗养康复机构开展健康教育活动具有独到的优势，应成为健康教育组织实施的主阵地。

### 一、概述

健康教育指的是帮助对象人群或个体改善健康相关行为的系统性的社会活动。疗养康复的健康教育在对疗养员需求调查的基础之上采用健康信息传播干预措施，促使疗养员自觉采纳有利于健康的行为和生活方式，从而避免或减少暴露于危险因素，帮助实现疾病预防控制、治疗康复、提高健康水平的目的。健康教育旨在帮助并鼓励疗养员提升健康信念，让疗养员知道在何时、何处能获得助力。其次，接受教育的疗养员将获取到必要的医学知识，提高个人健康素养能力，从而选择有益于自身健康的行为和生活方式。

### 二、健康教育计划和干预实施

健康教育计划的设计是疗养院开展健康教育活动成功与否的关键环节。任何一项健康教育与健康促进活动都必须具有科学的计划设计、计划实施和评价三个重要部分。三者相互制约、密不可分。在健康教育的全过程中，实施计划的干预活动是健康教育的主体工作，也是重点和关键。

#### （一）制定健康教育计划

健康教育计划是实现疗养康复过程中的健康教育目标的行动纲领，制定健康教育计划也是实现疗养康复的全面质量控制管理（PDCA）的关键环节和效果评价的重要依据。制定计划应掌握 5 项原则：目标指向原则、参与性原则、整体发展原则、可行性原则、灵活性原则。健康教育计划的制定过程和形式，依疗养康复机构各自制定的教育内容不同而有所差异，其基本的 6 个步骤包括：确立优先项目，确定优先干预的行为，确定优先干预的倾向因素、促成因素、强化因素，确定计划目标，确定干预策略和框架，最后形成评价。

1. 确定项目及制定目标　根据疗养康复对象的需求和主客观条件，选择优先项目，制定明确的目标和具体的量化指标，从一系列可行的策略和措施中做出最优选择，提高资源利用率，制定出切实可行的方案，指导和协调工作团队共同行动。计划设计应根据疗养康复机构的实际情况，通过科学预测和决策，提出在一段时期内所要达到的目标及实现这一目标的方法、途径等所有活动的过程。

2. 评估行为危险因素　行为危险因素的评估指的是在疗养康复过程中针对疗养员的亚健康或慢性病，通过调查、测量来收集各种有关信息资料，并对这些资料进行分析、归纳、推理、判断，确定或推测与此健康问题有关的行为和行为影响因素，以及健康教育资源可得情况的过程。基于格林模式（PRECEDE-PROCEED）的基本思路，行为危险因素评估步骤包括：①评价生活质量、社会政策及组织动员工作；②确定健康教育干预计划目标；③评估行为因素与环境因素；④调查分析导致目标疾病的行为发生发展的因素；⑤专家政策咨询及评估。在实际工作中，医护人员应匹配疗养院自有的优势和特色，综合开展风险评估。

### （二）健康教育干预实施

1. 健康教育干预的概念　疗养康复的健康教育干预指的是针对特定健康问题和目标人群，有目的、有计划、有组织地使用各种传播、教育和其他措施，影响和改善人们的健康相关行为的活动和过程。疗养康复中的健康教育干预主要针对疗养康复对象，采用团辅、讲座、微课等各种方式改变对象人群或个体原有不健康的生活方式，建立和加强有利于健康的部分，使之向有益于健康的方向转变。

2. 健康教育干预的基本步骤　健康教育项目实施将遵循 SCOPE 模式，归纳和总结为下列 5 个主要环节：制定实施时间表（schedule，S），控制实施质量（control of quality，C），建立实施的组织机构（organization，O），配备和培训实施工作人员（person，P），配备和购置所需设备物件（equipment，E）。应以疗养康复对象的需求调查为基础，获得可改变的生活方式及关键行为和影响关键行为的相关因素，明确服务对象的特点和资源。尤其应注意疗养康复健康教育诊断和计划的形成应与实施过程相匹配。

3. 健康教育的内容及形式　疗养康复过程的健康教育具体可分为门诊教育、疗区教育、出院教育、出院后（随访）教育。组织形式有"阶梯式健康教育""健教式查房""健康教育俱乐部""健康教育大讲堂"等。

按实施阶段分：

（1）门诊健康教育：指对疗养员在门诊治疗过程中进行的健康教育。门诊健康教育包括候诊健康教育、随诊健康教育、健康咨询等。①候诊健康教育：是在疗养员候诊期间所进行的教育。主要采用形式有在候诊厅放置健康知识资料、设置健康教育宣传栏、教育电子屏等。健康教育宣传栏内容要根据疗养员文化层次的特点精心设计，力求做到内容新颖、标题醒目、形式美观，注重科学性、针对性、通俗性和艺术性。②随诊健康教育：指医生在给疗养员诊疗过程中，根据亚健康及慢病风险的有关问题进行简短的讲解和指导。采用形式包括口头教育及发放健康教育处方。健康教育处方既对口头教育进行了补充完善，又便于疗养员保存阅读，是指导疗养员进行自我管理和家庭保健的一种有效的辅助治疗手段。③健康咨询：由医务人员对咨询者提出的有关亚健康及慢性病康复的健康问题进行疑难解答和医学指导。康复疗养机构要设立健康咨询室及心理咨询室，以满足疗养员的不同需要。

（2）疗区健康教育：疗区健康教育是指医护人员对疗区疗养员或疗养员家属进行的健康教育。住院健康教育可分为入院健康教育、疗区房间健康教育、出院健康教育和随访健康教育。

1）入院健康教育：指在疗养员入院时对疗养员或疗养员家属进行的健康教育。主要内容是疗养机构的有关规章制度、生活环境、注意事项等，通常由护士承担。采用口头教育或宣传资料等形式，旨在使疗养员和陪护人员尽快熟悉环境，稳定情绪，遵守疗养制度。

2）疗区房间健康教育：指在病人康复疗养期间进行的经常性的健康教育工作，是健康教育的重点。医护人员针对病情和需求，对病人及家属或陪护人员进行较系统、深入地教育和指导，以建立良好的医患关系，增强康复的治疗信心，使其积极配合治疗，促进早日康复。在方法上还有健康科普读物进房间，健康教育宣传（宣传橱窗、宣传牌），有条件的疗养院可采用闭路电视、电子屏幕、播放电视录像片等现代化电教手段配合实施疗区房间健康教育工作。

3）出院健康教育：指疗养员病情稳定或康复出院时所进行的健康教育。医护人员应以口头谈话和健康教育处方形式，向疗养员及其家属介绍治疗结果、病情现状，提出如何巩固疗效及防止复发的注意事项，帮助疗养员制定饮食、起居、活动方式、功能锻炼、用药方法等康复管理计划。

4）出院后（随访）健康教育：出院后健康教育是出院健康教育的延伸。对象主要是有复发倾向，需要接受长期健康指导的慢性疗养员。出院后健康教育是一个连续追踪过程，主管医生、健康管理师通过电话或应用互联网＋健康管理平台、定期或不定期家访、回院咨询等方式，针对康复现况和疗养员需求，评估康复管理后续方案，给疗养员以长期、动态的健康咨询和指导。疗养院还可以与社区卫生服务机构密切联系，帮助提高康复医疗和健康教育技能与水平，建立双向转诊专治制度，定期组织医护人员面向社区居民及重点人群开展健康教育活动。

按组织形式分：

1）阶梯式健康教育：所谓阶梯式，即 step by step（从一个台阶迈上更高台阶）。根据疗养康复对象健康知识掌握程度，进行初、中、高分级健康教育，提高健康教育的针对性和系统性，促进良好生活方式的养成。

2）健教式查房：即健康教育查房。疗养康复对象入院全面体检后，医生护士在进行查房过程中，对体检异常结果和所患疾病，从致病因素、病理生理、疾病治疗和愈后以及日常保健等方面全面细致地予以讲解，提高健康教育的针对性和有效性。

4. 健康教育干预的质量控制　健康教育干预活动实施与质量控制的主要步骤包括：①健康教育计划回顾与干预时间表的制定；②目标人群的细分；③健康教育干预的宣传动员和组织管理；④健康教育干预的项目骨干培训；⑤健康传播材料的发放与使用；⑥健康教育干预的质量控制。目前，国内疗养康复机构的健康教育活动可采用全面质量控制管理（PDCA），通过计划（plan，P）、执行（do，D）、检查（check，C）、处理（act，A）四个阶段形成周而复始的良性运作。

## 三、健康教育评价

### （一）健康教育评价种类及内容

根据健康教育内容、指标和研究方法的不同，健康教育评价可分为5种类型。

1. 形成评价：就是实施健康教育计划之前回顾审视，目的是做好"前馈控制"，如开展疗养员的需求调查活动，项目启动讨论会等。

2. 过程评价：确保计划目标的真正实现。评价指标包括项目活动执行率、干预活动覆盖率、干预活动暴露率、有效指数、目标人群满意度以及资源使用进度指标。

3. 效应评价：是评估健康教育项目对目标人群健康相关行为及其影响因素的变化，又称为近中期效果评价，内容包含倾向因素、促成因素、强化因素、健康相关行为，如限盐量、蔬果摄入量、运动达标率等。

4. 结局评价：对健康教育项目实施后导致的目标人群健康状况乃至生活质量的变化，又称为远期效果评价，内容包括健康状况、生活质量等。

5. 总结评价：指形成评价、过程评价、效应评价和结局评价的综合以及对各方面资料做出总结性的概括。

（二）影响评价结果的因素

常见的影响评价结果的因素有五个方面：时间因素；测试或观察因素；回归因素；选择因素；失访。在项目实施过程中，要特别注意防治混杂因素对项目产生的影响，如与疗养康复相关的公共政策出台、教育对象的失访等。

（三）成本 - 效益分析

疗养康复事业的蓬勃发展与人们日益增加的健康需求相比，资源仍存在相对不足和有限。成本 - 效益分析（CBA）在上述基础上既可用于项目计划阶段，也可用于项目评价阶段对其实际效果加以评估。进行成本 - 效益分析的目的是确定疗养康复的健康教育项目的可行性，优选符合经济原则的项目方案，并可以评价项目的实际效果。

（郭君萍　许维娜　刘金凤　王　宁　刘茵茵）

# 第二节　健康管理路径

## 一、概述

健康管理（health management, HM）是以现代健康概念（生理、心理、社会适应与道德健康）和新的医学模式（生理 - 心理 - 社会）以及中医"治未病"为指导，通过采用现代医学和现代管理学的理论、技术、方法和手段，对个体或群体整体健康状况及其影响健康的危险因素进行全面检测、评估、有效干预与连续跟踪服务的医学行为和过程。

健康管理的目的在于识别和控制健康危险因素，降低疾病风险，促进个体和群体健康。健康体检是开展健康管理服务的基础与前提；健康评估是开展健康管理的关键环节与重要方法；健康干预是开展健康管理的基本措施与手段；促进与改善群体或个体健康是开展健康管理的出发点与落脚点。

## 二、健康体检与评估

健康体检（health examination）是指对无症状个体和群体的健康状况进行医学检查与评价的医学服务行为及过程，其重点是对慢性非传染性疾病（慢病）及其风险因素进行筛查与风险甄别评估，并提供健康指导建议及健康干预方案。健康体检是实施疾病早期预防和开展健康管理、实现疾病康复目的的基本途径及有效手段之一。

（一）体检项目

制定健康体检方案应参照《健康体检基本项目专家共识》，坚持采用"1+X"健康体检框架体系。

"1"是指《健康体检基本项目专家共识》确定的基本体检项目，是对受检者整体健康状况和疾病风险做出科学评估的基础，主要内容包括健康体检自测问卷、体格检查、实验室检查、辅助检查、体检报告首页等五个部分。"X"是推荐（专项）体检项目，是实现受检者个体化、深度健康体检的前提，"X"和"1"二者缺一不可，主要包括慢病风险筛查及健康体适能检查项目。

（二）健康体检流程

体检流程是指体检各个环节的组合，根据环节和时序的不同，分为检前、检中和检后流程三个阶段,各阶段既相对独立,又互相关联,都是完成体检不可分割的重要组成部分(如图 1-1 )。

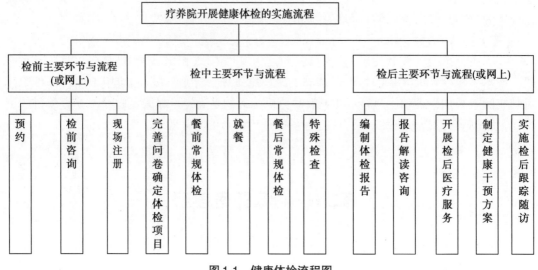

图 1-1　健康体检流程图

1. 检前流程

(1)检前预约:确定体检时间、告知体检注意事项和检前准备工作,可通过电话、网络、现场和其他方式进行,如手机应用软件(APP)。

(2)检前咨询:①受检者个人健康史、家族史、目前健康状况,以及对本次体检的主观要求;②初步确定个性化体检项目,告知检前注意事项。

(3)现场注册:个人基本信息登记、费用缴纳、打印导检单等。

2. 检中流程

(1)问卷调查:问卷是了解受检者健康状况和健康风险因素重要的环节,具体包括 6 个维度和 87 个具体条目。

(2)餐前检查:必须在空腹状态下开展的检查项目,包括身高、体重、血常规、血生化、腹部超声、$^{13}C$ 呼气检测、胃镜等。

(3)就餐:为防止空腹时间过长导致的过度饥饿,避免诱发潜在医疗风险。

(4)餐后检查:内科、外科、妇科、眼科、耳鼻咽喉科、口腔科等物理检查;尿、粪常规检验;常规心电图;X 线胸片或低剂量胸部 CT;甲状腺、颈部血管等脏器超声检查;骨密度、动脉硬化检测、肺功能等功能检查。

(5)特殊检查:如结直肠镜、乳腺 X 射线摄影、动态心电图、动态血压和中医体质辨识等。

3. 检后流程

(1)编制体检报告:①主检医生汇总和分析数据;②形成体检结论和建议;③打印完整的体检报告;

(2)报告解读咨询:①专人解读体检报告,当前健康状况、已患何种疾病,存在哪些危险因素等;②告知异常数据产生的原因、危害以及与生活方式的关系;

(3)开展检后医疗服务:①指导需要进行深度检查者专科就诊;②危急值情况,启动危急值处理流程；

（4）制定健康干预方案：①对健康危险因素，制定干预措施；②对已患疾病制定疾病管理方案；

（5）实施检后跟踪随访：①针对性开展生活方式干预的健康指导；②定期监测异常指标（如肿瘤标志物），关注其演变趋势；③评价和不断完善干预方案实施效果。

### （三）质量控制

健康体检应运用"结构 - 过程 - 结果"经典医疗质量管理理论，从结构、过程、结果质量三个维度，开展覆盖检前、检中、检后全过程的体检质量控制（如图 1-2），具体详见《健康体检质量控制指南》（2016 版）。

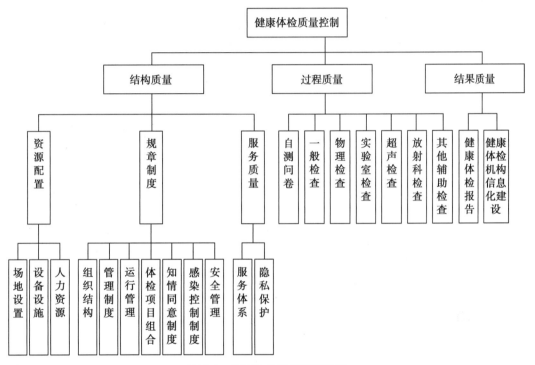

图 1-2　健康体检质量控制体系

### （四）团队体检与评估

目前由单位组织的团队健康体检在体检工作中占据重大比例，其人数多、人员结构多样、预算相对固定的特点，决定了其实施流程应注意：

1. 检前主要环节与流程

（1）检前预约：首先确定好健康管理（体检）中心和体检单位各自的负责人，建立起通畅的联系方式，就本次体检相关事宜签订协议书，内容包括体检时间、人数、项目、早餐要求、付款时间等。

（2）检前咨询：了解团队构成人员的年龄、性别、工作性质等，根据单位的体检预算，设计体检套餐，应注意体检项目设计的科学性，兼顾个性化，除固定项目外，每个人可预留部分额度满足个性化项目的选择。一些团队有特殊的体检要求，要配合选择恰当的体检项目。及时通过电话、微信、手机 APP 告知体检注意事项和检前准备等相关事宜。

（3）检前注册：合理安排每日的体检人数，并据此将团队各个体检日的每个人的基本信息登记、提前录入体检系统。

2. 检中主要环节与流程

（1）导引单打印：团队体检采用错时到达的方式，采取固定时间段固定人数打印导检单的做法可以有效避免排队拥挤的状况。

（2）问卷调查：团队体检的问卷调查可采用检前、检中、检后由负责人统一发放、统一收集的方法进行，要明确答题要求和收集截止时间以便于统计。可发放纸质问卷，更提倡以微信公众号或手机 APP 答题，便于信息收集的快捷高效。

（3）餐前常规检查：由于团队体检一次性接待的人数众多，相同的体检项目容易造成许多人集中在相同科室的情况，要事先计划体检引导方案，科学合理引导体检者分散到采血、B 超、钡餐、$^{13}C$ 呼气检测、胃镜等进行检查，避免混乱、长时间等候、拥挤争吵事件的发生。因团队中的高血压患者晨起不能服用降压药，糖尿病患者长时间空腹容易出现血糖过低，医务人员在体检过程中应注意观察，如果发现有低血糖、高血压头晕者，要及时对症处理。

（4）体检就餐：早餐按事先约定的标准供应。由单位统一集合到达的团队体检用时较多，体检者空腹时间较长，容易导致过度饥饿，导检护士应主动热情及时引导他们就餐，随时回答体检人员的问题并给予解决，避免诱发潜在医疗风险。

（5）餐后常规检查：包括内科、外科、妇科、眼科、耳鼻咽喉科、口腔科六大临床科室，以及影像学、心电图等检查，以及骨密度、动脉硬化检测、肺功能等特殊检查。对团队体检中的老年人及行动不便者要备有轮椅、拐杖，协助优先检查。候检区要备有长排沙发、免费无线网络、饮水机、卫生宣教手册、电视等，减少团队体检等候时因无所事事而烦躁不安。

3. 检后主要环节与流程

（1）编制体检报告：团队体检除了形成个人的体检结论和建议，并打印完整的体检报告外，还应做出整个团队的异常数据汇总，为团队管理者提供员工健康状况的整体信息，从而为团队相应的生活方式干预、工作节奏调整提供依据。

（2）报告解读咨询和检后医疗服务：团队体检的报告解读可以和检后医疗服务一同进行，采取医生团队上门到现场的方式效果较好。可根据团队疾病汇总的结果将排位靠前疾病的预防和基本治疗进行健康教育，提高团队健康干预的依从性。

（3）制定健康干预方案：针对团队受检者存在的共性健康危险因素，制定出相应的健康干预方案，由团队负责人组织重点针对不良生活方式制定相应的干预措施。

# 三、健康干预

## （一）健康干预模式

健康干预（health intervention，HI）是指对影响健康的不良行为、不良生活方式及习惯等危险因素以及导致的不良健康状态进行综合处置的措施和手段。

1. 健康干预的实施　健康管理团队针对服务对象的健康危险因素，结合其健康需求，与服务对象一起协商健康管理的目标，制定健康干预策略，协商个体化的健康干预计划，并持续地对干预计划执行情况，以及健康状况和风险因子变化等干预效果进行跟踪及评价，根据实际情况及时调整干预计划，以促进和保持长久的健康（图 1-3）。

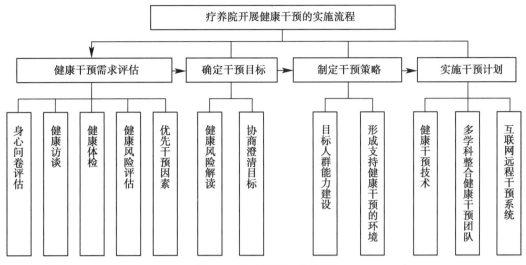

图 1-3 健康干预实施流程

（1）健康干预需求评估：根据健康问题的严重性、危害大小，以及目标人群的关注度、是否可以通过健康干预有效预防控制等方面进行权衡，最终确定一个或一组问题为重点干预的健康问题并分析健康问题的影响因素，确定优先干预的影响因素。健康问题的影响因素主要包括四个方面：遗传与生物因素、环境因素、卫生服务因素、行为生活方式因素，其中行为生活方式对健康的影响最为重要。

（2）确定干预目标：干预目标的确定遵循 5 个 "W" 原则，即 who——对谁？ what——实现什么变化（知识、行为、发病率等）？ when——在多长时间内实现这种变化？ where——在什么范围内实现这种变化？ how much——变化程度多大？

（3）制定干预策略：常用健康干预策略包括随诊指导、举办健康促进活动、建立相关的健康制度、改善社会环境等。

（4）制定健康干预执行计划及评价方案。

2. 健康干预的应用模式　根据干预对象、干预手段、干预因素的不同，健康干预可分为多种应用模式，具体包括：

（1）院内干预模式

1）制定健康干预计划：健康管理师根据体检报告、调查问卷、评估报告为健管对象制定健康干预计划；

2）面对面健康宣教：专科医生、中医师、营养师、运动康复理疗师、心理咨询师与健管对象面谈，告知其目前情况及未来危险，进行专科健康教育及指导；

3）健康生活方式体验：利用在院体检休养的短暂时间，体验营养、运动、心理、中医养生等全要素健康生活方式。

（2）院外干预模式：通过电话、短信、微信、APP 等与健管对象互动，推送营养、运动、心理、慢病防治等知识，提醒健管对象关注自己的生活方式，督促健管对象进行自我管理。

（3）基于个体的干预模式：指以个体作为干预对象。收集个体的社会人口学特征、个人疾病与家族史、行为生活方式、心理情况、体检结果等完整的健康相关信息，根据这些信息对个体进行健康评估,确定干预的目标,制定干预策略,制定干预计划的执行方案及评价方案。

(4)基于群体的干预模式:指以群体为干预对象的健康干预。收集目标人群存在的各类健康问题,统计分析其对企业、社会造成的影响,评估健康干预所带来的预期效益。根据目标人群的需求,确定健康干预的总目标,在总目标的框架下制定干预策略及干预执行计划,评价干预总体效果。

3. 健康干预人员职责和管理　健康干预(包括疗养过程中)的多学科整合团队应包括临床医生、护理人员、健康教练、营养师、康复治疗师、康复科医生、心理咨询师、疗养员本人。以疗养员为中心,通过全面评估及充分沟通,明确疗养员的需求及问题,以协商方式达成一致性的解决方案。多学科整合团队特点在于包括疗养员在内的团队成员共同决策。疗养从业人员根据包括心理、精神、社会以及躯体的专业评估,疗养员的需求,并与疗养员充分协商,确定疗养目标。团队成员以疗养员为中心开展团队协作,为疗养员提供全面照护支持,促进疗养员功能康复(见表1-7)。

表1-7　健康干预工作团队组成、分工及职业素养

| 多学科团队组成 | 职责分工 | 所需具备的职业素养 |
| --- | --- | --- |
| 临床医生 | 医疗相关评估及干预,协调团队成员开展多学科合作 | 各种急慢性疾病的诊治能力、健康管理知识、综合评估能力 |
| 护理人员 | 日常护理、执行临床医生医嘱、协助临床医生完成治疗计划 | 日常护理能力、一定沟通能力,康复专科护理人员需具备专科资质 |
| 药剂师 | 提供用药咨询与信息,指导合理用药,开展治疗药物的监测、药品疗效的评价等临床药学工作 | 各种药物的药理学、药动学、药效学知识 |
| 健康教练 | 疗养员自我管理支持 | 健康状况和健康促进知识、健康行为改变知识、健康行为改变访谈技巧、认知改变促进技巧、情绪管理促进技巧 |
| 营养师 | 营养评估及制定干预计划 | 营养状况评估能力、制定个性化的营养干预计划能力 |
| 康复医师 | 康复相关评估、制定康复计划、指导康复治疗师进行具体康复治疗 | 综合评估个体的各种功能的能力,包括躯体、认知,康复计划制定 |
| 康复治疗师 | 根据康复计划实施康复计划 | 根据不同疗养康复目标进行对应的康复治疗,包括物理、语言、工娱、职业等方面康复治疗 |
| 心理咨询师 | 情绪管理 | 通过心理咨询,解决疗养员各类心理问题能力 |
| 疗养员本人 | 参与决策及自我管理 | — |

## (二)健康干预技术

健康干预过程是服务对象共同参与协商健康管理目标、制定管理方案,持续服务推进的过程。健康管理在疗休养中的干预技术主要包括:中医干预法、营养干预法、运动干预法、心理干预法、健康相关行为干预法、自然因子干预法、康复训练、临床诊疗等

（详见各章节介绍）。其中行为干预是介入并人为中断某行为发生、发展的自然过程，力图消除或改变该行为的干预方式。改变不良的健康行为习惯可以大幅度的降低健康相关风险。

健康教练技术可帮助当事人获得健康知识、健康自我管理的技能和工具以及获得共同积极参与自我健康管理的信心，从而促进当事人达到自我健康管理的目标。健康教练技术所包含的理论基础包括工作同盟、以患者为中心的卫生保健模式、授权理论等。健康教练技术是以认知行为干预、动机访谈、焦点解决短程治疗、开放式提问探询 RICK 技术［意愿性（readiness，R）、重要性（importance，I）、自信心（confidengce，C）、知识（knowledge，K）］等策略为典型代表的一项综合干预技术。健康教练技术是基于循证的健康行为改变技术，主要应用于慢病患者、健康风险人群、健康促进人群，其目的在于提升慢病自我管理能力及提高健康生活质量。健康管理中的应用主要在：激发及强化当事人自我行为改变动机，帮助当事人增加行为持续改变的成功率，提供正确的健康信息和健康教育从而增加当事人改变的依从性。

作为健康教练技术的实施主体，健康教练包含五个重要的作用：

1. 提供健康自我管理支持：教练训练健康管理个体在七个领域提高自我管理技能，包括提供信息，教学针对特定疾病的管理能力，促进健康行为，传授解决问题的技能，协助处理慢性病对个体造成的情感影响，提供后续根基服务以及鼓励他们积极参与自我健康管理；

2. 作为临床医生与患者之间的桥梁：确保患者理解并同意诊治方案，鼓励使用患者可理解的语言进行访谈；

3. 帮助当事人适应健康医疗系统：将患者与资源充分整合起来，促进支持，给健管个体赋能，确保健管个体的需求被知悉；

4. 提供感情支持：表达兴趣，询问情感问题，表达热情，教授解决问题的技能；

5. 提供后续服务：提供熟悉的情感关系，后续跟进工作，建立信任，执行可行的干预计划。

**（三）健康干预效果评价**

1. 阶段评价　参加健康管理后，定期随访健管对象，从健管对象症状的改善、生活习惯的变化、体检指标、依从性的高低、知识的提升情况等作出阶段性评价。

2. 年度评价　健管对象每年定期全面体检，评价其一年以来的体检指标，慢病控制情况、并发症发生情况。做生活方式问卷、心理评分、体适能评分等，了解健管对象对营养膳食、运动、慢病防治等多项综合知识的掌握情况，以及与去年相比的知识提升情况。

3. 评价指标

（1）疗养员满意度：通过问卷方式，获取广大疗养员对疗养健康管理服务的认可度及满意度，也可以通过疗养员对疗养的忠诚度及疗养人数的增长率来评价疗养员满意度。

（2）健康知识与技能：通过问卷调查及健康技能测评，评价近期观察目标，如对健康风险的认识程度、疾病知识、保健知识知晓度、健康技能掌握及运用度等。

（3）行为生活方式评价：行为生活方式是健康管理的重点干预内容，如增加运动、控制饮食、戒烟限酒等。对于个体某一特定行为生活方式的评价，只用是否存在某行为表示。当测量一组行为时，可采用健康行为生活方式总评分。

（4）健康指标改善率：健康指标改善率是评价疗养效果的有效指标，通过健康体检、问卷调查和仪器对比策略,对疗养人员进行分类效果评价,评价指标应涵盖主观感觉、生理状态、心理状态、疾病矫治及转归和体能等各个方面。

（5）生活质量评价:目前大多测量生活质量的工具都是运用相关量表基于个体水平的测量,而大部分群体生活质量指标多由个体派生而来。个体生活质量评价指标包括:生活质量指数、美国社会健康协会指数、日常活动量表评分、生活满意度指数。

（沈振海　王晓青　吴都　刘娜　刘金凤）

## 第三节　健康疗养路径

### 一、概述

#### （一）定义

健康疗养(health care recuperation)是疗养机构对健康或亚健康人群采取以自然疗养因子为主,综合医疗、运动、饮食、文娱、生活管理等措施以消除疲劳、增强体质、防治疾病、促进健康的疗养方式。

#### （二）目的与作用

1. 筛查疾病,增强健康意识　通过系统健康检查和疗养观察,可早期发现疾病,进行及时调养,强化自我保健意识。

2. 消除疲劳,恢复身体功能　健康疗养改变疗养员生活环境、饮食行为以及作息方式以消除疲劳、恢复体力,更加精力充沛地投入到工作生活中。

3. 缓解压力,调节心理平衡　通过疗养期间生活管理、文体活动以及景观疗法、心理疗法等减压措施,增强自我心理调节能力。

4. 健康教育,养成健康行为　通过针对性的健康教育提升疗养员健康素养,增强自我认同和社会适应能力,养成健康生活方式。

### 二、健康疗养组织与实施

#### （一）健康疗养的计划

为控制疗养质量,提高疗养效果,疗养机构应根据疗养员的健康状况综合气候、日光、矿泉、海水等自然疗养因子和理疗、运动疗法等保健措施,合理安排疗养生活。

#### （二）健康疗养的组织

1. 经治医师在疗养员入院24h内,应完成疗养记录,拟订疗养计划。

2. 上级医师审核疗养计划和执行情况,指导下级医师完善计划。

3. 科主任督导疗养计划执行,必要时进行会诊,保证疗养计划顺利完成。

#### （三）健康疗养的内容

健康疗养包括健康检查、疾病矫治、中医理疗、体育锻炼、心理疗法、景观疗法、文娱疗法、营养膳食、健康教育和生活管理等内容,贯穿始终的是疗养效果评定。

1. 健康检查　包括体格检查、实验室检查、辅助检查和心理咨询。经治医师根据健康检查结果,合理调整健康疗养计划。

2. 疾病矫治　根据健康检查结果,对患慢性病或其他疾病的疗养员实施慢病疗养或疾病治疗。

3. 中医理疗　根据疗养员健康状况,结合体质辨识,对症应用汤剂、膏方、推拿、针灸、拔罐等中医疗法以及声、光、电、磁等物理疗法。

4. 体育锻炼　根据疗养员的年龄、体质、健康状况等个体情况制定运动处方,一般应根据个人兴趣,选择游泳、步行、慢跑、太极拳、五禽戏、养生操等项目,每天锻炼时间不少于30min,确保在疗养期间学会1~2项健身运动方法。

5. 心理疗法　针对疗养员心理状况进行心理咨询、心理评估和心理干预。

6. 景观疗法　结合疗养地景观资源,针对疗养员的健康状况,安排2~3次景观治疗,做好景观疗法过程中的监护和保健。

7. 文娱疗法　根据疗养员健康状况及个人兴趣,开展音乐欣赏、香道茶艺、影视活动、阅读写作、书法绘画、棋牌摄影、趣味游艺、联欢文艺等活动。

8. 营养膳食　包括基础饮食、治疗饮食、药膳饮食和实验饮食。制定每周营养食谱,并在疗养员进餐时进行指导,纠正偏食、进食过快、超量、喜热、嗜咸等不良饮食习惯,养成良好饮食习惯。

9. 健康教育　利用多种媒介进行健康知识宣传,举行健康教育专题讲座,提供一对一健康咨询。

10. 生活管理　包括入院教育、疗养活动安排、合理作息制度,其中入院教育涵盖疗养目的及意义、疗养制度、安全教育、疗养地和疗养院简介等。

### (四)健康疗养的实施

健康疗养从疗养员到院办理入院手续当日起算,以15天为样例,见表1-8。

**表1-8　健康疗养标准路径15天(样例)**

姓名:＿＿＿＿＿　　性别:＿＿＿＿＿　　年龄:＿＿＿＿＿岁　　疗案号:＿＿＿＿＿

| 时间 | 第1—3天 | 第4—13天 | 第14—15天 |
|---|---|---|---|
| 主要疗养工作 | 1. 经治医师在24h内完成疗养记录<br>2. 心理测量(心理科)<br>3. 开具体检申请(24h内)<br>4. 完成健康体检(2d内)<br>5. 医疗查房,反馈体检结果(第3天)<br>6. 制定食谱(营养科) | 1. 汇总健康问卷调查结果<br>2. 根据健康检查结论,对患慢性病或其他疾病的疗养员实施慢病疗养或矫治<br>3. 汇总心理测量问卷结果,进行心理保健指导(心理科)<br>4. 制定、落实个性化营养处方(营养科)<br>5. 实施运动处方,如养生操、太极拳等(体疗科)<br>6. 开展健康教育<br>7. 根据个体差异结合体质辨识实施中医疗法与物理疗法(中医科、理疗科)<br>8. 根据疗养员健康状况和兴趣开展文娱活动(疗养科)<br>9. 开展景观疗法(疗养科) | 1. 疗效评定<br>2. 出院健康指导<br>3. 完成疗养档案(第15天) |

| 时间 | 第1—3天 | 第4—13天 | 第14—15天 |
|---|---|---|---|
| 重要医嘱 | 1. 疗养护理常规<br>2. 下达体检医嘱 | 根据病情需要调整医嘱 | 1. 出院医嘱<br>2. 三级随访 |
| 护理工作 | 1. 责任护士指导填写入院登记卡,并录入电脑(2h)<br>2. 发放联系卡、日程安排表、心理测量表、健康问卷<br>3. 签署疗养告知书<br>4. 责任护士介绍入院须知和房间设施<br>5. 进行健康教育需求调查<br>6. 执行医嘱<br>7. 做好体检护理服务<br>8. 护理查房<br>9. 基础护理 | 1. 基础护理<br>2. 执行医嘱<br>3. 按等级护理查房<br>4. 做好体检护理服务<br>5. 收取心理测量表、健康问卷<br>6. 景观疗法护理 | 1. 执行医嘱<br>2. 进行疗养满意度调查<br>3. 出院健康指导<br>4. 办理出院手续<br>5. 终末消毒 |
| 疗养变化情况记录 | 1. 无<br>2. 有原因: | 1. 无<br>2. 有原因: | 1. 无<br>2. 有原因: |

注:①各科室医务人员须严格按照实施表要求,密切配合,及时完成各项诊疗工作。

②经治医师、责任护士负责监督协调各项诊疗措施落实情况,疗养员出院前在实施表对应位置签名。

### (五)健康疗养的准入及退出标准

1. 准入标准　处于健康或亚健康状态的人群。

2. 退出标准

(1)疗养计划完成;

(2)发生或发现其他疾病需要改变健康疗养方案;

(3)擅自离院未按规定办理手续;

(4)不遵医嘱或者生活作息制度;

(5)其他严重影响疗养路径实施情况。

3. 疗养中途退出处理遵循以下步骤

(1)记录:医务人员应当及时将退出原因记录在疗养实施表中,记录应当真实、准确、简明;

(2)分析:经治医师应当分析退出原因并制定处理措施;

(3)报告:经治医师应当及时向科室报告退出原因和处理措施,科室负责人在退出者的疗养实施表上签字确认,并实施表随疗案归档。

### (六)健康疗养的效果评定

1. 个人疗养效果评定　《个人健康疗养效果定性评估表》包括五项评估项目,每个项目良好为20分,稍好为10分,无效为0分,满分100分。个人康复疗养效果分为良好、稍好、无效3个等级,总分≥80分为良好,60~80分为稍好,60分以下为无效,如发生意外损伤或其他严重疾病的评为无效,见表1-9。

表1-9　个人健康疗养效果评估表

| 评估项目 | 20分 | 10分 | 0分 | 得分 |
|---|---|---|---|---|
| 主观感觉 | 情绪、睡眠、精力等有明显改善 | 情绪、睡眠、精力等稍有改善 | 情绪、睡眠、精力等无改善 | |
| 客观医学检查 | 体格检查、实验室检查及特殊检查三项有两项以上有改善 | 体格检查、实验室检查及特殊检查三项有一项改善 | 体格检查,实验室检查及特殊检查三项无一项改善 | |
| 心理状态 | 进行焦虑自评量表(SAS)、抑郁自评量表(SDS)及症状自评量表(SCL-90)测评心理,心理状态有明显改善 | 进行焦虑自评量表、抑郁自评量表及症状自评量表测评心理,心理状态稍有改善 | 进行焦虑自评量表、抑郁自评量表及症状自评量表测评心理,心理状态无改善 | |
| 体力状况 | 体适能评价成绩有明显提高 | 体适能评价成绩稍有提高 | 体适能评价成绩无提高 | |
| 保健防病能力 | 学会2种或以上保健防病方法 | 学会1种保健防病方法 | 未学会1种保健防病方法 | |
| 总分 | | | | |
| 等级 | | | | |

2. 集体疗养效果评定　集体疗养效果评定在疗养员个人疗养效果评定的基础上进行综合评定。疗养效果平均得分≥80分为良好,60~80分为稍好,60分以下为无效。

(邓选成　孟昭刚)

## 第四节　军队特勤疗养路径

### 一、概述

特勤疗养(special convalescence)是以执行特殊勤务或从事特殊职业等特定人员为主要对象,以维护良好的健康状况和作业能力为主要目的,健康鉴定和生理功能性训练为主要环节,集中安排、严密组织为实施特点的特殊类型的疗养。特勤疗养的主要保障对象是执行特殊勤务或从事特殊职业的特定人员。特勤疗养有利于消除疲劳,提高工作效率;有利于早期发现和及时治疗疾病,维护特勤人员健康;有利于通过有计划的锻炼和各种生理训练等整体性综合手段,增强体质和延长特殊军事作业年限,确保特勤人员身心健康。

（一）特勤疗养分类

特勤疗养按疗养性质可分为特勤保健疗养和特勤康复疗养两种类型。按保障对象可以划分为:①飞行人员疗养,包括空军、海军、陆军飞行人员疗养和其他空中战勤人员疗养;

②航天员疗养;③海勤人员疗养,包括潜艇人员、潜水员、水面舰艇人员疗养;④涉核涉推人员疗养,包括核辐射、推进剂岗位人员;⑤高原人员疗养,主要指海拔 4 000m 以上高原人员。

### (二)特勤疗养的基本任务

1. 使特勤人员脱离作业环境中不良因素的影响,通过针对性的疗养治疗和疗养康复措施,减轻或消除不良因素造成的损害。

2. 消除军事作业疲劳,维护特勤疗养人员身体健康,保障军事作业安全,延长职业年限,维护和提高军事作业能力。

3. 通过针对性生理训练,维护、增强特殊军事作业能力和对作业环境的适应能力。

4. 通过有效的心理训练,防止和减轻军事应激不良反应,降低精神性疾病减员,提高作业效能,全面维护官兵体能、技能、智能、人机结合等效能,提高特勤人员战斗力。

5. 通过全面的功能康复性疗养,巩固伤病治疗效果,恢复和增进生理功能和体能,最终达到从事特殊军事作业所需的体格标准。

6. 通过针对性健康教育,提升特勤人员健康素养,改变不良健康习惯,促进健康行为方式的养成。

## 二、特勤疗养的组织与实施

### (一)特勤疗养计划制定

1. 制定计划 按照疗养时间进行申报、审批、下达程序进行。疗养计划的执行,计划实施的变更按照报批规定处理。疗养类型按照特勤保健疗养、特勤康复疗养类别,上级机构批准后,签发集体疗养证,通知疗养中心,在规定时间落实。

2. 疗养期 飞行、航天、潜艇和潜水人员每年安排一次特勤保健疗养,每次疗养期为30d,航海人员和直接从事核武器放射性作业,推进剂作业等人员每两年安排一次,每次疗养期限为30d。飞行、潜艇和潜水人员康复疗养期为30d,最长不超过60d,特殊需要审批(具体疾病疗养康复内容详见其他章节)。

3. 组织形式 特勤保健疗养由专人带队,携带疗养人员健康登记本、体能训练登记本、集体疗养证、组织供应关系介绍信,集体入院出院。随同人员包括军医、军体主任(体训教练)、政工干部。疗养前组织教育,带队领导及随同人员要履行职责。

### (二)特勤保健疗养实施流程

特勤人员入院后,按照特勤保健疗养制定的不同阶段路径实施,见图1-4。

### (三)特勤保健疗养实施的内容与方法

1. 体格检查 入院后 24 ~ 48h 进行各类特勤人员的相关检查,按照相关检查标准组织实施。

2. 健康鉴定 在疗养时间满 25d 后,疗养机构组织由健康鉴定委员会成员、带队领导及随队医生参加的体检结论讨论会。依据军队相关标准,做出健康鉴定结论并确定健康等级,由健康鉴定委员会主任签署健康结论。

3. 疾病矫治 根据体检结果对不同特勤人员的常见病、多发病、慢性病采取积极治疗。

4. 训练 疗养期间针对不同类别的特勤人员制定体能、生理、心理训练计划。依据训练大纲规定的训练项目和训练周期组织训练,由疗养机构体疗科、生理训练科、心理训练科组织实施。

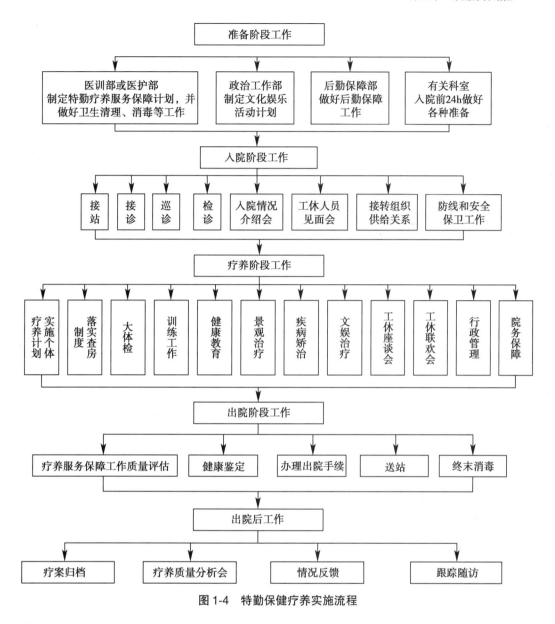

图 1-4 特勤保健疗养实施流程

5. **中医疗法** 将节气养生、自然养生、环境养生、运动养生和情志养生等中医养生内涵与景观营造相结合,打造集养生知识宣传、养生习操、互动体验与心理疏导于一体的现代疗养模式。

6. **健康教育** 特勤人员工作环境特殊,应根据不同类型人员工作环境及易患疾病谱特点针对性开展 2~3 次健康教育,除常规健康教育内容,应加强个人职业防护方面的知识培训及自救、互救与防护,以及自我监测、常见职业病预防、健康评估等方面的知识培训。增强特勤人员自我保健意识,提高自我防病能力,纠正不良生活习惯。

7. **景观疗养** 根据疗养地疗养因子特色,定期组织特勤人员参加景观疗养,包括自然景观和人文景观,提高机体对环境的适应能力,有效消除特勤人员的紧张反应和身体疲劳,进而祛病强身,增强体质。

8. **营养疗法** 特勤人员营养保障可分为基础营养保障和特殊营养保障两类。前者主要根据《中国居民膳食指南》制定,后者主要根据《军人营养素供给量》制定。不同人员的膳食保障各有特点,空勤人员按照高糖、低脂肪、适量蛋白质的原则,海勤人员按照供给充足的维生素,涉核涉推人员应补充富含核苷酸及具有抗辐射作用的食物,高原人员则应按照"高糖、低脂、不滥用蛋白质"的原则。

9. 文娱疗法　根据疗养人员需求开设各类文娱活动,包括文体活动、工休同乐、观看电影、图书阅览、棋牌及球类比赛等形式,丰富疗养生活。

10. 疗养生活管理　疗养期间制定科学的疗养生活制度,保证各项疗养措施的落实,充分发挥各种疗养因子的最大效能,获得最佳疗养效果。主要包括入院教育、疗养活动安排、合理的作息制度。

11. 疗养效果评定　疗养期结束时应按照规定的指标和方法对疗养效果进行评价,评定应当具有较强的客观性、真实性和可比性。

## 三、特勤人员大体检和健康鉴定

### (一)特勤人员检查项目

1. 特勤人员常规检查项目　包括:①内科、外科、皮肤科、神经精神科、心理科、眼科、耳鼻咽喉科、口腔科和妇产科的体检常规项目;②特诊科、检验科和放射科的规定检查项目。

2. 特勤人员特殊检查项目

(1)空勤人员应增加全套生化检查、前庭功能、缺氧耐力、加压呼吸、基础加速度耐力检查、内镜检查、心脏负荷试验、超声检查、血液生化、免疫学和细胞学检查等。

(2)海勤人员中,潜水员、潜艇员应当将耳鼓膜、鼻窦检查、耳气压功能检查、牙列咬合和颞颌关节功能检查、骨密度检查、肺功能检查等列为检查重点。核潜艇艇员增加晶状体浑浊度检查、网织红细胞、白细胞形态和染色体、生殖功能检查。

(3)涉核涉推人员在常规必查项目的基础上,增加肿瘤标志物、甲状腺功能、染色体畸变、淋巴细胞微核率、尿钚、骨密度、肾上腺皮质功能、生殖功能、肺功能、体内放射性核素测定、痰涂片细胞学检查等项目。

(4)高原人员应当常规进行肺功能、脑功能、血液黏度检查,视情增加凝血功能、心肌酶谱、脑血流、眼光学相干断层成像、耳鼻喉内窥镜检查、胃镜、睡眠监测、心电图、超声心动图、精液常规、生殖功能检查等。

### (二)特勤人员健康鉴定

疗养机构成立健康鉴定委员会,对大体检工作实施全面监督检查,负责对空勤人员、海勤人员进行健康鉴定工作,应用健康等级评定标准进行等级评定,并做出健康鉴定结论,重点对健康鉴定结论为暂时不合格的疗养员进行跟踪随访等。

## 四、特勤人员训练

### (一)体能训练

特勤疗养人员体能训练是部队整体训练组成部分,是平时体能训练延续。根据疗养部队情况、季节及疗养工作安排,制订不同种类特勤人员体能训练工作计划,合理组织,周密安排;训练外伤 < 3%,疗养体能训练 ≥ 16 次,每次 ≥ 2h,出勤率 ≥ 95%,考核总评达标;必要时举办健身学习班。每批疗养结束前 5 天按照有关规定组织训练考核,将考核成绩填入

"体能考核成绩评定表",并记录于"体能训练登记本"。

### （二）生理训练

根据不同类型特勤人员工作特点及对生理因素的影响,采用能提高特勤人员对特殊环境变化的适应能力的训练,掌握正确处置特殊情况的方法措施,巩固和提高正确使用防护装备和救生装备的能力。

### （三）心理训练

根据不同类型特勤人员心理特点进行心理检测、心理分析,制定干预措施,必要时给予心理治疗(训练项目内容详见表1-10)。

#### 表1-10　特勤人员训练内容表

| 分类 | 体能训练 | 生理训练 | 心理训练 |
|---|---|---|---|
| 空勤人员 | 1. 有氧耐力训练:长跑、游泳、爬山、球类<br>2. 力量训练:俯卧撑、仰卧起坐、单双杠<br>3. 综合训练:负重杠铃、深蹲起立、滚轮和旋梯训练 | 高空生理训练、加速度生理训练、前庭功能训练、空间定向能力训练、夜视生理训练、弹射离机模拟训练 | 机组资源管理训练、心理能量控制训练、表象技能训练、注意技能训练、记忆技能训练、判断技能训练、生物反放松训练、人际交往和心理相容性训练 |
| 海勤人员 | 1. 提高耐力项目:长跑、游泳、训练器及全身运动<br>2. 提高空间定向能力项目:旋梯、固定滚轮、浪木等<br>3. 抗疲劳能力训练:包括心肺抗疲劳能力训练、肌肉抗疲劳训练 | 1. 加压锻炼,应循序渐进增加大气压力强度<br>2. 潜水和水下出艇训练 | 1. 航海心理训练:包括个体心理训练和团体心理训练<br>2. 心理治疗训练:包括心理放松训练、生物反馈心理训练、表象意念训练及模拟训练、沙盘治疗等 |
| 涉核涉推人员 | 1. 协调能力训练:全身运动五项、短跑、体操和球类等科目训练<br>2. 肌力协调抗荷训练:抗荷正压呼吸训练、负重深蹲起立、短跑、单双杠、全身运动五项等科目训练<br>3. 团队拓展训练:信任背摔、坐地起身、球类等科目训练 | 1. 呼吸功能训练,通过呼吸放松调节生理状态,如肌肉放松、调息放松等<br>2. 环境适应性训练:肌力协调抗荷能力训练、前庭性错觉体验训练等<br>3. 脑功能保护训练,通过训练改善对轮值、睡眠障碍、超强工作负荷的抗疲劳能力 | 1. 心理状况评估:评估神经衰弱因子、人际关系敏感因子、焦虑因子、强迫因子等<br>2. 心理干预:个体干预方案包括心理访谈、生物反馈疗法、3D放松训练、绘画、沙盘和身心放松减压舱等<br>3. 团体方案包括心理行为与拓展训练、团体冥想等 |
| 高原人员 | 重点为返回平原不同时期给予脱习服训练、体能恢复训练 | 1. 高压氧脱习服训练<br>2. 呼吸功能训练,通过习服适应性训练,减少急性高原反应<br>3. 脑功能保护训练,提高大脑对超强工作负荷的承受能力和抗疲劳能力 | 开展心理健康训练、认知能力训练、情绪调节能力训练、共情能力训练、表象训练和幸福能力训练等项目 |

**（四）注意事项**

1. 训练项目设置应紧贴岗位特点,紧贴战斗力提升,科学制定训练计划。

2. 组织体能训练时,按照标准准备训练场馆和设施设备进行。

3. 应制定生理训练应急处置预案,备齐急救药品和器材,避免发生运动损伤,适时开展急救处置演练。

4. 训练结束后,应按要求评定训练效果,并准确保存相关信息。

5. 加强训练设备、器材管理,定期检查维护保养。

6. 配齐配强体育教员、救生人员和医疗保健人员。

# 五、特勤人员职业伤病疗养康复

**（一）特勤人员伤病特点**

1. 空勤人员　以航空伤常见,主要是指由于受到飞行中低气压、缺氧、加速度等特殊环境因素的影响,在航空活动过程中导致的伤病。主要包括以下几种:空中晕厥、空晕病、飞行错觉、飞行事故伤、加速度耐力不良、气压损伤性航空病等。

2. 海勤人员　常见职业伤包括晕船、海洋生物伤、水下爆炸伤、海水浸泡伤、潜水减压病、肺气压伤、潜水员挤压伤、耳气压伤等。

3. 涉核涉推人员　常见职业伤包括急性放射病、慢性放射病、推进剂中毒等。

4. 高原人员　最常见的职业伤病是高原病又称高山适应不全症,是发生于高原低氧环境的一种特发性疾病,高原低气压性缺氧是导致该病的主要因素。包括高原脱习服、急性高原病和慢性高原病。

**（二）特勤人员的疗养康复措施**

1. 一般疗法　保持睡眠充足,生活规律,合理膳食,戒烟限酒。

2. 自然因子疗法　选择日光浴、空气浴、森林浴、海水浴、矿泉浴等疗法,以达到调节机体代谢、改善微循环、消除疲劳、增强体质的作用。

3. 物理疗法　包括离子导入、音乐疗法、空气负离子疗法、超声雾化吸入疗法、磁场疗法等。

4. 体育疗法　包括力量训练、耐力运动、养生锻炼、无氧与有氧训练等。

5. 心理疗法　包括心理疏导、生物反馈疗法。

6. 其他疗法　如中医中药辨证施治。

7. 特殊治疗　在以上常规康复疗养项目外,采用以下特殊项目:

（1）空勤人员:加压呼吸耐力不良者可在专业人员指导下进行呼吸肌锻炼和地面加压呼吸训练。加速度性晕厥患者可进行专项抗荷生理训练。空晕病人员可进行科里奥利加速度耐力训练。

（2）海勤人员:神经肌肉电刺激疗法可以改善神经和肌肉的功能。对于晕船、潜水减压病等可以使用高压氧治疗。

（3）涉核涉推人员:推进剂中毒者可根据病情给予激素、利尿剂、维生素 $B_6$、镇静药等。慢性期可按辨证分型给予配补脾肾、增强免疫功能的中药治疗。

（4）高原人员:高压氧舱为重要治疗手段。同时可开展脑功能保健操、肺功能保健操、训练伤防治操、缺氧耐力训练等。训练中需注意考虑脱习服,训练量宜循序渐进。

（李立新　徐　莉　吴晓青）

# 第五节 慢性病疗养路径

## 一、概述

慢性病疗养(chronic disease recuperation)是根据慢性病的种类和病情,选择适宜的疗养地和疗养时间,遵照生物-心理-社会医学模式理念,制定专病疗养方案。综合运用自然疗养因子、物理疗养因子、中医疗法、疗养体育、营养疗法、心理疗法、健康教育、文娱疗法等方法,辅以药物治疗,实现疗治结合,达到增强体质、防治疾病、促进康复的目的。

**慢性病疗养的要求**

1. 在确定疗养之前,必须有详细的体检资料和明确的诊断。

2. 所患疾病必须适宜于该疗养院(地)疗养。

3. 生活基本能够自理。

4. 疗养时间:30~60d。

5. 不适宜疗养的人群

(1)各种疾病的急性期、慢性疾病的进展期和有严重并发症者;

(2)各类传染性疾病及其治愈后医学观察期未满者;

(3)恶性贫血及各种有出血倾向的疾病;

(4)精神病、癫痫、中度以上的阿尔茨海默病;

(5)凡需外科手术的各种疾病或手术后不具有疗养指征者;

(6)各种恶性肿瘤尚需进行化疗或放射线治疗者;

(7)妇女正常妊娠26周后不宜疗养,生活在平原的孕妇不得到海拔1 000m以上的高原地区疗养;

(8)患者急性心肌梗死发病在1年以内病情不稳定,或者有较重陈旧性心肌梗死并发症的患者;

(9)患者急性、慢性心力衰竭,心功能不全Ⅲ级以上,或者原发性高血压伴心、脑、肾并发症或者肺源性心脏病代偿功能不全的患者;

(10)患有支气管哮喘且难以控制的患者;

(11)患脑出血、脑梗死后伴有严重后遗症的患者;

(12)患有肾功能衰竭及前列腺增生影响肾功能的患者;

(13)患有严重出血性胃溃疡和肝硬化的患者;

(14)患有糖尿病伴有严重并发症的患者;

(15)生活不能自理者。

## 二、慢性病疗养的实施路径

### (一)慢性病疗养的路径(图1-5、表1-11)

1. 入院标准

(1)慢性病(具有病程长、病情稳定、以康复及药物干预为主的特征);

(2)发病率高;

(3)医疗处置不复杂;

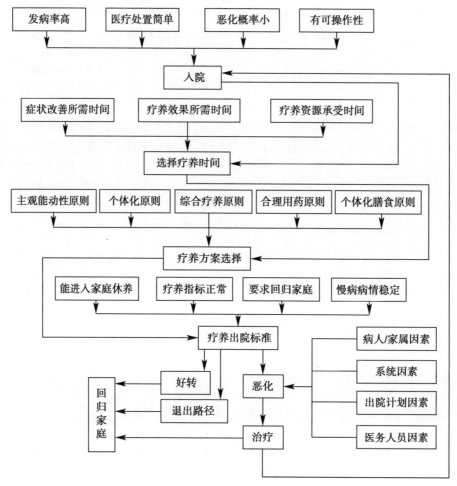

图 1-5　慢性病疗养路径

表 1-11　慢性病疗养标准路径 30 天（样例）

姓名：_____　　　性别：_____　　　年龄：_____ 岁　　　疗案号：_____

| 时间 | 第1—3天 | 第4—7天 | 第8—29天 | 第30天 |
|---|---|---|---|---|
| 主要诊疗工作 | 1. 经治医师完成检诊、处置和首程记录（12h 内）<br>2. 用药指导<br>3. 按规定医疗查房<br>4. 心理测量（心理科）<br>5. 网上开具体检申请<br>6. 按规定医疗查房<br>7. 指导制定食谱（营养科） | 1. 按规定医疗查房，反馈体检结果，开展健教式查房（第4天）<br>2. 汇总心理测量结果，进行心理保健指导（心理科）<br>3. 制定落实个性化营养处方（营养科）<br>4. 制定落实运动处方（体疗科）<br>5. 景观治疗<br>6. 中医辨证施治 | 1. 按规定医疗查房<br>2. 疾病矫治（中西医结合）<br>3. 景观治疗<br>4. 物理治疗<br>5. 心理治疗<br>6. 运动疗法<br>7. 文娱治疗<br>8. 疗养绩效评估<br>…… | 1. 出院健康指导<br>2. 院外全维健康管理方案（营养、运动、心理等）<br>3. 疗案归档（出院后7天） |

| 时间 | 第1—3天 | 第4—7天 | 第8—29天 | 第30天 |
|---|---|---|---|---|
| 重要医嘱 | 1. 疗养护理常规<br>2. 下达体检医嘱 | 1. 根据病情需要调整医嘱<br>2. 完成疾病长期管控方案 | 根据病情需要调整医嘱 | 1. 出院医嘱<br>2. 三级随访 |
| 护理工作 | 1. 责任（值班）护士指导填写入院登记卡，并录入电脑（2h）<br>2. 发放联系卡、日程安排表、心理测量表<br>3. 签署疗养告知书<br>4. 责任（值班）护士介绍入院须知和房间设施使用<br>5. 进行健康教育需求调查<br>6. 执行医嘱<br>7. 做好体检护理服务<br>8. 护理查房<br>9. 基础护理 | 1. 执行医嘱<br>2. 做好体检护理服务<br>3. 共性化健康教育，开展健康教育大讲堂<br>4. 景观治疗护理<br>5. 收取心理测量表<br>6. 汇总健康教育需求问卷，制定健康教育计划<br>7. 按等级护理查房。<br>8. 基础护理 | 1. 执行医嘱<br>2. 个性化慢病健康教育<br>3. 健康教育效果评估<br>4. 景观治疗护理<br>5. 按等级护理查房<br>6. 基础护理 | 1. 办理出院手续<br>2. 出院健康指导<br>3. 出院慢性病管理指导<br>4. 终末消毒 |
| 疗养变化情况记录 | 1. 无　2. 有<br>原因：<br>1.<br>2. | 1. 无　2. 有<br>原因：<br>1.<br>2. | 1. 无　2. 有<br>原因：<br>1.<br>2. | 1. 无　2. 有<br>原因：<br>1.<br>2. |

注：1. 入院时间从疗养员办理入院手续当日起算。

2. 各科室医务人员须严格按照路径表单要求，密切配合，及时完成各项诊疗工作。

3. 经治医生、责任护士负责监督协调各项诊疗措施落实情况，疗养员出院前在路径表单对应位置签名。

（4）病情恶化可能性小，预后可控；

（5）在疗养院开展有较强的操作性。

2. 标准疗养日期

疗养时间一般为30～60d，应由主要症状明显改善或消失所需的最短时间、最佳疗养远期效果所需的最少时间、疗养资源所能承受的最长时间等因素来综合确定。

3. 疗养方案选择原则

（1）调动患者的主观能动性原则：树立坚持与疾病作斗争的信心，纠正不良的生活方式，参与适当的康复训练，依靠自我保健恢复健康；

（2）个体化原则：根据患者身体健康状况，抓住主要问题，权衡利弊，制定个例疗养方案，实施有步骤的治疗与康复；

（3）综合疗养原则：身体治疗与心理治疗并重，药物治疗的同时，积极配合情志治疗，采用中西医结合治疗的同时配合物理因子治疗；

（4）合理用药原则；

（5）个体化膳食原则。

4. 疗养出院标准

（1）通过综合评估后，病情持续改善，患者要求能进入家庭继续休养；

（2）入院疗养指标恢复正常，独立进行社会生活；

（3）患者要求回归家庭；

（4）慢病病情稳定期。

5. 病情恶化及原因分析

病情恶化指疾病的发展进一步加重，出现了失去正常控制的现象。慢性病病情恶化指

慢性疾病发展过程中,由于各种因素的影响,出现加重的现象,主要包括以下因素:

(1)病人/家属因素:包括病情突然变化、入院时合并有其他影响路径的疾病、患者要求增加或者拒绝某些疗养项目、患者依从性差等;

(2)医务人员因素:包括医务人员沟通及协作不顺畅、护理操作推迟、医嘱延迟、康复治疗延误、发现诊断错误而进入路径等;

(3)系统因素:包括检查康复等设备故障、信息系统故障、后勤保障工作滞后、检查检验报告延迟、床位紧张等;

(4)出院计划因素:包括患者及或家属拒绝出院、患者或家属要求退出临床路径管理等。

6. 临时退出疗养原因

(1)发生医疗纠纷;

(2)出现院内感染或其他并发症不能继续执行;

(3)患者依从性差;

(4)其他情况。

7. 注意事项

疗养路径实施活动安排注意事项:

1)疗养前期:详细询问病史、健康体检及在此基础上的健康评估,记录娱乐爱好、生活饮食等详细资料,为疗养中期的各项活动安排提供科学依据。

2)疗养中期:给患者安排活动时,既要充分利用驻地的自然疗养因子作用,又要发挥驻地人文等社会心理疗养因子和本院人工疗养因子的作用,既要有一定的运动量达到锻炼的目的,又要照顾到疗养员的健康状况确保疗养安全,真正做到劳逸结合。

3)疗养后期:安排疗养效果的评估、健康状况的再评估、返回途中的注意事项及出院后定期的疗效随访。

### (二)慢性病疗养的基本内容

1. 自然疗养因子　实施综合疗法,起到卫生保健、祛病强身的作用。

2. 物理因子　利用光、电、磁、热等人工理化因子,不仅对许多疾病有良好的治疗作用,而且还可以预防某些疾病的发生。

3. 中医疗法　包括针刺艾灸、推拿按摩、刮痧、拔罐、药茶、药酒等治疗方法。

4. 运动疗法　根据患病种类和病情,选择适当运动方式和运动量,疗养体育包括医疗步行、医疗体操、太极拳、慢跑、游泳、爬山及特殊锻炼等。

5. 营养疗法　根据不同患病种类和阶段饮食要求,科学调配疗养膳食,确保蛋白质、脂肪、维生素、纤维素、盐、糖等营养摄入均衡。

6. 心理疗法　有针对性地进行心理卫生指导、咨询,调动疗养员的积极心理因素,纠正不良行为习惯,增强其战胜疾病的信心,达到最佳疗养效果。

7. 音乐疗法　音乐的旋律、节奏通过对大脑皮质的兴奋和抑制作用,可达到调整心态、激发潜能,促进身心健康的目的。

8. 健康教育　通过卫生知识宣教,增强自我保健意识,矫正一切不良生活方式和习惯,做到戒烟、限酒、控油、减盐和增加体力活动,有利于机体功能的恢复,平稳控制病情,延缓并发症发生。

9. 药物疗法　药物在疗养中处于辅助地位,主要是针对一些慢性疾病必须维持用药而实施的手段之一。

(裴志刚　闫炳苍)

# 第六节 职业病疗养路径

## 一、概述

职业病（occupational disease）是指企业、事业单位和个体经济组织的劳动者在职业活动中，因接触粉尘、放射性物质和其他有毒、有害物质等因素而引起的疾病。职业病的发生与职业接触、作用剂量、个体反应密切相关。2013 年 12 月 23 日，国家卫生和计划生育委员会、人力资源社会保障部、安全监管总局、全国总工会四部门联合印发的《职业病分类和目录》规定的职业病有 10 类 132 种。这 10 类是：职业性尘肺病及其他呼吸系统疾病、职业性皮肤病、职业性眼病、职业性耳鼻喉口腔疾病、职业性化学中毒、物理因素所致职业病、职业性放射性疾病、职业性传染病、职业性肿瘤、其他职业病。为减少职业病的发生，生产过程中应从组织建设、卫生技术加强、个体防护及卫生保护方面做好职业危害的预防措施，减少或消除有害因素对人体的不良影响。

职业病疗养（occupational disease recuperation）是根据职业病的种类和病情，结合疗养指征，选择适宜的疗养地和疗养时间，遵照生物 - 心理 - 社会医学模式理念，制定职业病疗养方案，综合运用自然疗养因子、物理疗养因子、中医疗法、运动疗法、营养疗法、心理疗法、健康教育、文娱疗法等方法，辅以药物治疗，实现疗治结合，达到增强体质、防治疾病、促进康复的目的。

职业病的诊断按国家 2013 年正式颁布的《职业病诊断与鉴定管理办法》执行，疗养院可接受已确诊的职业病患者疗养，疗养期一般为 3 个月。

## 二、职业病疗养的组织实施

### （一）职业病疗养的实施流程（图 1-6，表 1-12）

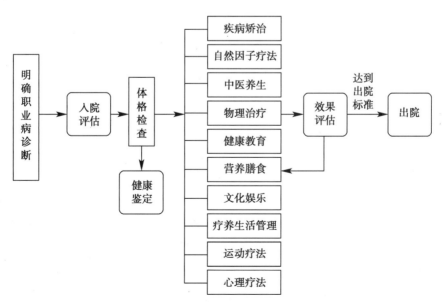

图 1-6　职业病疗养的实施流程

## 表1-12 职业病疗养标准路径30天（样例）

姓名：_____ 性别：_____ 年龄：_____岁 疗案号：_____

| 时间 | 第1—3天 | 第4—7天 | 第8—29天 | 第30天 |
|---|---|---|---|---|
| 主要诊疗工作 | 1. 经治医师完成检诊、处置和首程记录（12h内）<br>2. 用药指导（着重特殊药物）<br>□按规定医疗查房（关注职业病状态）<br>3. 心理测量（心理科）<br>4. 开具体检申请（特殊检测项目）<br>5. 按规定医疗查房<br>6. 指导制定食谱（营养科） | 1. 按规定医疗查房，反馈体检结果，开展健教式查房（第4d）<br>2. 健康鉴定结果<br>3. 汇总心理测量结果，进行心理保健指导（心理科）<br>4. 景观治疗<br>5. 制定落实个性化营养处方（营养科） | 1. 按规定医疗查房<br>2. 疾病矫治（中西医结合）<br>3. 景观治疗<br>4. 物理治疗<br>5. 心理治疗<br>6. 运动疗法<br>7. 文娱治疗<br>8. 疗养绩效评估<br>…… | 1. 出院健康指导<br>2. 出院全维健康管理方案（营养、运动、心理等）<br>3. 疗案归档（出院后7天） |
| 重要医嘱 | 1. 疗养护理常规<br>2. 下达体检医嘱 | 1. 根据病情需要调整医嘱<br>2. 完成疾病长期管控方案 | 根据病情需要调整医嘱 | 1. 出院医嘱<br>2. 三级随访 |
| 护理工作 | 1. 责任（值班）护士指导填写入院登记卡，并录入电脑（2h）<br>2. 发放联系卡、日程安排表、心理测量表<br>3. 签署疗养告知书<br>4. 责任（值班）护士介绍入院须知和房间设施使用<br>5. 进行健康教育需求调查<br>6. 执行医嘱<br>7. 做好体检护理服务<br>8. 护理查房<br>9. 基础护理 | 1. 执行医嘱<br>2. 做好体检护理服务<br>3. 共性化健康教育，开展健康教育大讲堂<br>4. 景观治疗护理<br>5. 收取心理测量表<br>6. 汇总健康教育需求问卷，制定健康教育计划<br>7. 按等级护理查房。<br>8. 基础护理 | 1. 执行医嘱<br>2. 个性化健康教育<br>3. 健康教育效果评估<br>4. 景观治疗护理<br>5. 按等级护理查房<br>6. 基础护理 | 1. 办理出院手续<br>2. 出院健康教育<br>3. 出院健康管理指导<br>4. 终末消毒 |
| 疗养变化情况记录 | 1. 无 2. 有<br>原因：<br>1.<br>2. | 1. 无 2. 有<br>原因：<br>1.<br>2. | 1. 无 2. 有<br>原因：<br>1.<br>2. | 1. 无 2. 有<br>原因：<br>1.<br>2. |

1. 入院标准

（1）职业病诊断明确；

（2）症状缓解，生命体征平稳，没有需要住院治疗的合并症和/或并发症；

（3）在疗养院开展有较强的操作性。

2. 疗养出院标准

（1）通过综合评估后，症状控制平稳，疗养员要求能进入家庭继续休养；

（2）入院疗养指标恢复正常，独立进行社会生活；

（3）患者要求回归家庭。

**（二）常见职业病疗养与主要疗养措施**

1. 尘肺（pneumoconiosis） 尘肺是由于在职业活动中长期吸入生产性粉尘（灰尘），并在肺内潴留而引起的以肺组织弥漫性纤维化（瘢痕）为主的全身性疾病。主要见于与石英工业及粉尘作业有关的工人，发展快慢主要取决于接触粉尘的浓度，游离二氧化硅含量，防护措施及个人因素等。可在接触粉尘1~2年后发病，一般多在接触5~10年发病。加强防护措施可延缓发病。早期典型症状缺如，中、晚期以支气管炎症及呼吸困难为主。X线胸片所见，往往有较多的直径为1~3mm圆形或类圆形的结节阴影，随着病情的发展，结节阴影增大、聚集，融合形成大块性进行性纤维化组织，易并发感染、肺结核、肺心病、呼吸衰竭等。其疗养措施为：对已确诊尘肺的患者应调离粉尘作业，积极采取综合疗养治疗和康复方法减轻患者的症状，延缓病情发展。

2. 苯中毒（benzolism） 苯中毒可分为急性苯中毒和慢性苯中毒。急性苯中毒是指口服含苯的有机溶剂或吸入高浓度苯蒸气后，出现以中枢神经系统麻醉作用为主要表现的病理生理过程；慢性苯中毒是指苯及其代谢产物酚类直接抑制了细胞核分裂，导致细胞突变，影响了骨髓的造血功能。临床表现为白细胞计数持续减少，最终发展为再生障碍性贫血或白血病。慢性苯中毒分为轻、中、重三度。其疗养措施为：脱离接触，减轻症状，防止感染，积极治疗，促进恢复造血功能。

3. 锰中毒（manganism） 急性锰中毒可因口服高锰酸钾或吸入高浓度氧化锰烟雾引起急性腐蚀性胃肠炎或刺激性支气管炎、肺炎。慢性锰中毒较多见，主要见于长期吸入含锰的烟尘的工人，临床表现以锥体外系神经系统症状为主，且有神经行为功能障碍和精神失常。脱离接触后，如未积极治疗，锰中毒病情仍继续恶化。各种疾病、妊娠、产后、更年期和精神刺激等因素，均可使症状加重或加速进展。主要症状包括：①神经衰弱综合征，如头痛、头晕、睡眠障碍、记忆力减退、注意力不集中、疲乏、四肢疼痛无力和肌肉痉挛等；②自主神经功能紊乱：眼睑、舌、手指细微震颤（重症伴有共济失调，出现四肢粗大而有节律的静止性震颤，呈意向性震颤）、多汗、流涎、心悸、眼心反射异常、皮肤划痕阳性；③精神症状表现为抑制和兴奋过程的平衡失调，多数病人对周围事物缺乏兴趣、反应迟钝或孤群淡漠等，少数病人有情绪易激动、欣快、话多、不自主哭笑等。锥体外系受损早期表现肌张力增强或减弱，或有潜隐性肌张力增强，行走时步态不稳。明显中毒时常出现"齿轮样"肌强直，呈面具样面容；行走时转弯、跨越、上坡、后退、下蹲都发生困难，步伐细小，前冲后倒或左右摇摆；语言缓慢不流利，发言单调或口吃，书写困难呈书写过小症。疗养措施为异地疗养，脱离接触，积极驱锰，减轻症状，照顾生活。慢性锰中毒更适宜于疗养。

4. 铅中毒（plumbism） 铅是广泛存在的工业污染物，能够影响人体神经系统、心血管系统、骨骼系统、生殖系统和免疫系统的功能，引起胃肠道、肝肾和脑的疾病。在铅矿开采、冶炼、熔铅、焊接和熔割、生产铅粉及使用铅化物等过程中，人体经常吸入可引起铅中毒。在疗养院所见职业性铅中毒多为慢性轻度中毒，症状都比较轻。主要症状表现在神经、消化、血液系统。神经系统在中毒早期以神经衰弱综合征最为多见,如头痛、头晕、失眠、多梦、记忆力减退、乏力、肌肉关节酸痛等。病情发展可出现感觉型周围神经炎;严重者可出现运动型神经炎,如末梢神经的不全麻痹,桡神经支配的手指和手腕伸肌出现握力减弱,伸肌无力伴沉重感,甚至发展为腕下垂。铅中毒性脑病目前国内未见发生。消化系统在慢性铅中毒时,多出现消化不良症状,如口中有金属甜味、食欲不振、饭后上腹部不适、便秘等。腹绞痛在急性中毒(常由于误服大量含铅中药所致)或慢性中毒急性发作时出现。腹绞痛发作时,病人脐周或下腹部突然呈阵发性剧烈疼痛,持续时间数分至数小时。病人面色苍白,焦虑不安,全身出汗,身体蜷曲,带以两手按腹,以缓解疼痛。查体时腹壁稍紧张、压痛,往往伴有血压升高和眼底血管痉挛。铅中毒病人如口腔卫生不好,往往在齿龈边缘发现有蓝灰色或蓝黑色线,即"铅线"。这是进入体内的铅与腐败的食物残渣所产生的硫化氢作用生成的硫化铅。血液系统在铅中毒时,由于卟啉代谢障碍,血红蛋白的合成受阻而发生贫血。贫血多呈低色素性正常红细胞型,亦有呈小细胞形。由于血红蛋白的合成受阻,引起骨髓幼红细胞代偿性增生,表现为点彩红细胞,网织红细胞、碱性粒细胞增多。其他,常因面部小血管痉挛,面部呈灰白色或土黄色,称为"铅容"。此外,女性还可引起月经失调、流产或早产。

慢性铅中毒分为轻、中、重三级,接触铅后尿铅排出量多高,但尚无铅中毒临床表现者,称为铅吸入。实验室检查,尿铅超过 0.08mg/L,尿棕色素(尿粪卟啉)半定量 0 ~ +,定量法 > 0.15mg/L,尿 δ- 氨基乙酰丙酸 > 6mg/L,点彩红细胞大于 300 个每百万红细胞。铅中毒的疗养措施为脱离接触,积极驱铅和缓解症状。

**(三)职业病疗养的内容与方法**

1. 体格检查　由于职业病的特殊性,除了常规的健康体检项目外,病史的采集、特殊检查在职业病体格检查中尤为特殊。

(1)病史采集

1)职业史应详细询问所从事职业的种类、时间、工作方式、工艺流程、工作环境(如密闭程度、自动设备、排风装置、有害物质的浓度、有害物理因素的强度以及各种防护设备及措施等);有无确诊为该种职业的疾病,如被确诊为职业病,则应询问相关的症状、体征以及确诊为职业病的医院及时间,并查阅其诊断证明和病历。

2)其他疾病史询问,从事有关职业前后的病史,特别是与所从事职业密切相关的疾病,如高血压、动脉粥样硬化、消化性溃疡等作为入院健康检查的参考。

(2)特殊职业检查应注意认知、情感、意志和行为的检查,重点检查神经系统有无震颤、腱反射改变以及自主神经功能变化;注意口腔、齿龈、鼻、耳、咽喉、声带变化以及皮肤色泽改变等。按从事职业不同检查应有所侧重。由于不同毒物对中枢神经系统的影响各有差异,在应用中受到一定限制。在一般体检时可用以下几种方法进行初步判定:

1)一般行为检查:通过神态、衣着和与他人接触时的情况观察有无精神异常的表现。如衣着不整,举止反常,受检时不合作;动作频繁、冲动或怪异;沉默寡言,对周围事物漠不关心。

2)情感检查:情感障碍可表现为抑郁、焦虑、恐惧和淡漠等。情绪高涨、言语及动作明显增多,常见于躁狂症;抑郁、表情淡漠、沉默不语者,常见于抑郁症和精神分裂症。

3）思维检查：通过与疗养员的谈话或观察疗养员与他人的谈话，了解其思维的连贯性、逻辑性和思维内容。如回答问题迟缓，称为思维迟钝；在叙述事物过程中突然中断，片刻后又为新的话题所取代，称为思维中断；口若悬河、滔滔不绝，且话题常随环境的偶然变化而转移，称为思维奔逸或意念飘忽。

4）知觉检查：用于了解疗养员有无错觉和幻觉。对客观事物的认识错误，如将树看作是人，称为错觉。错觉多在意识障碍的初期出现，且常有恐怖性内容。客观上不存在的事物，说看见、听到、嗅到或接触到，如未能触及什么，却有"触电感"或"蚁行感"，称为幻觉；如客观不存在火，而说看见火花，称为幻视；实际上没有声音而说听到声音或有人在说话，称为幻听；嗅到客观上不存在的气味，称为幻嗅。

5）认知能力检查：包括定向力、记忆力、计算力、判断力、常识等检查，可使用简易精神状态检查量表（MMSE）、蒙特利尔认知评估量表（MoCA）等。

6）自主神经功能检查：常用的有皮肤划痕试验、皮肤温差测定、眼心反射、立卧反射、倒转血压等检查。该检查特异、简便易行，结合临床可对诊断职业病以及判断受损程度有重要作用。①皮肤划痕试验：用钝头竹针在胸背部的皮肤上以较慢的速度和稍重而不引起疼痛的力量划过。在弱光下观察，不久即出现红色划纹反应，潜伏期约 3 ~ 5s，持续时间 8 ~ 30min 为正常；②皮温差测定：嘱受检查者在 8 ~ 21℃的室内，双侧手足暴露 5min 以上，用半导体皮肤温度计分别测定左右侧手背、手心、踝部、足背部皮肤对称点的温度；③眼心反射：嘱受检查者安静仰卧，待脉搏稳定后，测 1min 脉搏数，然后嘱受检者轻闭眼，用特制的眼心反射测定计或用中指或示指，以 400g 左右的重量分别压在左右眼球两侧，以受检者无明显不适为度；④立卧反射：嘱受检者静立，测其 1min 脉搏数至稳定为止，再嘱受检者用均匀一致的速度在 3s 内仰卧床上，自卧平始，测其 30s 脉搏数并换算成 1min 脉搏数，与静立时的脉搏数对比；⑤倒转血压：嘱受检者仰卧片刻后，测其右臂血压，然后嘱其起立静坐 1min 后测其同臂血压。

7）实验室检查：有关职业中毒所作血、尿、粪、毛发、指甲等毒物及其代谢产物的测定，可了解体内有毒物质及其代谢产物含量，有助于对特种职业人员健康情况作出评估。

此类检测称生物学监测，是职业从业人员中毒诊断、鉴别诊断、疗养效果观察的重要参考指标，包括多项内容，具体如下。

①血：除常规检查外，根据从事职业不同可测定血中有关的化学物质含量，如血铅、血汞、血锰、血镉、血锌原卟啉（ZnPP）、血铬、血锌、血 δ- 氨基乙酰丙酸脱水酶（δ-ALAD）、血 2,6- 二硝基 -4- 氨基甲苯等；②尿：除常规检查外，可作肾功能检查，或依从业不同测定尿中相应化学物质的含量；③粪：除常规检查外，可作粪卟啉、粪锰等测定；④毛发、指甲：可作有关化学物质测定，如毛汞、指甲砷等。

8）特殊检查：①X 线检查、心电图、脑电图、各种超声检查。②神经 - 肌电图，神经肌电图检查对化学毒物及物理因素致神经早期病变的发现有一定的实用价值。目前常用于铅、二硫化碳、氯丙烯、正己烷、乙二烯急慢性中毒及振动病等的检查。③肺磁图描记术，肺磁图对接触硅尘等从业人员可进行健康监护。④阻抗血流图，常用脑血流图、肝血流图、肺血流图及指端血流图等。对从事锰、汞、氯乙烯、二硫化碳、硅尘、噪声、振动、高频作业人员体格检查有一定的参考价值。

2. 健康鉴定　根据体检结果，分别按以下分类作出健康鉴定：

（1）基本健康：既往无重要病史，经体检无客观阳性指征者。

（2）不完全健康：具有下列情况之一者，为此类。①从事该职业后经常有某些神经症状，如头晕、乏力、睡眠障碍、食欲不振等。经体检，虽未发现明显的器质性病变，但一些非特异性的功能或化验指标有可疑的异常改变，需要进一步观察者。②原有或在体检时发现有某些慢性病变，病情较轻或比较稳定者。③某些生物监测指标，如尿铅、尿汞等偏高，原因不明的白细胞数偏低，而无中毒临床表现者。④有一般常见病症，如牙周病、龋齿、扁桃体炎、轻度屈光不正等，而在疗养期间能予以矫治者。

（3）不健康：①有明确的从事该职业的禁忌证，如不及时治疗，可能会促使或加重病情进展，或经治疗后，病情仍未见好转者。②不属于我国法定职业病名单的"职业病"。如文艺、教育和其他种类文职人员等，因某种职业因素引起的慢性咽喉炎、声带小结、书写痉挛症等，经治疗后难以痊愈的。

3. 疾病矫治　根据体检结果对不同职业病人员的常见病、多发病、慢性病采取积极治疗。以职业病治疗的对症药物结合中医中药扶正祛邪、标本兼顾治疗。

4. 自然因子疗法　景观疗法可以提高机体对环境的适应能力，有效消除疗养员的紧张反应和身体疲劳，进而祛病强身，增强体质。特殊的自然疗养因子还可以针对性治疗相关职业病，包括：

（1）海滨气候疗法：在气温较为温和的季节，海滨气候适于职业病患者的治疗和康复性疗养，因其对高级神经中枢和神经‐内分泌‐免疫网络的功能具有调节作用，可增强机体的适应性和代偿功能。此外，海滨空气中负离子含量明显增多，空气负离子有着较广泛的生物学效应，对催眠、止咳、解痉、镇痛、降低血压、减轻疲劳等均有良好的作用，对各种特种职业人员均适宜。

（2）日光浴疗法：可促进血液循环，改善物质代谢，加速毒物的排泄并有助于皮肤对维生素 D 的合成。此外，紫外线尚有刺激白细胞再生，增加机体免疫功能的作用。日光浴的最佳时间，应根据不同地区日光照射强度和全年气象条件的差异来决定。例如，在炎热季节，一般在上午 9—11 时，下午 3—4 时为宜。春秋季节以上午 11—12 时为宜。冬季气温低于20℃时，不宜在室外进行。

（3）矿泉疗法：硫化氢泉浴疗和饮疗，对铅、汞、铋等重金属有解毒作用；含铁的碳酸泉饮疗可经胃肠道吸收参与含铁蛋白和血红蛋白的合成以及多种酶的组成，对改善机体物质代谢，促进造血有利；淡温泉饮疗，有促进新陈代谢和利尿作用，被称为"组织洗涤疗法"；氡泉浴疗对慢性尘源性气管炎、支气管哮喘、尘肺等有一定疗效。

5. 中医疗法　打造中医养生文化氛围，提高疗养院中医养生文化素养，改善疗养员生活方式。运用中医适宜技术，对症处理疗养相关症状。

6. 物理治疗　根据特种职业的种类和机体受损情况选择不同的物理疗法，如尘肺疗养员可以选用休养疗法、呼吸管理、胸部叩击和体位引流、咳嗽训练和咳痰、缩唇呼吸；铅类从业人员可选用全身直流电四糟浴疗法、音乐疗法、干扰电疗法、脉冲电疗法、磁疗法等；苯类从业人员可选用空气负离子疗法、光量子血液疗法；汞类从业人员可选用中低频脉冲电疗法、磁疗法、音乐疗法等。

7. 健康教育　医护人员有针对性地开展心理、保健、职业卫生防护知识教育，提高自我保护能力。除常规健康教育内容，应加强个人职业防护方面的知识培训及自救、互救与防护，以及自我监测、特殊职业病预防、健康评估等方面的知识培训，增强职业人员自我保健意识，提高自我防病能力，纠正不良生活习惯。

8. 营养疗法 在保证平衡膳食的基础上,食物应富有蛋白质、低脂肪,可多给奶制品及新鲜蔬菜、水果;同时有针对性补充微量元素;根据毒物的性质和作用特点,适当选择某些特殊需要的营养素加以补充。原则如下:①接触损害神经系统的毒物,除增加蛋白质外,还应适当增加富含维生素 $B_1$、维生素 $B_6$、维生素 C、胆碱、磷脂、钙和磷等成分的食物;②接触损害造血系统的毒物,除增加蛋白质外,还应适当增加富含维生素 $B_6$、维生素 $B_{12}$、维生素 C、叶酸和铁质的食品。

9. 文娱疗法 疗养机构应根据疗养院需求开设各类文娱活动,包括各类文体活动、工休同乐、观看电影、图书阅览、棋牌及球类比赛等,丰富疗养生活。

10. 疗养生活管理 疗养期间制订科学的疗养生活制度,保证各项疗养措施的落实,充分发挥各种疗养因子的最大效能,获得最佳疗养效果。根据不同职业病的特点,养成相应的生活习惯如:尘肺主要避免感染;生活方面,苯中毒要十分注意卫生,饭前洗手,饭后漱口,勤于洗澡,并且避免到公共场所,以减少感染机会。

11. 运动疗法 职业病人员在疗养过程中,通过有计划、有选择的体育锻炼,可达到增强体质,改善机体功能的目的。如呼吸操常用于从事粉尘职业的人员,其他如医疗体操、医疗步行、慢跑、太极拳、太极剑、各种球类、爬山、划船、游泳、练功十八法等有益于身心健康的体育项目均可选用。

12. 心理疗法 鼓励患者增强战胜疾病的信心,避免悲伤忧虑。对于因职业病原因引起的精神紧张和焦虑,对治疗急于求成心理及惧怕病情反复心理,医护人员应做好疏导工作,说明本病的性质,预后良好,还要仔细宣传治疗方法的作用与注意事项,便于疗养员积极配合。对于各种伴发的神经精神症状,如失眠、多梦、记忆力减退、识别不能、谵妄等,除以上心理治疗外,也可考虑遵医嘱给予必要的神经精神药物。

13. 疗养效果评定 疗期结束时应按照规定的指标和方法对疗养效果进行评价,评定应当具有较强的客观性、真实性和可比性。

(缪荣明 李立新 钱 玥)

# 第七节 医养结合疗养路径

## 一、概述

医养结合(combination of medical treatment and maintenance)是指医疗卫生资源与养老服务资源相结合,通过便捷、专业的服务,为老年人提供治疗期住院、康复期护理、稳定期生活照料以及安宁疗护等连续转接的一体化服务,实现社会资源利用的最大化。其中"医"包括预防保健、康复护理、健康管理、疾病诊治、安宁疗护等专业医疗康复服务;"养"包括生活照料、精神慰藉、文化娱乐等服务。

现阶段,医养结合主要有三类模式:整合照料模式(包括养老机构内设医疗机构、养老机构托管医疗机构、医疗机构开设养老机构、医疗机构转型康复养老等)、合作运营模式(包括养老机构与医疗机构协议合作、社区与医疗机构协议合作等)、支撑辐射模式(以区域性医养协作联盟为主)。

根据对被服务对象提供"医"和"养"服务的轻重,可将医养结合进行如下划分(表1-13)。

表 1-13 医养结合的划分

| | 以"医"为主,结合"养"的需要 | 以养老为主,兼顾养老中常见的医疗保健需要 |
|---|---|---|
| 目标群体 | 急性病后恢复期和出院后需中长期康复者;重症疾病和肿瘤晚期患者,伴有多种慢性疾病,需频繁住院者 | 巴塞尔指数 60 分以下,中、重度失能,有废用综合征风险者,中重度及以上认知功能障碍;有跌倒、噎食、压疮等高护理风险者;有多重慢性疾病且病情较为复杂、服用多种药物存在照顾风险者 |
| 服务主体 | 康复医院、护理院、社区护理站、家庭病床或带有医疗服务功能的社区养老服务中心等 | 护养型或护理型养老机构、综合型养老机构、持续养老照料社区(continuous care retirement communities, CCRC)、养老社区、社区卫生服务中心联动的社区医养结合服务机构(中心)等 |
| 服务特征 | 依靠医疗、护理、康复等专业资源,在一个较长时期内,持续为患有慢性疾病、急性病恢复期或处于伤残状态人群提供长期照护服务,最终达到最大可能地改善生存质量,保障其人格尊严的目的 | 通过内设医疗机构或与医疗机构签订服务协议提供医疗康复服务,减缓老龄化带来的能力下降,尽可能协助老人延缓衰老的进程和并发症出现的速度与程度,维持尽可能高的生存质量 |
| 服务内容 | "医"是指基本医疗服务保障和健康管理,如药物治疗、专业康复治疗与训练、伤口与管道管理、社会心理支持、专业护理服务、协助转诊服务、后勤保障服务等;"养"是指在一定时期内对疾病导致的自我照料能力和日常生活自理能力不足的照护 | 基本生活照料、心理社会支持、膳食与辅助器具服务、健康管理、医疗巡诊和协助就医、专业护理、服务管理等 |

西方发达国家老龄化进程较早,制定了比较完善的医养结合相关规定和条例指南,如美国长者护理全包计划(Program of All-Inclusive Care for the Elder, PACE)计划、英国整合照料模式、日本长期照护模式。随着我国人口老龄化程度的加剧,国家先后出台了《养老机构服务质量基本规范》《养老机构等级划分与评定》《护理院基本标准(2011 版)》《康复医院基本标准(2012 年版)》《养老机构医务室基本标准(试行)》《养老机构护理站基本标准(试行)》等国家标准,进一步规范了老年医疗服务机构的建设与管理。2016 年,全国遴选确定了 90 个城市(区)和 1 个省(山东省)作为国家级医养结合试点单位,在政策创制、资金保障、机构建设、服务供给方式等方面不断探索创新,已基本形成国家级、省级、市级三级协调发展、有机配合的试点网络架构。

疗养院拥有得天独厚的地理位置和优美的自然环境、拥有相当数量的医疗人才和医疗器械资源、完善的管理理念和后勤保障等,可在养老服务中融入疗养康复技术,在老年人食疗养生、运动养生、调畅情志及慢性病防治与康复等方面提供"生活照料、养生保健、康复护理、调畅情志"的一体化服务。

## 二、医养结合组织与实施

### (一)健康老龄化短程疗养模式

健康老龄化(successful aging, SA)是指与增龄相关的功能状况无改变或改变其微,尽管年事已高但认知功能良好、身心健康的一种状态。健康老龄化疗养(successful aging recuperation)模式是指围绕控制慢性病、维持身心功能、促进参与社会、提升幸福感受度来开展疾病预防控制、保健提升、康复促进的健康促进和管理,最终实现老年人健康积极老化状态的管理模式。该模式旨在帮助中老年人群发掘自身最大热情和找到最佳身心状况,激发和保持他们的积极性,并支持他们确立健康老龄化四个维度的康复目标,提升自身复原力,从而形成了一套管理制度、管理路径和质量控制组成的管理工作体系。

1. 健康老龄化疗养内容

(1)控制慢性病:慢性病是指反复迁延不愈、易引起功能障碍、预防重于治疗,需要协同管理的一类疾病,是老年人身体状况的主要维度指标。同时慢性病的情况又会间接影响心理、社会功能及幸福体验感,因此对于慢性病的控制在健康老龄化的康复中显得尤为重要。主要关注的内容包括慢性病的种类及慢性病控制情况。控制的方法包括临床专业疾病治疗与预防、慢病风险管理等手段,从而达到控制慢性病、减少慢病急发及并发症产生、维持生理功能的目的。列入统计范围的慢性病种类主要有冠心病、高血压、高血脂、糖尿病、慢性呼吸系统疾病(慢性支气管炎、哮喘等)、痛风、前列腺增生、关节炎、慢性脊柱痛(如颈椎病、腰椎间盘突出症等)、骨质疏松、关节炎、白内障、癌症。

(2)维持身心功能:身心功能健全主要包括认知功能的维护和躯体功能的维护两大方面。一方面指的是基本的生理功能完好,包括大小便能控制、能上下楼梯、个人卫生能自理以及较长时间站立不头晕,或者可以走400m不觉得累等;另一方面指心理功能健全,包括记忆力、注意力等认知功能要保持较好,至少没有精神疾患,如抑郁症、焦虑症等。主要维持方法可结合中医康复治疗、运动操术训练、认知灵活性功能训练等方式。

(3)促进社会参与:社会支持是指一个人通过社会互动关系所获得的能减轻心理应激反应,缓解精神紧张状态,提高社会适应能力的支持与帮助。它不仅有益于老年人的身心健康,而且与老年人的生活质量状况存在较强相关性。有几大类活动对于老年人是有价值的,如志愿活动、朋友亲戚聚会、照顾孙辈、家务活动和休闲娱乐等。

(4)提升幸福感:幸福感是指老年人对自己及当前生活状况的较高满意度。它不仅是一种情绪状态,更是一种人格特质,表现出在不同时间或情境下的稳定性。幸福感更多取决于内在主观体验,可通过优势促进、教练训练等方法提升主观幸福感。

2. 健康老龄化疗养的标准化路径与操作(图1-7、表1-14)

(1)适用人群:有完全或部分行动能力的65岁及以上老年人群。

(2)评定人员:评定人员一般由专业医护人员担任。评定者既可以根据自己的观察也可以询问知情者(家人等)意见或者综合这两方面情况对受评者加以评定。评定者要具有与所使用量表内容有关的专业知识,并且需要在掌握统一标准后进行施测。

(3)评分方法:评分遵循从低到高的筛查原则,即不符合低分者再考虑相应的高分。每个维度均在3分以上界定为成功老人。

(4)健康老龄化疗养的技术操作:健康老龄化疗养主要通过对健康老龄化状态的评

估,结合老年人自身的健康关注点,运用健康教练技术,协商确立干预目标。目标确定的基本原则即"SMART"原则,目标必须是具体的(specific)、可以衡量的(measurable)、可达到的(attainable)、有相关性(relevant)和时限性的(time-based)。进而以"优势促进""焦点解决""行为分阶段""健康教练技术"等方法,运用中医干预法、营养干预法、运动干预法、心理干预法、健康行为干预法、自然因子干预法、康复训练、临床诊疗(详见各章节介绍)等干预技术在不同方面进行干预。慢病可控内容包括:稳定病情、慢病健康教育、生活方式养成、运动养生、最终达到实现慢病自我管理能力;功能维护主要包括:躯体功能和认知功能评估及针对性干预;主观幸福感方面包括:对不同主观幸福感分值进行心理团辅或一对一心理辅导等。涉及的状态及效果评估量表主要包含:健康老龄化多维度评估量表(SAMAS)(表1-15)、老年人认知功能量表[(简易精神状态检查量表、老年人认知功能筛查量表(CASI)、蒙特利尔认知评估量表]、老年人主观幸福感调查问卷、综合幸福感问卷等。

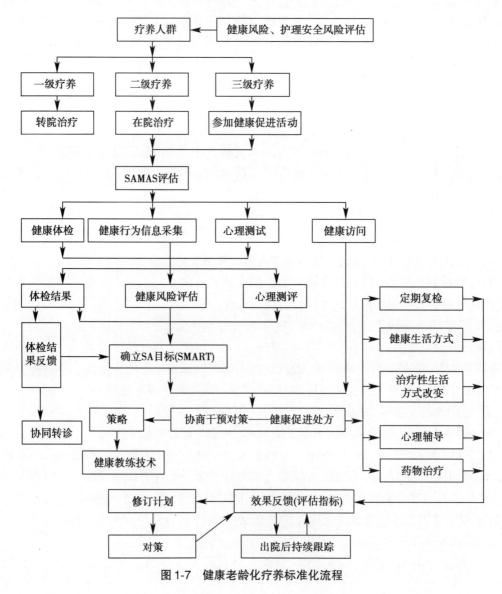

图1-7　健康老龄化疗养标准化流程

表 1-14　健康老龄化疗养标准路径 15 天（样例）

| 疗养内容 | 第1天 | 第2—4天 | 第5—7天 | 第7—10天 | 第10—15天 | 出院后 |
|---|---|---|---|---|---|---|
| 医疗工作 | 一、欢迎入院（医、护）<br>二、首次查房<br>1. 自我介绍、介绍医生分组和专属管理<br>2. 疗养等级评定<br>3. 病情处理开出医嘱（检查、用药、饮食等）<br>4. 发放疗休养手册<br>5. 疗休养情况宣讲（健康老龄化模式） | 1. 健康老龄化评估<br>2. 根据健康老龄化评估结果与疗养员的健康需求商定疗养目标、措施，填写疗休养记录单<br>3. 填写疗养干预措施：药物、检查、中医理疗项目及疗养干预计划执行单（医嘱单）交至护士处理<br>4. 中医"治未病"评估及查房管理 | 组长带组查房<br>1. 根据疗养员身体状况和健康需求结合主管医生制定的疗休养方案提出新的疗休养方案<br>2. 完成健康体检结论<br>3. 进行体检结论反馈，为每位疗养员详细解读体检结果<br>4. 中医"治未病"评估及查房管理 | 组长带组查房<br>1. 根据疗养员身体状况、体检结果、健康需求提出新的疗休养方案<br>2. 进行体检结论反馈，为每位疗养员详细解读体检结果<br>3. 对健康促进项目进行情况做中期评价，必要时调整疗休养计划<br>4. 中医"治未病"评估及查房管理 | 组长带组查房<br>1. 根据疗养员身体状况、体检结果、健康需求提出新的疗休养方案<br>2. 再次进行健康老龄化评估，并对效果进行分析，提出调整方案<br>3. 中医治未病项目效果评估<br>4. 定制疗养员出院后续健康建议 | 1. 完成疗休养记录单，上交科主任审核<br>2. 离院后3个月、年底电话随访：<br>（1）体检明显异常复查提醒<br>（2）请各项目组负责院外干预执行情况和效果评估，并记录<br>3. 疗休养质控上报医务科 |
| 护理工作 | 1. 迎接入院、合理安排床位，扶送进房间<br>2. 入院安全风险评估，入院安全宣教，风险情况上报护理部，加强观察及交接班<br>3. 测量基础三项、体质指数，合理的体检安排，体检前的各项准备工作，身份证、导引单的确认 | 1. 各种标本的留取，协助疗养员完成体检<br>2. 体检项目完成的导引单最终确认<br>3. 处理、核对、执行医嘱和疗养干预计划执行单（医嘱单） | 1. 护理查房：①观察病情变化，按分级疗养护理常规做好护理。加强风险疗养员情况的持续观察，实施风险防范护理措施。②做好健康宣教、安全宣教<br>2. 执行健康促进活动的组织、带教、主持工作（个性化营养处方、运动处方、中医疗法、物理疗法、文娱活动、景观治疗等），并观察参与情况，做好记录，有问题及时与医生沟通调整 | | | 1. 对有安全风险疗养员进行复评<br>2. 汇总本批次安全风险人员名单上报护理部<br>3. 做好护理质控，上报质控办<br>4. 健康活动项目统计汇总上报护理部<br>5. 对本次疗养人员的疗休养资料整理归档 |

表1-15 健康老龄化多维度评估量表（SAMAS）

| | 1 极差 | 2 较差 | 3 一般 | 4 较好 | 5 极好 |
|---|---|---|---|---|---|
| 慢病情况 | 有慢性病（包括焦虑、抑郁等精神障碍性疾病），服药不规律，症状反复出现 | 有慢性病，服药不规律，偶有症状出现 | 有慢性病，规律服药，症状控制好，无明显躯体不适 | 有慢性病，间歇服药，症状控制好，无躯体不适 | 有慢性病，不服药，无躯体不适 |
| 躯体功能 | 日常生活能力轻度失能，基本日常生活能自理可自行用餐、洗漱、穿衣等，但购物、乘车及家务劳动等工具辅助性日常生活每次都需要他人帮助 | 日常生活能力轻微失能，基本日常生活可自理，但购物、乘车及家务劳动等工具辅助性日常生活需他人帮助，但并非每次都需要 | 日常生活能力尚可，基本能不需任何协助地执行各项日常生活，但动作较过去缓慢 | 日常生活能力良好，能不需要任何协助地执行各项日常生活，动作较灵活 | 日常生活能力极佳，能不需要任何协助且轻易地执行各项日常生活 |
| 心理功能 | 注意力稍难集中在与医护或他人的谈话上，需稍加提醒；记忆力下降，1min后不能或能回忆出1个刚说出的三个物品的名字 | 注意力能集中在与医护或他人的谈话上且不需努力；记忆力轻度下降，1min后能回忆出刚说出的两个物品的名字 | 注意力能集中在与医护或他人的谈话上且不需努力；记忆力尚可，需稍加思考1min后能回忆出刚说出的三个物品的名字 | 注意力能集中在与医护或他人的谈话上且不需努力；记忆力好，1min后能较快地回忆出刚说出的三个物品的名字 | 注意力能集中在与医护或他人的谈话上且不需努力；记忆力良好，1min后能轻易地回忆出刚说出的三个物品的名字 |
| 社会功能 | 平时很少或从不参加以下社会活动：社区或单位组织的活动，与朋友或家庭聚会，继续照顾后代，适当做些家务，有兴趣爱好 | 平时偶尔参与社会活动且较被动，需他人督促才肯参与 | 平时社会活动参与性尚可，基本每月有一项社会活动 | 平时社会活动参与性较好，每月有两项社会活动 | 平时社会活动种类较多且主动参加，每月至少有三项以上社会活动 |
| 主观幸福感 | 对目前生活负性情感体验较多，经常向医护人员或他人抱怨、发牢骚且喋喋不休。对家庭关系及人际交往非常不满 | 对目前生活负性情感体验较短暂，问及时向医护人员抱怨、发牢骚，意识到后能自我控制。对家庭关系及人际交往较不满意 | 对目前生活情感表达与周围环境适切，心态平和，较少抱怨。对家庭关系及人际交往基本满意 | 对目前生活正性情感体验较多，心境愉快，很少抱怨。对家庭关系及人际交往比较满意 | 正性情感体验较强烈，极少抱怨，积极应对生活中的一些困难。对家庭关系及人际交往非常满意 |

## （二）医养结合长期疗养模式

### 1. 医养结合养老机构的建设标准（表1-16）

**表1-16 医养结合养老机构的建设标准**

| | | |
|---|---|---|
| 房屋设置 | | 每床建筑面积不少于30m²；每床净使用面积不少于5m² |
| 设施设备 | 居室设置 | 根据服务功能不同，居室设置应有套间、单人间、双人间、三人间，房屋建筑应符合GB/T 50340—2016中的要求 |
| | 服务用房 | 应配置厨房、餐厅、公共浴室、公共卫生间、洗衣房、理发室、棋牌室、健身房、阅览室、书画室等 |
| | 功能用房 | 应设置护士站、治疗室、处置室、康复训练室、综合评估室、心理咨询室、多功能厅、办公室、接待室等 |
| | 常用设备 | 呼叫装置、血压计、血糖仪、体温计、气垫床或具有防压疮功能的床垫、治疗车、晨晚间护理车、病历车、药品柜、常规消毒设备（如紫外线灯、空气消毒机等）、电冰箱、洗衣机、符合饮用标准的冷热水 |
| | 急救设备 | 除颤仪、简易呼吸器、供氧设备、电动吸引器、抢救车、心电监护仪、注射泵、心电图机、气管插管设备等 |
| | 信息化设备 | 配置具备信息报送、传输和自动化办公功能的网络计算机等设备，配备与功能相适应的信息管理系统，保证医疗信息化建设符合国家和所在区域相关要求 |
| | 护理床单元基本装备 | 床1张、床垫1~2条、被子1~2条、褥子1~2条、被套2条、床单2条、枕芯2个、枕套4个、床头柜1个、暖水瓶1个、面盆2个、痰杯1个（床位总数在200张以上） |
| 科室设置 | 行政科室 | 设有综合办公室、业务部、照护部、医学部 |
| | 医技科室 | 至少有药剂科、检验科、放射科、特检科、超声科、康复科、营养科、病案室等 |
| 人员设置 | 护士 | 每床至少配备0.6名护理人员；其中护士与护理员的比例为1:3~到1:4，每10张床至少配备1名具有主管护师及以上专业技术职务任职资格的护士 |
| | 医师 | 至少配备2名专职临床类别医师，其中至少有1名具有高级职称 |
| | 中医师 | 至少配备2名专职中医类别医师，其中至少有1名具有高级职称 |
| | 康复治疗师 | 至少配备3名专职康复治疗师，其中至少有1名具有中级及以上职称 |
| | 心理咨询师 | 至少配备2名专职心理咨询师 |
| | 营养师 | 至少配备2名专职营养师，其中至少有1名具有中级及以上职称 |
| | 社会工作师 | 至少配备2名专职社会工作者 |
| 制度规范 | | 具有与功能任务相适应的老年人诊疗制度、转诊制度、药品登记分发制度、健康教育制度、安全管理制度等规章制度；制定各级各类人员岗位职责与服务规范，养老服务质量控制指标；严格执行国家制定或认可的医疗照护技术操作规程、应急预案；严格执行感染管理规范、消毒技术规范 |

2. 医养结合长期疗养实施流程(图1-8)

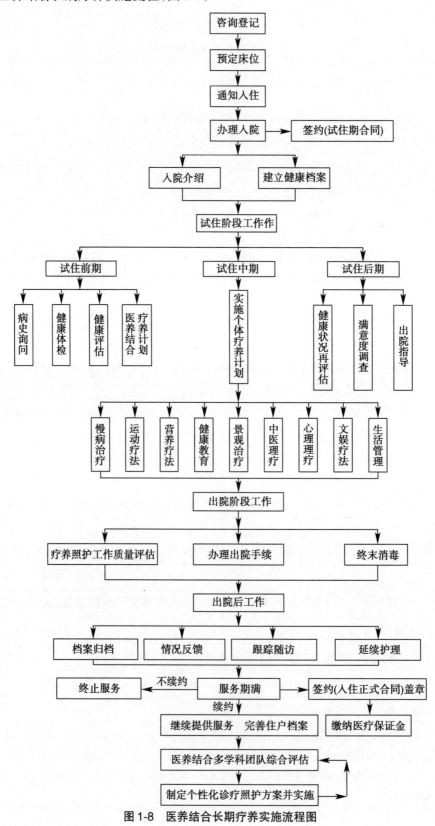

图1-8　医养结合长期疗养实施流程图

## 3. 医养结合长期疗养路径表（表1-17）

**表1-17　医养结合长期疗养路径表**

| 时间 | 路径 | 措施 | 执行者 |
|---|---|---|---|
| 入住前 1~3天 | 1. 咨询登记<br>2. 预订床位 | 1. 安排疗养科室<br>2. 检查备用房间 | 业务部值班护士 |
| 入住当天 | 1. 建立住户入院信息 | 1. 填写相关登记表并录入电脑 | 值班护士 |
| | 2. 入院评估 | 2. 测体温、脉搏、血压及体重并录入电脑<br>3. 评估疗养员的健康状况及原有疾病的治疗情况；营养评估；日常生活活动评估，跌倒、压疮危险因子评估 | 责任护士<br>主管医师<br>营养师 |
| | 3. 入院宣教 | 4. 介绍医养结合规章制度、科室的各项设施、请销假制度及在疗养康复期间的主管医生及责任护士 | 责任护士 |
| | 4. 签约 | 5. 签试住期合同 | 业务部住户代理人 |
| | 5. 试住 | 6. 提供医疗护理、健康检查、生活照料、营养膳食、应急处置等服务 | 主管医师<br>责任护士 |
| 入住第 2~12天 | 1. 检查前宣教 | 1. 检查目的、注意事项、配合要点及标本采集的留取方法及注意事项 | 责任护士 |
| | 2. 陪检 | 2. 护送前往健康管理中心进行各项检查 | 责任护士 |
| | 3. 监测相关指标 | 3. 按时根据病情测量生命体征、血压和/或血糖 | 责任护士 |
| | 4. 每日早晚两次查房 | 4. 了解病情、用药情况、饮食、睡眠、休息情况，制定治疗照护方案 | 主管医师 |
| | 5. 景观疗养 | 5. 检查保健箱，做好途中医疗保健、景点讲解 | 护理班护士 |
| | 6. 特色康复 | 6. 保健操、八段锦、手指操、太极拳 | 责任护士 |
| | 7. 健康宣教 | 7. 集体授课、个别指导、同病种疗养员交流 | 主管医师<br>责任护士 |
| 入住 13~14天 | 1. 效果评价 | 1. 满意度、自身疾病的知晓率、治疗率调查 | 护士长<br>责任护士 |
| | 2. 出院、出院指导 | 2. 根据疗养康复情况给予个别指导 | 责任护士 |
| | 3. 办理出院手续 | 3. 处理医嘱，整理病历，给予出院通知书 | 值班护士 |
| | 4. 终末消毒 | 4. 居室清扫，被服更换，物品消毒 | 护理班护士 |
| | | 5. 随访，延续护理 | 居家护士 |
| 入住 第15d天 | 1. 长期居住，办理正式入住 | 1. 完善住户档案 | 主管医师<br>责任护士 |
| | 2. 签约正式合同，缴纳医疗保证金 | 2. 合同一式三份，签名、盖章、保存 | 护士长<br>业务部<br>住户代理人 |

续表

| 时间 | 路径 | 措施 | 执行者 |
|------|------|------|--------|
| 入住<br>第15天 | 3. 医养结合多学科团队评估 | 3. 制定个性化诊疗照护方案,如药物治疗、生活照护、健康管理、康复理疗、心理咨询、营养膳食、休闲娱乐等,方案实施后再评估 | 主管医师<br>责任护士<br>康复治疗师<br>心理咨询师<br>营养师 |

（郭君萍 曲宝戈 钱 玥 付 楠 张 杰）

# 第八节 疗养质量管理

## 一、概述

### （一）目的

为规范疗养服务管理,控制疗养风险,科学反馈疗养工作的效果,正确指导疗养干预方法的实施,进一步提高疗养质量,建立具有科学性、导向性、创新性和可操作性的疗养质量管理体系。

### （二）适用范围

本指南规定的所有要求是通用的,旨在适用于各种类型、不同规模和提供不同产品的疗养机构,是对疗养机构在开展疗养业务工作中的疗养质量进行计划、实施、评估和改进的管理过程。

## 二、疗养质量管理组织体系

### （一）管理组织机构示意图（图1-9）

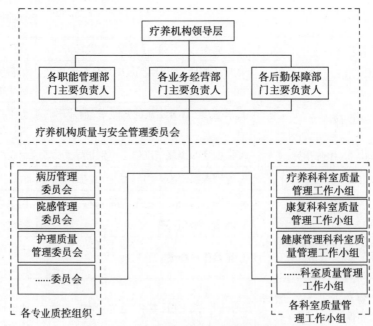

图1-9 疗养质量管理组织机构示意图

### (二)管理组织机构组成及其职责(表1-18)

**表1-18　疗养质控管理组织机构组成及其职责**

| 质控管理组织 | 组成 | 职责 |
|---|---|---|
| 疗养机构医疗质量和安全管理委员会 | 主任由疗养机构主要负责人担任,委员由医疗管理、质量控制、护理、医院感染管理、医学工程、信息、后勤等相关职能部门负责人以及相关临床、药学、医技等科室负责人组成,并指定或者成立专门部门具体负责日常管理工作 | 制定本机构医疗质量管理制度、本机构临床新技术引进和医疗技术临床应用管理相关工作制度、医疗质量培训制度、持续改进及各类工作计划、实施方案并组织实施;组织开展本机构医疗质量监测、预警、分析、考核、评估及反馈工作;定期发布本机构质量管理信息 |
| 各业务科室成立本科室医疗质量管理工作小组 | 组长由科室主要负责人担任,成立专门的兼职质控小组或兼职质控管理员负责具体管理工作 | 贯彻执行相关的法律、法规、规章、规范性文件和制度;制订本科室质量管理实施方案、计划并具体实施、分析、评估和改进;上报医疗质量管理相关信息 |
| 疗养机构根据各专业和学科发展,组建护理、检验、药剂、放射、超声、院感、病历等相关专业质控组织 | 成员包括相应专业领域人员和相关专业人员,日常工作由相关专业科室负责 | 在疗养机构医疗质量和安全管理委员会领导下,在国家和省、市各专业质控中心的业务指导下开展工作;研究、编制、拟定相关专业的质控指标、计划、标准和程序;指导、实施相关专业质控活动并评价;收集、分析质控信息并根据指令定期发布;为专业和学科发展决策提供依据 |

## 三、疗养质量管理的运作

### (一)院级质量管理的运作(图1-10)

### (二)各科室质量管理的运作(图1-11)

### (三)质量管理活动的方式

1. **基础质量活动**　包括质量体系文件和档案建立、更新和日常管理,疗养人力资源管理,配套服务和供应品采购、供应和日常管理,疗养设施环境建设、维护和日常管理,疗养装备采购、维护和日常管理,疗养技术准入、退出和日常管理。

2. **教育培训和能力提升**　包括学习培训、岗位练兵、继续教育,等级查房、案例讨论、会诊,学术交流、考察调研、学历教育。

3. **检查、评估和能力验证**　包括科内质控检查、科室间质量评价,国家、省市和本机构专业质控组织的检查和评价,本机构其他检查,各类演练、比武、竞赛。

4. **信息收集与反馈**　包括危急值和重要异常结果报告、追踪,各类不良事件上报、分析,疗养员、职工满意度调查,意见、建议征集和投诉处理。

5. **会议**　包括周期评审和管理评审会议,质量管理相关组织例行会议,专题工作推进协调会议。

6. **激励与处罚**　包括各类考核、评选和推荐,各类经济处罚、行政处罚。

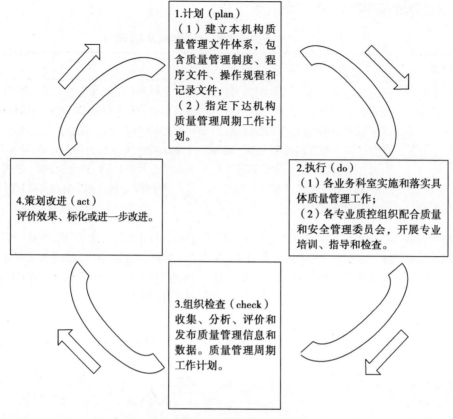

图 1-10 院级质量管理运作图

## 四、疗养质量管理的评价

疗养质量管理贯彻全程质量控制和全面质量管理理念,可分为基础质量、环节质量和终末质量,相应效果的评价也有不同的内容和方式。

### (一)基础质量评价

基础质量主要是用来评价医疗机构在人、财、物方面投入数量的多寡和质量的高低。

1. 应根据法律法规和行业标准,对管理体系文件的合法性、合规性、适用性、可及性进行评价。

2. 依据管理体系文件的要求,分别对质量管理的主要影响因素进行评价,包括并不限于下列内容:对院、科二级人力资源配置与管理进行评价;对疗养设施、环境、装备的建设和配置进行评价;对专业技术开展深度和广度进行评价;根据体系文件的要求,对配套服务和供应品的采购进行评价。

3. 评价方式一般可以采用定性法、半定量法、定量法和描述性评价法。

### (二)环节质量评价

环节质量指标主要是从操作流程上来衡量具体操作行为的合理性和适宜性,可以反映机构内部不同部门、不同岗位对于不同疗养服务的效率和投入度。

1. 主要针对服务对象开展的各类业务工作的服务过程性指标,包含并不限于下列内容:平均就诊时间、平均检查时间、平均住院日,检查和评估及时率,转诊、转院、会诊及时

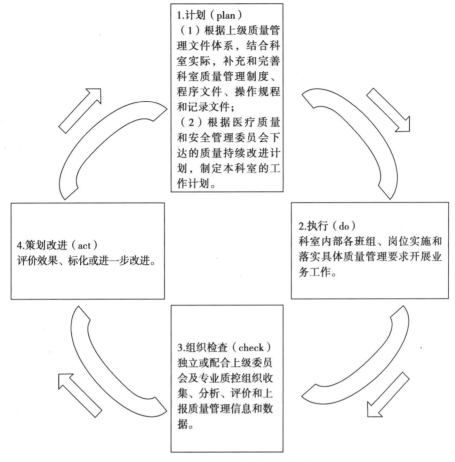

图 1-11 各科室质量管理运作图

率,危急值和重要异常结果报告及时率。

2. 针对机构内部质量管理各类专项工作进程指标,包含并不限于下列内容:工作计划及时率、改进计划及时率,学习培训到课率、参与率,考核考试的覆盖率、参与率、优秀率,设施设备维护及时率、维修及时率,服务与供应品采购及时率,不良事件报告及时率。

3. 评价方式一般以定量法为主,辅之以定性或描述性评价。值得注意的是,过程性质量评价往往必须借助信息化工具才能及时、准确、有效地实现。

（三）终末质量评价

终末质量是在医疗工作完成后对数据资料进行分析评价,可以分析评价质量管理和疗养业务的目的达成程度,可以反馈指导基础质量和过程质量的提升,是非常有价值的评价内容。

1. 基于疗养机构本身管理效果的评价指标和方法

（1）机构和科室运营效能的评价指标:床日数、住院人数、门诊人数、营业额、药占比、材料占比、收支结余;

（2）机构和科室安全管理的评价指标:院感、跌倒、走失、意外伤害、过敏、投诉等关键事件发生率;

（3）机构和科室的科研、技术能力的评价指标:治愈率、改善率、总有效率、诊断覆盖率、平均诊断难度系数、平均风险系数、平均科研项目和论文数量、各类能力验证活动和管理评审成绩。

2. 基于疗养对象服务效果的评价指标和方法（表1-19）

疗养绩效评定满分为100分（特勤疗养为110分），具体分为优（80分以上）、良（60～79分）、一般（40～59分）、不良（40分以下）四个级别。

表1-19 疗养效果评价表

| 指标维度 | 指标项目 | 计算公式 | 评价方式 | 指标功能 | 指标性质 |
|---|---|---|---|---|---|
| 身体素质状况（30分） | 体重变化比值（3分） | （入院时实际体重－标准体重）/（出院时实际体重－标准体重） | 体重变化比值≥1.5，得3分 | 反映体重变化情况 | 结果性指标 |
| | | | 1＜体重变化比值＜1.5，得2分 | | |
| | | | 体重变化比值≤1，得1分 | | |
| | 腹围变化比值（3分） | （入院时实际腹围－标准腹围）/（出院时实际腹围－标准腹围） | 腹围变化比值≥1.5，得3分 | 反映腹围变化情况 | 结果性指标 |
| | | | 1＜腹围变化比值＜1.5，得2分 | | |
| | | | 腹围变化比值≤1，得1分 | | |
| | 静息心率差值（3分） | 入院时静息心率－出院时静息心率 | 静息心率差值≥3次/分，得3分 | 反映静息心率变化情况 | 结果性指标 |
| | | | 0＜静息心率差值＜3次/分，得2分 | | |
| | | | 静息心率差≤0次/分，得1分 | | |
| | 血压变化比值（3分） | （入院时实际血压－理想血压）/（出院时实际血压－理想血压）① | 血压变化比值≥1.2，得3分 | 反映血压变化情况 | 结果性指标 |
| | | | 1＜血压变化比值＜1.2，得2分 | | |
| | | | 血压变化比值≤1，得1分 | | |
| | 中医体质辨识分数（8分） | 中医体质辨识分数变化情况 | 偏颇质转为平和质，得8分 | 反映中医体质变化状况 | 结果性指标 |
| | | | 偏颇质分数下降30分或平和质分数上升20分，得6分 | | |
| | | | 偏颇质下降20分或平和质上升10分，得4分 | | |
| | | | 偏颇质下降10分，得2分 | | |
| | 体能训练时间（5分）② | 参加体能训练总小时数 | 体能训练时间达32h（含）以上，得5分 | 反映参加体能训练总时间 | 工作性指标 |
| | | | 体能训练时间为24～31h，得4分 | | |
| | | | 体能训练时间为16～23h，得2分 | | |
| | | | 体能训练时间在15h（含）以下，得1分 | | |
| | 体能考核成绩差值（5分）③ | 出院时体能考核成绩－入院时体能考核成绩④ | 体能考核成绩差值≥10分，得5分 | 反映体能训练效果 | 结果性指标 |
| | | | 5分≤体能考核成绩差值＜10分，得4分 | | |
| | | | 0分≤体能考核成绩差值＜5分，得2分 | | |
| | | | 体能考核成绩差值＜0分，得0分 | | |

续表

| 指标维度 | 指标项目 | 计算公式 | 评价方式 | 指标功能 | 指标性质 |
|---|---|---|---|---|---|
| 疾病矫治效果（32分） | 疗养天数完成率（5分） | 实际疗养天数／规定疗养天数 | 疗养天数完成率≥90%，得5分 | 反映疗养时间 | 工作性指标 |
| | | | 60%≤疗养天数完成率＜90%，得4分 | | |
| | | | 30%≤疗养天数完成率＜60%，得2分 | | |
| | | | 疗养天数完成率＜30%，得1分 | | |
| | 新发现疾病数（5分） | 新发现疾病数量 | 新发现疾病数≥2，得5分 | 反映疾病诊断质量 | 结果性指标 |
| | | | 新发现疾病数=1，得4分 | | |
| | | | 新发现疾病数=0，得2分 | | |
| | 健康体检完成率（5分） | 完成体检项目数／规定必查项目总数 | 疗养期间进行了健康体检，且体检项目完成率为100%，得5分 | 反映体检完成情况 | 工作性指标 |
| | | | 疗养期间进行了健康体检，但体检项目完成率未达到100%，得3分 | | |
| | | | 疗养期间未进行健康体检，得0分 | | |
| | 景观治疗次数（5分） | 参加景观治疗次数（特勤疗养员每个疗养周期组织4次景观游览，干部疗养员每个疗养周期组织2次景观游览） | 疗养期间参加全部景观游览活动，得5分 | 反映景观治疗情况 | 工作性指标 |
| | | | 疗养期间少参加1次景观游览活动，得3分 | | |
| | | | 疗养期间少参加2次或2次以上景观游览活动，得1分 | | |
| | 疗养因子和疗法利用率（6分） | 利用疗养因子和疗法数疗法包括：运动疗法、理疗、景观疗养、药物、心理治疗、膳食 | 利用率≥80%，得6分 | 反映疗养因子和疗法利用情况 | 工作性指标 |
| | | | 利用率≥50%，得3分 | | |
| | | | 利用率＜50%，得0分 | | |
| | 疾病矫治有效率（6分） | 治愈或好转的疾病诊断数／疾病诊断总数 | 疾病矫治有效率≥60%，得6分 | 反映疾病矫治效果 | 结果性指标 |
| | | | 疾病矫治有效率≥30%，得3分 | | |
| | | | 疾病矫治有效率＜30%，得1分 | | |
| 心理健康水平（12分） | 阳性项目数差值（6分） | 入院时心理测评阳性项目数－出院时心理测评阳性项目数 | 阳性项目数差值＞0，得6分 | 反映心理干预效果 | 结果性指标 |
| | | | 阳性项目数差值=0，得3分 | | |
| | | | 阳性项目数差值＜0，得0分 | | |
| | 心理测评分数差值（6分） | 入院时心理测评分数－出院时心理测评分数 | 心理测评分数差值＞0，得6分 | 反映心理干预效果 | 结果性指标 |
| | | | 心理测评分数差值=0，得3分 | | |
| | | | 心理测评分数差值＜0，得0分 | | |

续表

| 指标维度 | 指标项目 | 计算公式 | 评价方式 | 指标功能 | 指标性质 |
|---|---|---|---|---|---|
| 自我保健能力（24分） | 健康教育知识掌握率（8分） | 答对健康教育题数/健康教育总题数 | 掌握率为80%（答对4道题）以上，得6分 | 反映健康知识掌握情况 | 结果性指标 |
| | | | 掌握率为60%（答对3道题），得6分 | | |
| | | | 掌握率为40%（答对2道题），得4分 | | |
| | | | 掌握率为20%（答对1道题），得2分 | | |
| | | | 掌握率为0（未答对题），得0分 | | |
| | 健康教育出勤率（6分） | 实际参加健康教育次数/规定参加健康教育次数 | 健康教育出勤率≥80%，得6分 | 反映参加健康教育情况 | 工作性指标 |
| | | | 健康教育出勤率≥60%，得4分 | | |
| | | | 健康教育出勤率≥40%，得2分 | | |
| | | | 健康教育出勤率<40%，得0分 | | |
| | 学习健身方法数（10分） | 学习健身方法数量；包括：八段锦、太极拳、养生保健操等 | 学习2种或2种以上健身方法，得10分 | 反映健身方法学习情况 | 工作性指标 |
| | | | 学习1种健身方法，得5分 | | |
| | | | 未参加健身方法学习，得0分 | | |
| 服务满意程度（12分） | 服务质量满意率（12分） | 满意或者基本满意的项目数/调查服务项目总数 | 服务质量满意率达到100%，得12分 | 反映疗养服务质量 | 结果性指标 |
| | | | 服务质量满意率满意≥95%，得9分 | | |
| | | | 服务质量满意率满意≥90%，得6分 | | |
| | | | 服务质量满意率满意<90%，得0分 | | |

注：1.本表相关项目按"计算公式"项计算，得数为负时，取绝对值。
①血压均为收缩压。
②限特勤疗养。
③限特勤疗养。
④体能考核项目包括100米、全身运动五项、单杠或双杠、仰卧起坐，每个单项25分，满分100分，考核成绩为各单项成绩总和。

### （四）质量评价结果的运用

1. 所有质量评价指标，应结合体系质量管理要求，加以合理运用，以便促进质量管理体系的健康运行。

2. 在运用质量评价指标时，基于各疗养机构不同类型、不同规模和提供不同产品的实际现状，应根据机构实际和管理方针目标，个性化选择和配置。

3. 当质量评价指标与机构的职能、方针和预期目标相一致，且与疗养机构的资源配置、人力资源管理、学术能力建设相匹配时，将对疗养机构的建设发挥极大的促进作用。

（孟昭刚　邓选成　董曲文　徐勤　王凌）

# 参 考 文 献

［1］武留信，曾强.中华健康管理学.北京：人民卫生出版社，2016.

［2］李静.健康体检质量控制指南.中华健康管理学杂志，2016，8（10）：258-264.

［3］徐莉.疗养与保健.北京：人民军医出版社，2011：67-75.

［4］孙丛艳，张怀明.疗养地理学.北京：人民卫生出版社，2014.

［5］张卫兵.特勤疗养学.北京：人民军医出版社，2009：705-795.

［6］徐莉，史瑞泽，刘蕾，等.高原特勤疗养对提高军事作业能力的研究.西北国防医学杂志，2015，7（1）：452-454.

［7］Wagenen AV, Driskell J, Bradford J. "I'm still raring to go"：Successful aging among lesbian, gay, bisexual, and transgender older adults.Journal of Aging Studies, 2013, 27（1）: 1-14.

［8］张小兰，骆宏，张欣，等.成功老龄化影响因素及其不同理论模型预测效用研究.浙江预防医学，2014，26（8）：768-771.

［9］杨绍华，刘新玲.疗养学与康复医学.北京：世界图书出版公司，2018.

［10］吴志彬，廖东初，李秀增，等.健康管理在疗养路径的应用探讨.中华保健医学杂志，2017，19（5）：448-449.

［11］刘学清，高风，关雪，等.军队疗养院实施高血压专病疗养路径的可行性研究.人民军医，2015，58（6）：713-714.

［12］谢红.医养结合相关概念及政策分析.中国护理管理，2018，18（5）：579-580.

［13］晏慧敏.养老机构人员配置标准的构建——以浙江省为例.杭州：杭州师范大学，2017.

［14］武广华，臧益秀，刘运祥，等.中国卫生管理辞典.北京：中国科学技术出版社，2001.

［15］张远妮，姚奕婷，陈元栋，等.新医改形势下广东省公立医院经济运行质量评价.卫生软科学，2019，3（33）：48-51.

# 疾病的疗养康复

# 第一章　循环与呼吸系统疾病的疗养康复

第一章

## 第一节　冠　心　病

### 一、概述

冠心病是指冠状动脉发生粥样硬化引起管腔狭窄或闭塞，导致心肌缺血缺氧或坏死而引起的心脏病。目前，我国冠心病的发病率呈上升趋势，根据《中国心血管病报告 2016》，主要心血管病现患人数 2.9 亿，其中冠心病 1 100 万。我国的冠心病康复正处于发展阶段，普及程度还不够高。心脏康复的益处已得到循证医学证据的支持，研究表明，心脏康复能够降低心肌梗死后患者全因死亡率 8%～37% 和心血管死亡率 7%～38%。

通常心脏康复分为三期，即Ⅰ期康复（院内康复期）、Ⅱ期康复（门诊康复期）、Ⅲ期康复（院外长期康复期），心脏Ⅱ期康复和Ⅲ期康复适合在疗养机构开展。对稳定型心绞痛、急性心肌梗死或急性冠脉综合征恢复期、经皮冠状动脉介入治疗或冠状动脉旁路移植术后 6 个月内病情稳定的患者适宜进行疗养康复。冠心病危险分层评估处于高危、心功能Ⅳ级、未控制的严重心律失常以及未控制的高血压（静息收缩压 > 160mmHg 或静息舒张压 > 100mmHg）等情况则不适宜进行疗养康复。

### 二、风险评估与康复评定

#### （一）风险评估

应综合患者病史、症状、体征、用药情况、心血管危险因素、日常生活方式、运动习惯、常规辅助检查包括血生化、心肌损伤标志物、心电图、胸片、超声心动图、运动负荷试验以及心理评估等对患者进行评定及危险分层。冠心病患者的危险分层参照《冠心病康复与二级预防中国专家共识》。

#### （二）康复评定

康复评定应贯穿于心脏疗养康复的全过程，包括初始评估、每次运动治疗前评估、针对新发或异常体征 / 症状的紧急评估以及疗养康复治疗周期的评估。其内容包括：

1. 临床评估　一般情况包括既往史、症状、体征、用药情况、本次发病情况、心血管危险因素、平常的生活方式以及运动习惯等；辅助检查项目包括血常规、肝肾功能、电解质、空腹血糖和糖化血红蛋白、血脂、心肌损伤标志物、心电图、胸片、动态心电图、超声心动图以及运动负荷试验等，冠状动脉造影和冠状动脉 CT 检查可在有条件的医院进行。

2. 心肺运动风险评估　运动负荷试验方法有心电图运动试验和心肺运动试验，后者方法更准确，被认为是评估心肺运动耐力的最佳方法。两种测试方法均有一定风险，须严格掌握适应证和禁忌证以及终止试验的指征，保证测试安全性。如果无设备条件完成运动负荷试验,可酌情使用 6 分钟步行试验、代谢当量活动问卷等替代方法。具体内容参照《中国心血管疾病康复 / 二级预防指南》(2015 版 )。

3. 体适能评估 包括身体成分评估、心肺适能评估、肌肉适能评估、柔韧性适能评估和平衡适能评估等。

4. 日常生活活动(activities of daily living, ADL)评估 ADL 通常分为基础性日常生活活动和工具性日常生活活动。①基础性日常生活活动评定方法有巴塞尔指数评定、功能独立性评定、Katz 指数评定、改良 PULSES 评定量表以及修改的 Kenny 自理评定等;②工具性日常生活活动评定量表有工具性日常生活活动能力量表、Frenchay 活动指数、功能活动问卷、快速残疾评定量表等。

5. 心理评估 推荐心理量表包括:患者健康问卷 9 项、广泛焦虑问卷 7 项、医院焦虑抑郁量表等。

## 三、疗养康复治疗

### (一)原则

在整体评估的前提下,充分利用特定的疗养因子,采用联合、规范和个性化的治疗原则,以达到心脏疗养康复的目的。

### (二)目的

改善患者心肺功能,控制危险因素,预防心血管事件再发,提高患者的运动耐量和肌肉功能,提高生活质量,纠正不良的生活习惯,进一步改善心理、社会及职业的状况,减少医疗负担,从而帮助患者尽早回归社会。

### (三)疗养康复方法

1. 一般疗法

(1)疗养地选择:选择风景优美、气候宜人、植被丰富、负氧离子浓度较高的疗养康复场所,同时该场所具备开展心脏康复的医护人员配置和设备条件。

(2)护理:病情稳定者常规三级疗养护理,如出现病情变化,应及时更改护理等级。根据患者的具体病情,应给患者提供适当的生活照护;监测患者在院期间的生命体征,包括体温、心率、呼吸、血压以及体重等;进行日常生活指导,纠正不良的生活习惯等。

(3)营养:①减少饱和脂肪和反式脂肪酸的摄入,鼓励 ω-3 脂肪酸摄入(以鱼类或鱼油胶囊的形式)。②严格控制饱和脂肪和肉类食品,适量控制精制碳水化合物食物(精白米面、糕点、糖果、含糖果汁等),保证蔬菜水果摄入。③中度限制钠盐,盐摄入不超过 6g/d。④戒烟限酒,适量饮酒应因人而异。不饮酒者,不建议适量饮酒。如有饮酒习惯,建议男性每天饮酒不超过 25g(相当于 50 度白酒 50ml,或 38 度白酒 75ml,或葡萄酒 250ml,或啤酒 750ml ),女性减半。⑤少量多餐,避免过饱,忌浓茶。

2. 自然因子疗法

(1)日光浴:可根据地区、气候、季节和日光照射强度及身体情况而选择日光浴时间,夏季以上午 9 : 00—11 : 00,下午 3 : 00—4 : 00 为宜,春秋季以上午 11 : 00—12 : 00 为宜。宜选用间歇全身照射法,地点可选在河岸、旷野、凉台、山区、海滨浴场及特别建筑的日光浴场进行,一天一次或两天一次。

(2)森林浴:选择大气质量符合国家标准的森林浴场,以散步、爬山、练太极拳、做操等方式进行森林浴,每日 1 ~ 2 次,每次 30 ~ 60min。

（3）矿泉浴:可选用碳酸泉、氡泉等,水温 37 ~ 38℃,每日一次,每次 10 ~ 15min,15 ~ 20 次为一疗程。

### 3. 物理因子疗法

（1）紫外线疗法:采用红斑量的紫外线,分胸前、胸侧及胸背三区照射,每区照射面积为 8cm×10cm,每日照射一区,每区照射 5 次。此法更适合心绞痛病人。

（2）空气离子吸入疗法:浓度为 10 000 ~ 20 000/ml,每日一次,每次 15min,20 次为一疗程,有脑动脉硬化者不宜用。

（3）音乐疗法:选用节奏缓慢、风格典雅的乐曲,每次 20 ~ 30min,每日一次,15 ~ 20 次为一疗程。

### 4. 运动疗法

根据患者病情程度,结合病史资料、体格检查、辅助检查、体适能评估等全面评估的结果,制定个性化的运动治疗目标与循序渐进的运动治疗方案。

（1）制定运动处方:根据患者的健康、体力和心血管功能状态,结合学习、工作、生活环境和运动喜好等个体化特点制定运动处方。其内容包括运动频率、强度、形式和时间等。①运动频率:有氧运动每周 3 ~ 5d,抗阻运动、柔韧性运动每周 2 ~ 3d;②运动强度:常采用无氧阈法、心率储备法、靶心率法或主观用力程度计分（Borg score of perceived exertion）等;③运动形式:以有氧运动为主,抗阻运动和柔韧性运动为辅;④运动时间:每天 30 ~ 60min。

（2）运动量渐进性方案的具体建议如下:①为患者制定个性化渐进性运动方案;②每周对运动方案进行 1 次调整;③每次只对运动处方的 1 项内容（如时间、频率、强度）进行调整;④每次增加有氧运动的持续时间 1 ~ 5min,直到达到目标值;⑤每次增加 5% ~ 10% 的强度和持续时间,一般耐受性良好;⑥建议先增加有氧运动的时间至预期目标,然后增加强度或频率。

（3）常规运动程序包括三个步骤:

1）准备活动:多采用低水平的有氧运动,时间 5 ~ 10min。

2）运动训练是运动处方的主要内容:以有氧运动为基础,抗阻运动和柔韧性运动为补充,时间 30 ~ 45min。

常见有氧运动方式有行走、慢跑、骑自行车、游泳等,每次运动 20 ~ 40min。建议初始从 20min 开始,根据患者运动能力逐步增加运动时间,运动频率 3 ~ 5 次 / 周,运动强度为最大运动强度的 50% ~ 80%。体能差的患者,运动强度水平设定为 50%,随着体能改善,逐步增加运动强度;对于体能好的患者,运动强度应设为 80%。通常采用心率评估运动强度。

通常抗阻运动主要以等张收缩和等长收缩为主。抗阻运动形式多为循环阻抗力量训练,即一系列中等负荷、持续、缓慢、大肌群、多次重复的阻抗力量训练,如俯卧撑、哑铃或杠铃、弹力带等。每次训练 8 ~ 10 组肌群,躯体上部和下部肌群可交替训练,每周 2 ~ 3 次或隔天 1 次。初始推荐强度为:上肢为一次最大负荷量（1-RM,即在保持正确的方法且没有疲劳感的情况下,一个人仅一次重复能举起的最大重量）的 30% ~ 40%,下肢为 50% ~ 60%,主观用力程度计分 11 ~ 13 分。最大运动强度不超过 50% ~ 80%,切记运动过程中用力时呼气,放松时吸气,不要憋气,避免瓦尔萨尔瓦（Valsava）

动作。

柔韧性运动应以缓慢、可控制的方式进行，并逐渐加大活动范围。训练方法：每一部位拉伸时间 6～15s，逐渐增加到 30s，如可耐受可增加到 90s，期间正常呼吸，强度为有牵感觉同时不感觉疼痛，每个动作重复 3～5 次，总时间 10min 左右，每周 3～5 次。

3）放松运动：其放松方式可以是慢节奏有氧运动的延续或是柔韧性训练，根据患者病情轻重可持续时间 5～10min，病情越重放松运动的持续时间宜越长。

（4）运动康复的安全性：①指导患者了解自己在运动康复过程中身体的警告信号；②运动过程中应严密监测，在患者每次运动康复的前、中、后给予评估，选择适当的运动方式，严格把握运动强度及运动量，根据患者的具体情况调整运动处方；③建立心脏急救预案，对于患者出现的身体不适及时给予判断和处理，如出现严重心血管意外应及时转上级医院治疗；④运动场地需备有心电监护和心肺复苏设备，包括心脏电除颤仪和急救药物；⑤患者运动康复前应签署知情同意书。

（5）作业疗法与文娱疗法：可根据患者的个人喜好，选择适当的文娱作业治疗。日常活动如快走、慢跑、游泳等；文娱治疗如游戏、跳健身舞等；职业治疗如木工活、家务劳动、工艺制作等。

（6）中医疗法：①针灸疗法，主穴取心俞、厥阴俞；配穴取内关、间使、通里、足三里。每次取主、配穴各一对，每日一次，12～15 次为一疗程。②口服中成药物包括血脂康胶囊、复方丹参滴丸、麝香保心丸、芪参益气滴丸、芎芍胶囊等。③中医康复方法包括太极拳、八段锦等。④根据患者体质进行中医辨证选择食物及制作药膳。

（7）心理疗法：①提供优质服务和优美环境，产生良好的心理效应，有利于心身健康；②语言治疗，通过个别或集体咨询，解答有关病因、症状和预防保健，消除顾虑，纠正某些不良习惯，达到心理平衡。

（8）药物治疗：国内外冠心病指南一致强调，改善冠心病患者预后的重要措施是充分使用有循证证据的二级预防药物。有充分证据改善预后的药物有：抗血小板药、β 受体阻滞剂、血管紧张素转化酶抑制剂/血管紧张素受体阻滞药、他汀类药物等。缓解症状的药物有β 受体阻滞剂、硝酸酯类药物、钙通道阻滞剂等。

应指导患者规范使用药物，及时发现患者服药过程存在的问题，包括服药是否合理、是否达标、是否出现副作用及服药是否依从等，给予针对性处理。在进行运动康复时，应关注心脏药物对运动耐量的影响，尤其是 β 受体阻滞剂、非二氢吡啶类钙通道阻滞剂等会影响运动评估和疗效。

**（四）注意事项**

1. 应急安全情况处理　冠心病患者在运动康复过程中可能会诱发一定的运动风险事件，常见的风险事件有心绞痛、心律失常、晕厥、心功能恶化等。因此，应该对可能出现的风险事件进行正确识别、准确判断病情变化，并给予迅速合理的处理。建立心脏康复的急救流程，配置抢救设备如心脏电除颤仪、血压计、心电图机、备有急救药品的抢救车等，抢救车应配有肾上腺素、硝酸甘油、多巴胺、阿托品、毛花苷丙、呋塞米、地塞米松、胺碘酮等抢救药品。

2. 危险因素管理　通过有效的二级预防，综合控制多种危险因素，能促使易损斑块稳定，显著降低再次心肌梗死和猝死的发生，提高冠心病患者总体生存率，减少血运重建。患者在接受生活方式干预，包括合理饮食、适当运动及戒烟限酒等的基础上，根据患者自身情况给予合理的药物治疗以控制各项心血管危险因素。其治疗可按照高血压、血脂异常以及糖尿病等国内相关的权威指南执行。

## 四、健康管理

### （一）健康教育和日常生活指导

患者应从健康教育中获取以下内容：①日常生活的自我管理能力；②有关冠心病及危险因素、症状识别和应对的自我管理知识；③了解运动的作用和合适的运动模式的知识；④关于正确和合理使用心血管常用药物的知识；⑤了解营养膳食知识，掌握自我情绪和睡眠管理技巧。

健康教育的方式多样，可提供冠心病健康教育相关材料、模型器材、食品图谱等。指导患者改变不健康生活方式，对患者出院后的日常生活及运动康复给予指导，改善生活质量，帮助患者回归社会。

### （二）健康档案及随访

随访以门诊随访和互联网随访相结合的模式，随访时间每月一次，随访内容包括症状和体征、运动和生活方式改善情况、用药情况、检查指标、心理状况以及有无不良心血管事件等，建立随访档案，动态观察在居家康复治疗中存在的医疗问题，根据随访结果对患者进行再评估，适时调整康复处方，提高患者心脏康复的自我管理能力。

（武亮　陆昀　胡菱）

# 第二节　心　力　衰　竭

## 一、概述

心力衰竭是由于任何心脏结构或功能异常导致心室充盈或射血能力受损的一组复杂临床综合征，其主要临床表现为呼吸困难和乏力（活动耐量受限），以及液体潴留（肺淤血和外周水肿）。慢性稳定性心力衰竭是指将慢性心力衰竭症状、体征稳定1个月以上。我国一项随机抽样调查显示，心力衰竭患病率为0.9%。现有的循证医学证据显示心脏康复的安全性和有效性，特别是运动康复可降低慢性心力衰竭患者的病死率，减少反复住院次数，改善患者运动耐力及生活质量。

目前，我国慢性心力衰竭患者运动康复正处于发展阶段，心力衰竭患者进行心脏康复也存在一定的风险。因此疗养院开展心力衰竭患者的心脏康复时需严格把握指征。建议将纽约心脏协会（NYHA）心功能分级Ⅱ～Ⅲ级并且病情稳定一个月以上的心力衰竭患者纳入疗养机构进行康复治疗；心力衰竭病情未控制和NYHA心功能分级Ⅳ者则不适宜进行疗养康复。

## 二、风险评估与康复评定

### （一）风险评估

应综合患者病史、症状和体征、服用药物、日常生活方式、相关辅助检查、运动心肺功能测试（CPET）、生活质量评估以及心理评估等情况使用纽约心脏协会心功能分级标准对患者进行评估及危险分层。

### （二）康复评定

康复评定应贯穿于心力衰竭疗养康复的全过程，包括初始评估、每次运动治疗前评估、针对异常体征/症状的紧急评估以及疗养康复治疗周期的评估。

评估内容包括：①病史采集，包括患者既往病史、临床表现、服用药物（特别是β受体阻滞剂）、平常的生活方式和运动习惯，NYHA心功能分级等；②辅助检查包括血常规、肝肾功能、电解质、甲状腺功能、空腹血糖和糖化血红蛋白、血脂、脑钠肽（BNP）、NT-pro BNP、心电图、X线胸片、动态心电图、超声心动图、CPET、6分钟步行试验等；③体适能评估、生活质量评估和心理评估等。

行CPET时，须严格掌握适应证和禁忌证以及终止试验的指征，保证测试安全性，如无条件，建议到上级医院行CPET测评，或行6分钟步行试验，运动试验中患者自感劳累及呼吸困难可参照主观用力程度计分和呼吸困难分级表。

1. CPET适应证

慢性心力衰竭患者临床症状稳定2周以上。

2. CPET的禁忌证和终止运动指征

内容可参照《中国心血管疾病康复/二级预防指南》（2015版）。

## 三、疗养康复治疗

### （一）原则

对患者进行全面评估，通过运动疗法、心理疗法、药物治疗、中医疗法、物理因子疗法以及自然因子疗法等综合干预，采用联合、规范和个性化的治疗原则，以达到心脏康复的目的。

### （二）目的

改善患者心功能，提高患者的运动耐量和肌肉功能，提高生活质量，纠正不良的生活习惯，减少反复住院次数，进一步改善心理社会及职业的状况。

### （三）疗养康复方法

1. 一般疗法

（1）疗养地选择：选择风景优美、气候宜人、植被丰富、负氧离子浓度较高的疗养康复场所，同时该场所具备开展心脏康复的医技人员配置和设备条件。

（2）护理：病情稳定者常规三级疗养护理，如出现病情变化，应及时更改护理等级。根据患者的具体病情，应给患者提供适当的生活照护；监测患者在院期间的生命体征，包括：体温、心率、呼吸、血压、尿量以及体重等。

（3）营养：①低盐低脂膳食；②充足优质蛋白，应占总蛋白的2/3以上，适当补充B族维生素；③少食多餐，食物应以软、烂、细为主，易于消化；④注意水电解质平衡，适当控制液体量；⑤给予适当能量，对于肥胖者建议低热量平衡饮食，严重心衰者应按照临床实际情况给予相应的营养治疗。

2. 自然因子疗法

（1）森林浴：选择大气质量符合国家标准的森林浴场，以散步、爬山、练太极拳、做操等方式进行森林浴,每日 1~2 次,每次 30~60min。

（2）矿泉浴:可选用碳酸泉、氡泉等,水温 37~38℃,每日一次,每次 10~15min,15~20 次为一疗程。

（3）日光浴:可根据地区、气候、季节和日光照射强度及身体情况而选择日光浴时间,夏季以上午 9:00—11:00,下午 3:00—4:00 为宜,春秋季以上午 11:00—12:00 为宜。宜选用间歇全身照射法,地点可选在河岸、旷野、凉台、山区、海滨浴场及特别建筑的日光浴场进行,每日一次或每两日一次。

3. 物理因子疗法

（1）直流电药物离子导入疗法:根据病情选用 1.5% 硫酸镁溶液,10% 复方丹参溶液,0.25%~0.5% 烟酸溶液,0.8%~3% 川芎嗪溶液,10% 碘化钾溶液等。将作用电极置于心前区,非作用电极置于肩胛间或左前臂,电流量一般为 5~16mA,每次 15min,每日一次,15 次为一疗程。

（2）空气离子吸入疗法:浓度为 10 000~20 000/ml,每日一次,每次 15min,20 次为一疗程。

（3）音乐疗法:选用节奏缓慢、风格典雅的乐曲,每次 20~30min,每日一次,15~20 次为一疗程。

4. 运动疗法

（1）制定运动处方:稳定性心衰患者的运动处方内容包括运动种类、运动强度、运动时间、运动频率及注意事项等,掌握合适的运动强度更是制定及执行慢性心衰患者运动处方的关键。运动种类包括有氧运动、抗阻运动和柔韧性运动。

1）有氧运动是慢性心衰患者运动康复的主要形式。有氧运动包括走路、慢跑、踏车、游泳等。运动时间为 30~60min,包括热身运动、真正运动时间及整理运动时间,针对体力衰弱的慢性心力衰竭患者,建议延长热身运动时间,通常为 10~15min,真正运动时间为 20~30min。运动频率为每周 3~5 次。运动强度可参照心率、峰值氧耗量、无氧阈、主观用力程度计分等确定,建议使用以无氧阈为标准确定运动强度。可分连续有氧运动或间歇有氧运动。连续有氧运动步骤为热身运动—运动—整理运动,运动阶段平稳。间歇有氧运动步骤为热身运动—运动—整理运动,运动阶段呈运动、间歇、运动、间歇交替,间歇有氧运动更安全。

2）抗阻运动是有氧运动的有效补充,建议 B 级和 C 级的慢性心衰患者经过 3~4 周有氧运动后可进行抗阻运动,逐渐增加运动训练强度。抗阻训练分为 3 阶段:第 1 阶段为指导阶段;第 2 阶段为抗阻/耐力训练阶段;第 3 阶段为抗阻训练阶段。

3）柔韧性运动。运动强度和时间为一般关键肌肉牵拉 3~5 次,每次 20~30s;运动频率每周 2~3 次;应根据动作的难度和幅度循序渐进,量力而行。

（2）运动康复的安全性:①指导患者了解自己在运动康复过程中身体的警告信号,指出须立即停止运动的指征,如运动中无力、头晕、胸闷、气促等;②运动过程中应严密监测,及时调整运动处方;③建立心脏急救预案,及时给予判断和处理;④患者运动康复前应签署知情同意书。

5. 作业疗法与文娱疗法

可根据患者的个人喜好,选择适当的文娱、作业疗法。文体活动如快走、慢跑、游泳等;文娱治疗如游戏、跳健身舞等;作业疗法如木工活、家务劳动、工艺制作等。

### 6. 中医疗法

以中医学整体观念和辨证论治为指导，在强调整体康复的同时，主张辨证康复，形神统一，选择中药、针灸、按摩、熏洗、导引、食疗等行之有效的康复方法。常见的中医运动方法包括太极拳、八段锦等。

### 7. 心理疗法

（1）提供优质服务和优美环境，产生良好的心理效应，有利于心身健康；

（2）语言治疗：通过个别或集体咨询，解答有关病因、症状和预防保健，消除顾虑，纠正某些不良习惯，达到心理平衡。

### 8. 药物治疗

由心血管专科医师负责药物治疗方案和剂量调整，指导患者规范使用药物，及时发现患者服药过程存在的问题，包括服药是否合理、是否达标、是否出现副作用及服药是否依从等，并给予针对性的处理。心力衰竭患者常用药物包括利尿剂、血管紧张素转化酶抑制剂（ACEI）或血管紧张素Ⅱ受体阻滞剂（ARB）或血管紧张素受体脑啡肽抑制剂（ARNI）、β受体阻滞剂、醛固酮受体拮抗剂、洋地黄类药物（地高辛）以及减慢心率药物（伊伐布雷定）等，遵循相关指南进行治疗。

心脏康复时，要关注药物对运动耐量的影响，如使用β受体阻滞剂以及伊伐布雷定时会影响患者运动耐量，制定运动处方时，应考虑这方面因素。

ARNI有ARB和脑啡肽酶抑制剂的作用，后者可升高利钠肽、缓激肽和肾上腺髓质肽及其他内源性血管活性肽的水平。前瞻性对比ARNI与ACEI对全球心力衰竭发病率和死亡率的影响（PARADIGM-HF）试验显示，与依那普利相比，ARNI使主要复合终点（心血管死亡和心力衰竭住院）风险降低了20%，使心脏性猝死减少了20%。对于NYHA心功能分级Ⅱ~Ⅲ级、有症状的心力衰竭患者，若能够耐受ACEI/ARB，推荐以ARNI替代ACEI/ARB，以进一步减少心力衰竭的发病率和死亡率。

### （四）注意事项

1. 心力衰竭常见合并症的处理　心力衰竭患者常合并多种疾病，如心律失常、冠心病、心脏瓣膜病、高血压、糖尿病、肾功能不全以及肺部疾病等，需尽早识别并进行评估，判断其与心力衰竭预后的相关性，进行合理转诊或遵循相关指南进行治疗。

2. 应急安全情况处理　心力衰竭患者在运动康复过程中可能会诱发一定的运动风险事件，常见的风险事件有心功能恶化、心律失常、晕厥、低血压等，因此，应该对可能出现的风险事件进行正确识别、准确判断病情变化，并给予迅速合理的处理。建立心脏康复的急救流程，配置抢救设备如心脏电除颤仪、血压计、心电图机、备有急救药品的抢救车等，抢救车应配有肾上腺素、硝酸甘油、多巴胺、阿托品、毛花苷丙、呋塞米、地塞米松、胺碘酮等抢救药品。

## 四、健康管理

### （一）健康教育和日常生活指导

健康教育可以辅助患者心脏康复的执行。其形式多样，可提供心力衰竭健康教育相关材料、模型器材等，指导患者改变不健康生活方式，对患者和家属进行健康教育。主要内容有运动康复方法及注意事项、液体摄入量的控制、心衰的临床表现、心衰药物治疗、体重及尿量的监测、出现心衰恶化的应对措施等，并对患者出院后的日常生活及运动康复给予指导,改善生活质量,帮助患者回归社会。

### (二)健康档案及随访

随访以门诊随访和互联网随访相结合的模式,随访时间每月一次。随访内容包括症状和体征、运动和生活方式改善情况、用药情况、检查指标、心理状况以及有无心功能恶化等,建立随访档案,动态观察在居家康复治疗中存在的医疗问题,根据随访结果对患者进行再评估,适时调整康复处方,确保心力衰竭康复的安全性、有效性和依从性。

(陆昀　胡菱)

# 第三节　高　血　压

## 一、概述

高血压是最常见的心血管疾病之一,也是最重要的可改善的心血管危险因素之一。随着年龄和体重的增加,高血压的发病率持续上升,尽管已广泛认识到了高血压未控制的危害,但大部分患者中仍未得到充分的治疗,主要原因是在血压升高的开始 15 ~ 20 年高血压多无症状,即使逐渐损害心血管系统也无临床表现,无症状的患者通常不愿意去改变生活方式或服药去阻止远期的不易察觉的危险。2017 年美国心脏学会、美国心脏病学会等联合发布了《2017 美国成人高血压预防、检测、评估和管理指南》,新指南对高血压诊断标准做了新定义,将血压 ≥ 130/80mmHg 作为高血压的诊断标准,强调依据血压水平及动脉粥样硬化性心血管病是否发生危险来指导治疗,旨在早期通过生活方式调整等方式干预控制高血压。

绝大多数高血压患者为原发性高血压(95%),原发性高血压被认为是遗传因素和生活方式因素综合作用的结果,这些生活方式因素包括缺乏运动、酗酒、吸烟和不良饮食习惯,这些都与体重增加有关。

流行病学研究表明,规律的体育活动可以预防和降低高血压,降低心血管疾病风险和死亡率,是高血压治疗的基本组成部分,也是低风险患者生活方式治疗的一部分。大多数现有的研究发现,经常运动可以降低正常血压,或者运动活跃的人血压偏低。在当今社会,高血压和缺乏运动的发生率都很高,而且还在不断增加。因此,运动锻炼作为一种单独的或附加治疗高血压的方法发挥着巨大的作用。

## 二、风险评估与康复评定

### (一)高血压的诊断性评估

高血压的诊断性评估包括三个方面:①确立高血压诊断,确定血压水平分级;②判断高血压的原因,区分原发性或继发性高血压;③寻找其他心脑血管危险因素、靶器官损害及相关临床情况,从而做出高血压病因的鉴别诊断和评估患者的心脑血管疾病风险程度,指导诊断与治疗。

### (二)高血压分类与分层

《中国高血压防治指南(2018 年修订版)》中,高血压的定义不变,即在未使用降压药物的情况下,诊室收缩压(systolic pressure)≥ 140mmHg 和 / 或舒张压(diastolic pressure)

≥ 90mmHg。根据血压升高水平，将高血压分为 1 级、2 级和 3 级，见表 2-1。根据血压水平、心血管危险因素、靶器官损害、临床并发症和糖尿病进行心血管风险分层，分为低危、中危、高危和很高危 4 个层次。

表 2-1 高血压的分类

| 分类 | 收缩压 /mmHg | 舒张压 /mmHg |
| --- | --- | --- |
| 正常血压 | < 120 和 | < 80 |
| 正常高值 | 120 ~ 139 和 / 或 | 80 ~ 89 |
| 高血压 | ≥ 140 和 / 或 | ≥ 90 |
| 1 级高血压（轻度） | 140 ~ 159 和 / 或 | 90 ~ 99 |
| 2 级高血压（中度） | 160 ~ 179 和 / 或 | 100 ~ 109 |
| 3 级高血压（重度） | ≥ 180 和 / 或 | ≥ 110 |
| 单纯收缩期高血压 | ≥ 140 | < 90 |

注：当收缩压和舒张压分属不同级别时，以较高的分级为准。

血压测量的方法影响血压的数值，不同血压测量方法对应的高血压诊断标准不同，见表 2-2。诊室血压是我国目前临床诊断高血压、进行血压水平分级以及观察降压疗效的常用方法；有条件者应进行诊室外血压测量，用于诊断白大衣性高血压及隐匿性高血压，评估降压治疗的疗效，辅助难治性高血压的诊治。动态血压监测可评估 24h 血压昼夜节律、体位性低血压、餐后低血压等；家庭血压监测还可辅助调整治疗方案；基于互联网的远程实时血压监测是血压管理的新模式。精神高度焦虑的患者，不建议频繁自测血压。

表 2-2 不同血压测量方法对应的高血压诊断标准

| 血压测量方法 | 诊断标准 |
| --- | --- |
| 诊室血压 | ≥ 140/90mmHg |
| 动态血压 | 24h 平均收缩压 / 舒张压 ≥ 130/80mmHg |
| | 白天平均收缩压 / 舒张压 ≥ 135/85mmHg |
| | 夜间平均收缩压 / 舒张压 ≥ 120/70mmHg |
| 家庭血压 | ≥ 135/85mmHg |

对高血压患者心血管危险因素评估及分层是评价高血压患者危险程度及预后的重要内容，也是指导高血压患者进行心脏康复锻炼的一项重要内容。确保患者在低危风险中安全进行运动康复锻炼，改善血压水平，延缓高血压的靶器官损伤，提高患者的生活质量。新版指南与 2018 年欧洲高血压指南相似，增加正常血压高值（130 ~ 139mmHg/85 ~ 89mmHg）的危险评估，强调高龄、吸烟、糖尿病、有无并发症、慢性肾脏病分期程度、早发心血管病家族

史等是影响高血压患者预后的重要因素,并将房颤列入伴随的心脏疾病中,旨在说明房颤的危险性和提高对其的重视程度。

### (三)其他状况评估

高血压患者进行心脏康复时,首先明确高血压的诊断并进行心血管危险分层评估,同时需要评估患者的饮食情况、生活方式、心理状态、运动习惯等,尤其在运动康复时需要评估患者的心脏功能情况,结合患者的症状、病史、服药情况、体格检查、辅助检查资料(心电图、心脏超声、动态心电图、动态血压、运动心肺功能测试等)等。当高血压患者合并有冠状动脉粥样硬化性心脏病时,无论是急性心肌梗死、不稳定型心绞痛或是稳定型心绞痛,运动负荷试验对评估心脏耐受缺血的能力尤其重要。凡是进行运动康复的患者均应在康复前进行运动负荷试验评估心脏的功能。目前临床上常用的是运动平板试验和运动心肺功能测试。其中运动心肺功能测试可以联合评估体循环和肺循环的功能,通过以一定强度下运动的通气指标(峰值摄氧量、分钟通气量、氧气摄入量、二氧化碳呼出量、呼吸转换比等)、循环指标(血压、心率、氧脉搏、无氧阈值等),评价运动时心肺的耐受度和水平,对于合并慢性阻塞性肺疾病、支气管哮喘等肺脏疾病的患者有重要的作用。

## 三、疗养康复治疗

### (一)原则

无严重脑、心、肾并发症的稳定期高血压患者可进行疗养康复。对患者进行全面评估,通过运动疗法、营养疗法、心理疗法、药物管理、中医疗法、疗养护理以及自然疗养因子等联合干预,为高血压患者提供生理、心理和社会的疗养康复管理服务,以达到康复的目标。

### (二)目的

通过对高血压患者进行疗养康复,降低患者血压,改善患者心功能,提高患者的运动耐量和心肺适能,提高生活质量。

### (三)疗养康复方法

1. 一般疗法

(1)疗养地选择:以海滨、含矿泉及风景优美、气候宜人、植被丰富、负氧离子浓度较高的疗养康复场所为佳,同时该场所具备开展心脏康复的医技人员配置和设备条件。

(2)护理:保持心情轻松愉快,衣着适度,避免寒冷刺激,保持大便通畅。

(3)营养:控制体重,给予低脂肪、低胆固醇、低盐饮食,多吃新鲜蔬菜和水果;戒烟、忌酒、少吃辛辣等刺激食物。

2. 自然因子疗法

(1)氡泉浴:水温37~38℃,每日一次,15min/次,15~20次为一疗程;

(2)碘泉浴:方法同上;

(3)碳酸气水浴:水温初为35~36℃,疗程后期水温可降至33~32℃,每日一次,7~12min/次,15~20次为一疗程;

(4)日光浴:可以促进患者的钙吸收,特别是老年患者;

(5)森林浴:森林中氧气含量高,有利于降低高血压患者的血压。

3. 物理因子疗法

（1）胸腰交感神经节直流电溴离子导入疗法：每日一次，每次 15～20min，10～12 次为一疗程；

（2）氦-氖激光穴位照射：取人迎穴或配合耳穴，每日一次，每次 5～10min，10 次为一疗程；

（3）电矿泉浴：用下行电流，电流强度 15～25mA，每日一次，每次 10～20min，12～13 次为一疗程；

（4）松脂浴：水温 36～38℃，每日一次，每次 10～15min，12 次为一疗程；

（5）碳酸气水浴：水温 34～36℃，每日一次，每次 10～15min，12 次为一疗程；

（6）全身电水浴：适宜于Ⅰ期、Ⅱ期高血压患者，每日一次，每次 15～30min，12～14 次为一疗程。

4. 运动疗法

运动对患者高血压的控制显然与抗高血压药物疗效具有良性互动作用。根据美国心脏协会的数据，大部分高血压患者的运动康复研究都是在有氧运动训练的基础上进行的，所以，在高血压的运动康复治疗中，有氧运动是主要的推荐方案（ⅠA 类推荐）。有氧运动是一种很好的辅助治疗高血压的方法。有氧运动包括跑步、骑自行车、游泳、健身操、太极拳等，这些活动通常都很愉快，可以进行很长时间，而且安全性较高。有氧运动强度可以根据最大心率、储备心率、自觉疲劳程度量表、无氧阈值等制定。根据美国运动医学会对成人运动处方的建议，有氧运动应进行 30～60min，中等到剧烈强度，每周 3～5 次。由于有氧运动对心血管系统的效益和对肌肉的锻炼，已被证明是最重要的降低血压的工具，不仅改善了心血管系统功能，还改善了其他导致高血压发展和维持的危险因素，如减少肥胖和脂肪，减少低密度脂蛋白水平和增加高密度脂蛋白水平，控制糖尿病等。

抗阻运动是心脏预防和康复中最常用的无氧运动干预方式之一，可以增加骨骼肌力量，对骨骼肌、骨骼和心血管系统的具有形态生理益处。越来越多的研究证明慢性抗阻运动治疗高血压的有益效果，可以降低交感神经张力，降低外周血管阻力，从而降低全身血压，进而降低威胁生命的心血管事件的风险，如心肌梗死和心力衰竭。抗阻运动包括俯卧撑、哑铃或杠铃锻炼、运动器械以及弹力带锻炼等，建议每周锻炼 2～3 天，不同日期交替训练不同的肌群，每次训练 8～10 个肌群，推荐 RPE 评分 11～13 分运动强度为宜。

典型的运动康复包括三个阶段：

（1）热身阶段：5～10min 的轻度热身活动；

（2）锻炼阶段：30～60min 的有氧运动或 / 和抗阻运动；

（3）放松阶段：约 5～10min，可以是缓慢的有氧运动，逐渐减少用力，使心脑血管系统的反应和身体产热功能逐渐稳定下来。

运动的形式和运动量均应根据个人的兴趣、身体状况而定。

5. 中医疗法

中医疗法包括

（1）中药辨证治疗：肝阳上亢型宜清热、平肝、潜阳为主，可用天麻钩藤饮加减；肝阴肾虚型宜补阳益阴，可用地黄饮子或济生肾气丸加减。其他如野菊花、黄芩、杜仲、丹皮、黄连、川穹、夏枯草等可随证加减。

（2）针灸治疗：取曲池、风池、足三里、血压点及太冲等穴。每次选取 2 ~ 3 穴，每日一次，15 ~ 20 次为一疗程。

（3）推拿手法治疗。

（4）太极拳、五禽戏、八段锦等。

6. 心理疗法

心理或精神压力引起心理应激反应，即人体对环境中心理和生理因素的刺激作出的反应。长期、过量的心理反应，尤其是负性的心理反应会显著增加心血管风险。焦虑抑郁导致血压波动，难以平稳控制。有明显抑郁症状的患者对生活缺乏兴趣，服药依从性差，从而使血压波动。因此，合适的心理处方，对高血压患者的血压控制至关重要，应采取正念、冥想、积极心理学等各种措施，帮助患者预防和缓解精神压力以及纠正和治疗病态心理，必要时建议患者寻求专业心理辅导或治疗。

7. 药物治疗

大多数高血压患者需要长期服用抗高血压的药物，药物处方包括三项内容：①个体化选择抗高血压药物类别和滴定剂量，降血压达标。②药物相互作用和不良反应的管理。高血压患者尤其是老年患者常并存其他、甚至多种疾病，药物的相互作用有可能影响抗高血压药物的疗效。③提高服药依从性。《中国高血压防治指南（2018 年修订版）》提出，常用的五大类降压药物均可作为初始治疗用药，建议根据特殊人群的类型、合并症选择针对性的药物，进行个体化治疗。应根据血压水平和心血管风险选择初始单药或联合治疗。一般患者采用常规剂量；老年人及高龄老年人初始治疗时通常应采用较小的有效治疗剂量，根据需要，可考虑逐渐增加至足剂量。

### （四）注意事项

对于高血压患者来说，避免血压突然升高是非常重要的，这可能会导致动脉瘤破裂、脑出血等，甚至导致残疾或死亡。因此，强烈建议高血压患者在进行运动康复治疗时避免运动负荷量过度增加或时间间隔过短造成疲劳。为高血压患者开出运动处方时，必须注意以下几点：

1. 高强度的锻炼比中等强度的锻炼会导致更高的血压升高，运动强度的控制应慎重考虑，优先选择中等强度方案。

2. 间隔时间短的锻炼也会导致血压升高，运动间隔应足够长，使血压恢复到接近开始时的水平。

3. 不建议进行精疲力竭的运动，超量运动可能导致血压显著升高。

4. 与利用小肌肉群或较少肌肉群的抗阻运动相比，利用大肌肉群的运动或多肌肉群的多关节运动也会增加血液压力。

这些考虑点在给患者开具运动处方时需要考虑。随着患者病情的发展，可能会采用更严格、更多样化的运动方案，以使患者的健康得到更持久、更显著的益处，避免不必要的风险。

## 四、健康管理

### （一）健康教育

健康的生活方式可以预防或延缓高血压的发生，降低心血管疾病的风险。有效生活方式的改变可以延迟或预防 1 级高血压患者的药物治疗需要，也可以增加降低血压治疗的效果。生活方式改变的一个主要缺点是不容易长时间坚持。推荐的健康生活方式措施已经被证明可以降低血压，包括限制盐的摄入，适度饮酒，大量食用蔬菜和水果，减肥和保持理想的体重，以及有规律的体育活动。此外，吸烟有一种急性延长的压力作用，可能会提高日间步行的血压，因此戒烟和其他生活方式措施（如心血管疾病和癌症预防）也和控制血压一样重要。

（二）日常生活指导

1. 研究证明过度钠盐的摄入（＞ 5g/d）与高血压发病率升高有关，随着年龄增长，收缩压升高。相反，限制钠盐的摄入可以降低血压。限制钠盐对老人、糖尿病患者、代谢综合征患者、慢性肾脏病患者更有益。

2. 大量饮酒可致血压急剧波动，可能导致出血性或缺血性脑卒中。饮酒的高血压男性应被建议将饮酒量限制在每周 14 单位，女性应限制在每周 8 单位（1 单位等于 125ml 葡萄酒或 250ml 啤酒）。此外，建议在工作日内不喝酒和避免暴饮暴食。

3. 吸烟是心血管疾病和癌症的主要危险因素，是动脉粥样硬化性心血管病的独立危险因素。高血压患者更应重视戒烟，证据表明被动吸烟有害健康。评估接诊新病人时都应该询问吸烟史，向高血压吸烟者提出戒烟建议。

4. 高血压患者建议饮食健康均衡，包括蔬菜、豆类、新鲜水果、低脂乳制品、全谷物、鱼和不饱和脂肪酸（尤其是橄榄油），少吃红肉和饱和脂肪酸。采用健康平衡的饮食可能有助于降低血压，减少心血管病风险。过度肥胖与高血压有关，应该减肥以达到理想体重，并起到降低血压的作用。

高血压的疗养康复治疗方案不是一成不变的，是针对高血压个体而制定的，希望通过纠正各种高血压的不良因素，使高血压患者的血压平稳控制、减少靶器官损伤、提高生活质量。

（胡菱　陆昀）

# 第四节　慢性阻塞性肺疾病

## 一、概述

慢性阻塞性肺疾病（chronic obstructive pulmonary disease，COPD）一种具有气流阻塞特征的慢性支气管炎和 / 或肺气肿，可进一步发展为肺心病和呼吸衰竭的常见慢性疾病。在我国 COPD 致残率相对较高，COPD 康复是疗养康复的重要内容。

美国胸科协会（ATS）和欧洲呼吸协会（ERS）对肺康复的新定义如下："肺康复是一种全面综合的干预，基于对患者的全面评估，为患者制定个性化的治疗方案，包括但不限于锻炼、教育和行为改变，旨在改善慢性呼吸道疾病患者的生理和心理状况，并促进长期坚持健康的行为。"

呼吸功能康复是 COPD 患者治疗的核心，进行呼吸功能维持和早期康复，可有效改善和维持重症患者的呼吸功能，减少呼吸困难，提高心肺耐力，改善预后，预防并发症，缩短住院时间，在一定程度上减轻重症患者的诊治痛苦，提高患者的生活质量。

在疗养院开展呼吸系统疾病的疗养康复具有较大优势,我国多数疗养院环境优美,自然疗养因子丰富,经过多年实践,在开展呼吸康复、物理因子治疗、自然疗养因子疗法及中医传统康复等方面经验丰富。

（一）适应证

COPD 疗养康复适用于呼吸肌衰弱的病人,尤其是呼吸困难严重尚不能做运动训练或者正要脱离呼吸器使用的患者,具体如下:

1. 静息或运动时出现呼吸困难的肺部疾病患者,如 COPD、心衰、哮喘和囊性纤维化患者;

2. 脱离呼吸机呼吸困难且呼吸肌衰弱患者;

3. 呼吸肌萎缩(<预计值的 70%)的心衰患者;

4. 患有神经肌肉系统疾病的患者,如脊髓损伤、多发性硬化和肌肉萎缩患者;

5. 具有明确诊断并被推荐进行康复训练的患者,如患者虽控制良好,但仍伴有持续性呼吸困难,同时最大吸气压下降。

（二）禁忌证

1. 诊断患有精神类疾病或严重认知缺陷患者;

2. 临床病情不稳定,训练时可导致病情恶化患者;

3. 神经肌肉障碍患者;

4. 胸部畸形影响日常活动患者;

5. 过去 6 个月进行过肺切除或肺叶切除的患者;

6. 既往有自发性气胸病史或者由于创伤性外伤尚未完全愈合造成气胸的患者;

7. 尚未完全愈合的耳膜破裂或耳膜的其他任何病况患者;

8. 不稳定型哮喘患者;

9. 存在以下风险的心衰患者:左室舒张末期容量和压力显著增加;反常矛盾呼吸;上呼吸道感染后有其他呼吸道感染疾病者。

## 二、风险评估与康复评定

COPD 的康复前评定是制定呼吸康复方案的前提,同时康复疗效的判断需要在疗养康复治疗后进行效果评定。呼吸康复评定一般分为入院当天的预评定、入院后一周的初期康复评定、入院 15～30 天的中期康复评定及出院前一周的末期康复评定。

评定内容包括一般评定、心肺运动风险评定、体适能评定、日常生活评定、吞咽功能评定、营养和心理评定等内容。

（一）一般评定

包括职业史,个人生活史,家族史,吸烟史,营养状况,生活习惯,活动及工作能力;既往的用药、治疗情况,现病史,症状,体征,实验室检查(如血常规、生化检查、动脉血气分析、痰培养、药物敏感试验)、胸部 X 线检查、CT 等。

（二）综合评估

BODE 指数:包含了体重指数、气流阻塞程度、呼吸困难、运动能力,涵盖了生理学指标及功能性指标,将临床症状、营养状态、运动能力的评估和第 1 秒用力呼气容积（FEV1）相结合,是评价患者的病情及预后的综合指标,可以反应患者全身情况,可预测 COPD 患者 1 年内病死率及急性加重发作的概率。

（三）体适能评估

1. 肌力测定　一般通过徒手肌力评定（MMT），可随时简单施行。等速运动装置或测力计等器械可更加精确地测定肌力，适合观察肌力的时间动态变化。

2. 平衡功能评定　通常采用的平衡能力评估包括主、客观两方面。主观评定以观察和量表为主，客观评定主要指使用平衡测试仪评定。常用平衡能力评估：单腿直立平衡试验、功能性前伸试验、起身行走试验。

3. 运动能力测试　可选择 6 分钟步行试验，测量患者在指定距离的平坦的硬地上往返式步行的总距离，根据患者步行的总距离距离由低到高分为 1~4 级。它能很好地反映下肢最大运动能力，间接反映受试者摄氧能力和机体耐力。可根据评定结果制定个体化康复治疗方案。

4. 呼吸功及呼吸形态评估

（1）呼吸功主要评估患者呼吸是否吃力：通常观察患者脸部表情，若有鼻翼扩张、脸色苍白、冒冷汗、瞳孔变大、明显使用呼吸副肌、呼吸形态改变、呼吸声异常等，均提示有呼吸窘迫现象。

（2）呼吸形态的评估：呼吸的速率；吸气和呼气时胸廓移动的顺序、舒适度；呼吸副肌的使用及对称性；是否有呼吸肌疲劳；比较清醒和睡眠时的呼吸形态，或者是比较活动中和休息时的呼吸形态。

5. 静态肺功能检查　常用肺功能检查包括肺容积检查、肺量计检查、肺弥散功能测定、支气管激发试验、气道舒张试验。气道阻力测定和运动心肺功能测试也在逐步广泛开展。

6. 呼吸肌评估

（1）呼吸肌肌力评估：由于大多数呼吸肌的力量难以直接测定，目前常通过测定呼吸系统的压力变化反映呼吸肌的力量。

（2）呼吸肌肌耐力评估：①膈肌张力时间指数；②膈肌耐受时间。

（3）其他评估方法：①膈肌肌电图及其他辅助呼吸肌表面肌电图；②超声检查：可观察膈肌的形态、厚度、运动幅度等。

7. 呼吸困难评估　对呼吸困难性质的分类有多种，按病程分为急性呼吸困难与慢性呼吸困难。急性呼吸困难是指病程 3 周以内的呼吸困难，慢性呼吸困难是指持续 3 周以上的呼吸困难。急性呼吸困难可见于急性左心衰竭、肺血栓栓塞症等；慢性呼吸困难可见于慢性阻塞性肺疾病等疾病。对呼吸困难严重程度的评估常用一些测量工具，较常用的有：英国医学研究协会的呼吸困难量表（mMRC）、博格评分、WHO 呼吸困难问卷、ATS 呼吸困难评分、基线呼吸困难指数（BDI）、变化期呼吸困难指数（TDI）等。目前对慢性阻塞性肺疾病的呼吸困难评估推荐用 mMRC 评估，mMRC 与慢性阻塞性肺疾病预后有明确相关性。

8. 日常生活活动能力评定　患者日常生活能力评定分为 0~5 级。

9. 吞咽障碍评估　吞咽障碍是临床上多学科常见的症状，易导致误吸、吸入性肺炎、脱水、营养不良等严重并发症。合并吞咽障碍的脑卒中相关性肺炎患者的多重耐药菌感染风险会增加。

10. 营养状态评定　营养治疗是呼吸系统疾病综合治疗的重要部分。营养筛查和评估是营养治疗的第一步。临床中常用的营养筛查和评估工具有营养风险筛查 2002（nutritional

risk screening 2002, NRS 2002)、主观全面评定(subjective globe assessment, SGA)、微型营养评定(mini nutritional assessment, MNA)、营养不良通用筛查工具(malnutrition universal screening tool, MUST)等。

11. 心理状态及睡眠评定

(1)心理评定:

1)自评量表:抑郁自评量表(self-rating depression scale, SDS)、焦虑自评量表(self-rating anxiety scale, SAS),可以判定焦虑及抑郁的主观感受及其在治疗中的变化。

2)他评量表:汉密尔顿焦虑量表(HAMA),能较好地反映焦虑症状的严重程度;汉密尔顿抑郁量表(HAMD)量表是临床上评定抑郁状态时应用最为普遍的量表。

(2)睡眠评定:

1)主观评定工具:睡眠日记,以天(24h)为单元,记录每小时的活动和睡眠情况,连续记录时间是 2 周(至少 1 周)。量表评估:常用量表包括匹兹堡睡眠质量指数(PSQI)、睡眠障碍评定量表(SDRS)、失眠严重指数量表(ISI)、Epworth 嗜睡量表(ESS)等。

2)客观评定工具:多导睡眠图(PSG)、多次睡眠潜伏时间试验(MSLT)、体动记录检查等。

## 三、疗养康复治疗

### (一) 原则

1. 功能性超负荷原则　制定呼吸肌训练处方时,首先应考虑功能性超负荷原则,涉及到训练的时长、强度与频率,也就是受训者需要完成更长时间、更高强度和 / 或更高呼吸频率的呼吸负荷训练。

2. 训练方式特异性原则　在制定力量训练处方时,除了考虑到训练强度的个体化,还需要考虑气流流速。两者由于肌肉的力量 - 收缩速度曲线而相互影响,即肌肉不可能在克服高强度阻力下以快速收缩的形式对外做功,要么以高强度 - 低速度的处方增加最大吸气压,要么以低强度 - 高速度的处方增加肌肉收缩速度。而折中的方案是中等强度负荷 - 中等收缩速度的处方,则可以同时增加最大吸气压与收缩速度。

3. 重复性原则　通过锻炼达到预期的最佳功能状态,但锻炼的效果是暂时的和可逆的,提示呼吸功能训练应循序渐进,持之以恒。

### (二) 目的

①维持和改善胸廓的柔软性和活动性;②改善呼吸肌的柔软性;③减轻疼痛;④减轻精神和机体紧张,缓解辅助呼吸肌的紧张;⑤减少残气量,提高通气效率,降低呼吸运动中的能耗。有效改善和维持 COPD 患者的呼吸功能,减少呼吸困难,提高心肺耐力,改善预后,预防并发症,缩短住院时间,在一定程度上减轻重症患者的诊治痛苦,提高患者的生活质量。

### (三) 疗养康复方法

1. 一般疗法

(1)疗养地选择:宜选择海滨、湖畔、森林等气候温和、空气新鲜的疗养地。

(2)护理:向患者宣传本病病因、病情及注意事项;协助戒除诱因,如烟、酒等;保持呼吸道卫生,保持口腔清洁;让患者了解此病病程长、反复发作的特点,帮助树立信心,积极参与治疗和康复护理活动。

（3）营养：平衡饮食，均衡营养。多食高热量、高蛋白、富含维生素、清淡易消化的低盐饮食等，增强体质，提高机体免疫力。多饮水，每天 2.5L 以上，以利稀释痰液，足够的水分可使呼吸道黏膜病变修复，增强纤毛的活动能力，防止分泌物干结。

2. 自然因子疗法

（1）矿泉水蒸汽吸入疗法：可选择重碳酸钠泉、氯化钠泉、氡泉等泉水，用强力喷雾器吸入，每日一次，每次 10～15min，8～12 次为一疗程；

（2）海水浴：每日或隔日 1 次，每次 15～30min，15～20 次为一疗程；

（3）森林浴：森林中氧气含量高，有利于改善 COPD 患者的缺氧状况，每日或隔日 1 次，每次 20～30min，15～20 次为一疗程。

3. 物理因子疗法

（1）超短波疗法：用温热量，每日一次，每次 20min，10～15 次为一疗程。

（2）紫外线疗法：常采用穴位照射，背部穴取大椎、定喘、肺俞、膏肓；腰部穴取肾俞、命门；胸部穴取膻中（主治气短）、天突（主治咳嗽）。每周 2～3 次，每穴不超过 5 次，15～20 次为一疗程。

（3）磁疗法：一般采用贴敷法，通常用小磁片贴于选取的穴位处。主穴天突、膻中、定喘、肺俞；配穴足三里、中府、合谷、大椎。每次用 3～5 穴，磁场强度为 0.05～0.1T。背部穴位可用中磁片或大磁片，4 周为一疗程。

（4）耳针疗法：取肺、肾、定喘穴。

理疗的禁忌证是肺部出血、咯血、肺部肿瘤等。

4. 运动疗法

（1）呼吸肌训练：对呼吸肌的功能训练集中在力量与耐力两个方面，其中又以吸气肌训练更为常见。①吸气肌训练：由于吸气肌主要涉及低强度重复收缩，训练策略着重强调加强吸气肌耐力；②呼气肌训练：呼气肌训练参数可以选择高强度力量训练，也可以选择中等强度耐力训练，见表 2-3。

表 2-3　呼吸肌力量训练（IMT）和呼吸肌耐力训练（RMET）对比

| | IMT | RMET |
|---|---|---|
| 类型 | 力量 | 耐力 |
| 持续时间 | 15min，每日 2 次，8～12 周 | 30min，每日 1 次，6～12 周 |
| 频率 | 每周 3～5 次 | 每周 5 次 |
| 强度 | 根据个人情况，增加的负荷为 30%～50%MIP | VE=50%～60%MVV；呼吸频率 50～60 次/min |

注：MIP（maximal inspiratory pressure，最大吸气压）。

MVV（maximal voluntary ventilation，最大通气量）。

（2）胸廓放松训练：通过对患者进行徒手胸部伸张（肋间肌松动术、胸廓松动术）、胸廓辅助法、胸部放松法、呼吸体操等能有效地维持和改善胸廓的活动度，增强吸气深度和调节呼气的节律以达到改善呼吸困难的目的。种类：肋间肌松动术、胸廓松动术、胸廓辅助法、胸部放松法。

（3）保持呼吸道通畅：根据患者的情况可选择以下技术的一项或者多项结合咳嗽、体位引流、主动循环呼吸技术、振动排痰。

（4）体位引流：体位引流是根据支气管树的解剖结构，将患者摆在支气管出口垂直朝下的体位，利用重力的作用，将各大支气管中的痰液移动到中心气道，然后排出体外的方法。

（5）主动循环呼吸技术：主动循环呼吸技术主要由三个部分组成，分别是：呼吸控制（breathing control），深呼吸（deep breathing）和用力呼气技术（huffing）。

（6）振动排痰　振动是上肢肌肉同时产生强直收缩，产生缓和且高频率的振动，往往会同时合并有胸壁加压，从而实现增加呼气流速、降低黏液粘弹性的作用。

（7）其他肺康复相关训练　吞咽训练：恢复或提高患者的吞咽功能，改善因不能经口进食所产生的肌饿、失落、恐惧与抑郁，增加进食的安全，减少因食物误咽所引起的各种并发症，尽而改善身体的营养状况，提高患者的生存质量。

5. 中医传统康复疗法

（1）中药辨证治疗：①肺脾气虚；②肺肾两虚；③肾不纳气。

（2）针灸治疗：①交叉电项针——促进咳嗽反射重塑和促进呼吸功能恢复。翳风穴与风池穴（对侧）交叉连接电针正、负极，连续波，每次30min，每日两次。风池穴：向对侧鼻尖进针，针刺深度2.67～3.33cm；翳风穴：对侧内眼角方向刺入3.3～5.0cm。②头针＋体针：百会穴、膻中穴、天枢穴（双）、涌泉穴（双）、肺俞穴（双）、风门穴（双）、足三里（双）、三阴交（双）、太溪穴（双）、合谷穴（双）、尺泽穴（双）、肾腧穴（双），平补平泻，每次30min，每日两次。背部腧穴采用平刺法留针。

（3）保健推拿　擦胸部，用右掌擦左胸，以乳头部为中心，做环形摩擦10～20次，然后用左掌擦右胸部。

6. 心理治疗

心理治疗包括支持性心理治疗、生物反馈放松训练、认知行为疗法等。

7. 药物治疗

包括支气管扩张剂，如口服或吸入β受体激动剂和M受体拮抗剂、茶碱类口服药和β受体激动剂与糖皮质激素的联合吸入治疗。激素可以作用在COPD中炎症的多个环节，两种以上药物联合治疗的疗效优于单药治疗。肺气肿并发感染时，根据药物敏感试验选用抗生素。

（四）注意事项

1. 操作相关问题处理

（1）肋骨骨折或连枷胸，未经治疗的气胸，胸部有刚发生的烫伤、外伤、皮肤感染禁止使用。

（2）胸壁僵硬无弹性或有骨质疏松的患者，在进行肺疗养康复时须注意，可能会造成肋骨骨折。

2. 危险因素管理

确认肋骨的走形和活动，老年患者应注意骨质疏松。

3. 应急安全情况处理

出现气胸、呼吸困难或血流动力学不稳定情况，及时请相关科室会诊或转入监护室，待病情相对平稳再行肺疗养康复。

## 四、健康管理

### （一）健康教育

教育患者远离 COPD 的危险因素（包括个体因素和环境因素等），明白早期干预中最重要的措施是戒烟。同时加强体育锻炼，增强免疫力，加强通风和个人防护，改善空气质量和营养状态。COPD 患者因摄入热量不足和呼吸功增加、发热等因素，导致能量消耗增加，机体处于负代谢，降低机体免疫功能，感染不易控制，呼吸肌疲劳，以致发生呼吸泵功能衰竭，使抢救失败或病程延长。故 COPD 患者需高蛋白、高脂肪和低碳水化合物，以及多种维生素和微量元素的饮食。

### （二）日常生活指导

1. 制定一个呼吸训练的时间表，一日一次进行呼吸训练。

2. 感觉有精神压力时，易出现呼吸困难加重，肩关节沉重等症候，应尽早做放松训练。工作繁忙是引起身心紧张的原因之一，应教育和指导患者做事量力而行，适度地定一些计划，由易到难进行。

3. 对慢性呼吸困难的患者，吃饭、行走、做事、活动时尽量遵循慢的原则。

4. 进行长期家庭氧疗，患者在进行家庭氧疗时注意吸氧时间、流量、温度、湿化和消毒方法。最好先由专科医生评估，制定科学的吸氧计划。

（胡 菱 彭方书）

# 参 考 文 献

［1］中华医学会心血管病学分会介入心脏病学组，中华医学会心血管病学分会动脉粥样硬化与冠心病学组，中国医师协会心血管内科医师分会血栓防治专业委员会，等. 稳定性冠心病诊断与治疗指南. 中华心血管病杂志，2018，46（9）：680-694.

［2］中华医学会心血管病学分会，中国康复医学会心血管病专业委员会，中国老年学学会心脑血管病专业委员会. 冠心病康复与二级预防中国专家共识. 中华心血管病杂志，2013，41（4）：267-275.

［3］Thomas RJ，Balady G，Banka G，et al. 2018 ACC/AhA clinical performance and quality measures for cardiac rehabilitation：a report of the American College of Cardiology/American heart Association Task Force on Performance Measures. J Am Coll Cardiol，2018，71（16）：1814-1837.

［4］Squires RW，Kaminsky LA，Porcari JP，et al. Progression of exercise training in eryly outpatient cardiac rehabilitation：an official statement from the American Association of Cardiovascular and Pulmonary Rehabilitation. J Cardiopulm Rehabil Prev，2018，38（3）：139-146.

［5］中华医学会心血管病学分会预防学组，中国康复医学会心血管病专业委员会. 冠心病患者运动治疗中国专家共识. 中华心血管病杂志，2015，43（7）：575-588.

［6］中华医学会心血管病学分会心力衰竭学组，中国医师协会心力衰竭专业委员会，中华心血管病杂志编辑委员会. 中国心力衰竭诊断和治疗指南 2018. 中华心血管病杂志，2018，46（10）：760-789.

［7］中国康复医学会心血管病专业委员会. 中国心脏康复与二级预防指南 2018 精要. 中华内科杂志，2018，57（11）：802-809.

［8］中华医学会心血管病学分会预防学组，中国康复医学会心血管病专业委员会. 冠心病患者运动治疗中国专家共识. 中华心血管病杂志，2015，43（7）：575-588.

［9］中国康复医学会心血管病专业委员会,中国老年学学会心脑血管病专业委员会.慢性稳定性心力衰竭运动康复中国专家共识.中华心血管病杂志,2014,42(9):714-720.

［10］Fletcher GF, Ades PA, Kligfield P, et al. Exercise standards for testing and training: a scientific statement from the American heart Association. Circulation, 2013, 128(8): 873-934.

［11］中国康复医学会心血管病专业委员会,中国营养学会临床营养分会,中华预防医学会慢性病预防与控制分会,等.心血管疾病营养处方专家共识.中华内科杂志,2014,53(2):151-158.

［12］胡大一.中国心血管疾病康复/二级预防指南.北京:北京科学技术出版社,2015.

［13］JCS Joint Working Group. Guidelines for rehabilitation in patients with cardiovascular disease(JCS 2012).Circ J, 2014, 78(8): 2022-2093.

# 消化系统疾病的疗养康复

## 第一节 慢 性 胃 炎

### 一、概述

慢性胃炎是由多种原因引起的胃黏膜的慢性炎性病变,发病率在各种胃病中居首位,随年龄增加而上升,是最常见慢性疾病之一。该病易反复发作,严重影响患者的生活质量,慢性萎缩性胃炎伴肠上皮化生、上皮内瘤变者发生胃癌的危险度增加,在临床上越来越引起重视。慢性胃炎尤其是慢性萎缩性胃炎的发生与幽门螺杆菌(Hp)感染密切相关,与胃癌的发病率呈正相关。

慢性胃炎按病因可分成 Hp 胃炎和非 Hp 胃炎;按病变分布可分为胃窦为主胃炎、胃体为主胃炎和全胃炎。大多数病人无明显症状,可表现为中上腹不适、饱胀、钝痛、烧灼痛等,也可呈食欲缺乏、嗳气、泛酸、恶心等消化不良症状。体征多不明显,有时存在上腹轻压痛。慢性胃炎的确诊主要依赖内镜检查和胃黏膜活检,尤其是后者的诊断价值更大。其中内镜电子染色技术结合放大内镜对慢性胃炎鉴别诊断有一定价值;共聚焦激光显微内镜可以实时观察胃黏膜的细微结构,对于慢性胃炎以及肠化和上皮内瘤变与活组织检查诊断一致率高。

入院已明确诊断,病情稳定,生活能够自理或部分自理的慢性胃炎患者,适合进行疗养康复治疗;伴有严重并发症或病情不稳定,生命体征不平稳或体力差,不能完成康复治疗活动的慢性胃炎患者不适合进行疗养康复治疗。

### 二、风险评估与康复评定

#### (一)临床评估

1. 疾病状态评估  通过综合评估患者既往病史、临床表现、危险因素、平时生活方式、运动习惯及相关辅助检查(内镜检查和胃黏膜活组织检查、幽门螺杆菌、胃蛋白酶原、胃泌素、抗胃壁细胞抗体、内因子抗体、维生素 $B_{12}$ 等),明确慢性胃炎病因、类型、判断胃黏膜活检病理分期、并发症情况及胃癌风险。

2. 胃癌前状态的评估  胃癌的癌前状态分为癌前疾病和癌前病变。前者是指与胃癌相关的胃良性疾病,有发生胃癌的危险性;后者是指易转变为癌组织的病理学变化。胃癌的癌前疾病包括:①慢性萎缩性胃炎;②胃腺瘤型息肉,特别是广基腺瘤型息肉易癌变,而单纯增生型一般不发生癌变;③残胃,指既往因良性病变而行胃大部切除术后者;④恶性贫血;⑤少数胃溃疡患者。胃癌的癌前病变包括肠化和异型增生(或称为上皮内瘤变)。

#### (二)生活方式和环境健康评估

参照《健康体检基本项目专家共识》中健康体检自测问卷的生活习惯和环境健康内容。

#### (三)健康素养评估

参照《健康体检基本项目专家共识)》中健康体检自测问卷的健康素养内容。

（四）心理健康评估

常用汉密尔顿抑郁量表和汉密尔顿焦虑量表来进行评价。

（五）康复评定

1. 日常生活活动能力的评定　常用巴塞尔指数评定量表和功能独立性测量。

2. 健康体适能评定　包括心肺耐力、身体成分、力量适能、柔韧适能、平衡能力和肺功能等。

3. 精神心理功能评定　包括智力测验、情绪评定、心理状态评定、疼痛的评定、认知评定、人格评定等。

4. 社会功能评定　包括社会生活能力评定、生存质量评定、职业能力评定等。

（六）疗养康复的效果评定

1. 主观感觉　精神、睡眠、饮食、体力正常或有明显改善为良好，反之为不良，介于两者之间为一般。

2. 疾病矫治情况　①临床症状消失，食欲良好，胃镜所见及黏膜组织学改变基本正常为治愈；②临床症状减轻或基本消失，胃镜检查和/或活检有改善为好转；③临床症状及胃镜检查均无改善为无效。

# 三、疗养康复治疗

（一）原则

遵循个体化原则　①可依据慢性胃炎病情、疗养条件及各种疗养因子适应证选择疗养康复治疗方法；②慢性胃炎消化不良症状的处理与功能性消化不良相同；③根除幽门螺杆菌可消除或改善胃黏膜炎症，防止萎缩、肠化的进一步发展；④对于萎缩性胃炎，特别是严重的萎缩性胃炎或伴有上皮内瘤变者应注意预防其恶变。

（二）目的

缓解症状和改善胃黏膜炎性反应，解除慢性胃炎患者的症状，提高患者的生活质量，预防、筛查和诊治胃癌前病变，降低我国胃癌的发病率和死亡率。

（三）疗养康复方法

1. 一般疗法

（1）疗养地选择：可选择风景气候、湖滨（江滨）气候、滨海气候及矿泉疗养地；不适合山地气候及寒冷地区疗养地；同时该疗养地应具备慢性胃炎疗养康复的人员配置和设备条件。

（2）护理措施：病情平稳者可予常规三级疗养护理，护理等级根据病情变化调整。依据患者的情况，监测生命体征，提供合适的生活照护，进行日常生活指导，纠正不良的生活习惯，帮助患者树立战胜疾病的信心，克服消极悲观情绪，保持愉快和稳定的心理等。慢性胃炎疗养护理要着重抓好以下几项内容：①基础疗养护理；②疗养生活护理；③疗养心理护理；④疗养膳食护理。

（3）饮食疗法：平时注意饮食定时定量，胃炎活动期以少量多餐为原则，一日4~6餐为宜。食物以富含蛋白质及维生素的新鲜食物为主，如牛奶、豆浆和新鲜蔬菜等。要注意多食细软易消化食品，食物宜精工细做，进食宜细嚼慢咽。过酸、过辣等刺激性食物及生冷不易消化的食物应尽量避免。

2. 自然因子疗法

（1）气候疗法：慢性胃炎可选择平原、海滨、森林、沙漠气候疗养地。具体实施方法因地因人而异,常用的方法包括日常生活式及定时定点活动式,在选定的气候地域内,择其最佳时间,每日组织开展各种健身活动,如散步、体操、舞蹈、爬山、游泳、游戏等,有利于充分发挥良好气候的医疗保健作用。

(2)日光浴疗法:由于地区不同,日光照射强度和全年气候变化的差异,进行日光浴的时间,应综合考虑。在夏季一般以上午9—11时,下午3—4时适宜;春秋季以上午11—12时比较适宜。照射方法包括全身照射法、顺序全身照射法、间歇性全身照射法、局部照射法。

(3)海水浴疗法:一般海水温度在20℃以上、风速在4m/s以下、气温高于水温2℃以上时,适合进行海水浴。宜在海滨浴场进行海水浴。初始海水浴时间一般15～20min为宜,以后可视体质情况逐渐增加时间,以不感到疲乏为度,每日一次或两日一次。

(4)矿泉疗法:慢性胃炎患者可选择全身浸浴法及局部浸浴法,也可以选择饮泉疗法,宜饮服重碳酸盐泉水或氯化钠泉水,每次100～200ml,一日三次,空腹服用,4周为一疗程。氯化钠泉水低浓度时可促进胃酸分泌;高浓度时可抑制胃酸分泌,故应根据不同类型的胃炎,正确选用。

(5)森林浴疗法:应用静息森林浴及活动森林浴,在指定的区域内,进行各种健身活动,如跑步、散步、体操、打拳、舞剑、垂钓、划船等适合体质较强的人员,一般每次1～1.5h,每日一次。

(6)泥疗法:可选择全身泥疗法及局部泥疗法,从低温(38℃)开始,持续2～3d后,再增加温度,最高不超过40～42℃,每次10～30min,每日一次或两日一次,10～15次为一个疗程。

(7)景观疗法:院内景观疗法每日根据个人实际情况量力而行,院外的景观疗法原则上不宜太远,最好每周安排两次,每次半天,自然景观和人工景观应科学结合,景观地的地理、人文、社会情况有机结合能增强参与景观治疗的兴趣,达到景观治疗的目的。

3. 物理因子疗法

(1)电疗法

1)短波或超短波疗法:短波或超短波治疗仪,输出功率200～300W,两个板状电极于上腹部对置,微热量或温热量,每次15～20min,每日一次,15～20次为一疗程。

2)直流电疗法:一个200cm$^2$电极,置于上腹胃区,接阴极;另一个300cm$^2$电极置于背部胃的相应区,接阳极,每次15～20min,每日一次。15～20次为一疗程。用于胃酸缺乏和胃液分泌功能低下者。

3)直流电电泳疗法:患者先口服0.25%～0.5%普鲁卡因50～100ml,后用直流电疗法(操作方法同直流电疗法),此法止痛效果好。

4)毫米波疗法:辐射器置于上腹部,每次30～60min,每日一次,15～20次为一疗程。

(2)光疗法

1)太阳灯或红外线疗法:照射上腹部,每次15～20min,每日一次,15～20次为一疗程;

2)紫外线疗法:照射腹部太阳神经丛区和相应背部,弱红斑量,前后交替每日一区,每日一次,8～10次为一疗程,适用于萎缩性胃炎;

3)石蜡疗法:蜡饼,蜡温为50～55℃,置于腹部,每次20～30min,每日1～2次,15～20次为一疗程。

4. 运动疗法 慢性胃炎患者可依据疗养条件及患者的功能及个人爱好,选择适当的运动疗法,适合运动量中等的有氧训练以及适量的腹肌训练,如健身气功等;太极拳、保健操等可单独或与气功配合进行。

5. 作业疗法与文娱疗法 可根据患者的功能及个人爱好选择适当作业疗法与文娱疗法,主要包括:

(1)日常生活活动:基本日常生活活动,如主动移动、进食、个人卫生更衣、洗澡,步行和如厕等;应用性日常生活活动,如做家务、使用交通工具,认知与交流等。

(2)运动性功能活动:通过相应的功能活动增加患者的肌力、耐力、平衡与协调能力和关节活动范围。

(3)娱乐活动:适合慢性胃炎患者的娱乐项目包括游戏活动、园艺活动、手工艺活动、制陶作业、艺术活动等,此类活动的特点是富有趣味性,轻松愉快,有利于患者主动参与社会活动,调整心态,提高生活质量及社会适应能力。

6. 中医疗法

(1)中医药治疗:主要采用辨证治疗、随证加减、中成药治疗等方法,可改善部分患者消化不良症状,对于常规西医治疗效果不佳的患者可以采用中医药治疗。详细治疗方法参见《慢性胃炎中医诊疗专家共识意见(2017年)》。

(2)针刺疗法:实证以足厥阴肝经、足阳明胃经穴位为主,以毫针刺,采用泻法,常取足三里、天枢、中脘、内关、期门、阳陵泉等;虚证以背俞穴、任脉、足太阴脾经、足阳明胃经穴为主,毫针刺,采用补法,常用脾俞、胃俞、中脘、内关、足三里、气海等。

(3)耳穴疗法:取脾、胃、肝、交感、大肠、小肠等穴位,按压10min,每日两次,七天为一个疗程。

(4)腹部推拿:顺时针摩腹,揉腹,点中脘、天枢、章门、足三里,搓摩胁肋,推揉胃脘,点按气海、关元,振腹,每次共25min,每周3次,连续四周。

(5)灸法:取中脘、神阙,患者仰卧位,在两穴中各切厚约2~3mm的生姜一片,在中心处回针穿刺数孔,上置艾炷并点燃,直到局部皮肤潮红为止。每日一次,10天为一个疗程。

7. 心理疗法 常见的心理障碍包括丧失治疗信心、恐癌心理及对特殊检查的恐惧等。心理治疗对慢性胃炎伴焦虑抑郁状态的有效,如患者的焦虑抑郁症状比较明显,应建议患者就诊心理医学专科。

8. 药物治疗

(1)抑酸或抗酸:适用于有胃黏膜糜烂或烧心、反酸、上腹饥饿痛等症状,可选择抗酸剂、$H_2$受体阻滞剂或质子泵抑制剂;

(2)保护胃黏膜:适用于有胃黏膜糜烂、出血或症状明显者,可选用硫糖铝、瑞巴派特、替普瑞酮、铝碳酸镁、胶体铋剂、麦滋林-S等;

(3)增强胃动力:适用于有腹胀、嗳气、早饱等症状者,可用甲氧氯普胺、多潘立酮、莫沙必利、伊托必利、马来酸曲美布丁等,伴有消化不良者可加用胰酶片、多酶片等助消化药。

(四)注意事项

1. 危险因素管理 慢性胃炎的危险因素包括:幽门螺杆菌感染、饮食和环境、不良生活习惯、药物因素、鼻腔/口腔/咽部慢性炎症、胆汁反流、精神因素、自身免疫因素等。需通过有效二级预防,降低慢性胃炎的发病率及复发率,如避免进食对胃黏膜有强刺激的饮食及药品,戒烟忌酒;积极治疗口、鼻、咽部的慢性疾患;纠正不良饮食习惯,细嚼慢咽,减少对胃黏膜的刺激和损害。对于幽门螺杆菌感染引起的慢性胃炎,下列情况应予根除治疗:①有明显异常(指胃黏膜糜烂、萎缩、肠化或伴上皮内瘤变)的慢性胃炎;②有胃癌家族史者,伴有糜烂性十二指肠炎者;③症状明显,常规治疗疗效差者。根除幽门螺杆菌方案甚多,目前主要推荐铋剂＋质子泵抑制剂(PPI)＋两种抗菌药物组成的四联疗法,强调个体化治疗。

2. 操作相关问题处理

(1)癌前病变及早癌的处理:对于慢性胃炎发生上皮内瘤变患者,若为低级别上皮内瘤变(LGIN)可观察随访或内镜下治疗;若为高级别上皮内瘤变(HGIN)应内镜或手术治疗。对于无淋巴结侵犯的早期胃癌主张行内镜下微创治疗;对于已有胃周围区域的淋巴结转移或尚未发现淋巴结转移但风险较高的黏膜下侵袭癌,仍首选外科手术治疗。

(2)自然因子疗法、物理因子疗法应用慢性胃炎康复疗养过程中要特别注意:①必须明确适应证和禁忌证,以防不良反应的发生,如有消化道出血,禁用物理因子疗法;②必须注意各种安全措施,以防意外或事故的发生;③必须从本地的有利条件出发,要讲究经济效益;④治疗过程中必须严密观察,严格控制治疗量,以防过量;⑤疗养院要围绕这些疗养措施配备设备条件,提高疗养质量。

(3)运动疗法对于人体消化系统有良好的作用,这是疗养院进行疗养工作最简便、最经济、最普及的内容,但是必须要特别注意:①必须结合各人的身体实际和个人爱好,明确适应证,开出运动处方;②必须坚持循序渐进的原则,逐步加大运动量,同时又要鼓励疗养员持之以恒;③必须加强医学监测,包括要预先教会疗养员如何观察和测定自己的心率变化,防止发生运动中的意外事件,关键是要控制适应证和禁忌证;④必须进行合理组织,要根据年龄、体质、健康状况、平时运动量、气候气温等分组进行;⑤要加强现场的医疗监督和事先的安全教育,防止发生运动外伤,各种运动器械要安置有序、经常检查、随时维修,防止发生意外和事故。

3. 应急安全情况处理　慢性胃炎患者发生贫血、活动性出血、溃疡、甚至癌变等并发症时,疗养机构应具有相应应急预案,及时处理,确保患者安全。

## 四、健康管理

### (一)健康教育及日常生活指导

1. 教育患者建立良好的生活和饮食习惯;

2. 去除病因和诱因(减少压力,放松心情,慎用对胃黏膜有损伤的药物,应戒烟忌酒,忌服浓茶、浓咖啡等有刺激性的饮料等);

3. 注意保暖;

4. 可参加适量的健身运动。

### (二)健康档案及随访监测

建立随访数据库及评估、随访、监督制度,对患者的生活方式、危险因素、康复情况进行管理,积极发现并解决存在问题,确保康复的安全性、有效性和依从性。慢性萎缩性胃炎伴有上皮内瘤变和肠上皮化生者有一定的癌变概率。《中国慢性胃炎共识意见》建议:活检有中重度萎缩并伴有肠化生的慢性萎缩性胃炎一年左右随访一次;不伴有肠化生或上皮内瘤变的慢性萎缩性胃炎可酌情行内镜和病理随访;伴有低级别上皮内瘤变并证明此标本并非来于癌旁者,根据内镜和临床情况缩短至每3个月左右随访一次;而高级别上皮内瘤变需立即确认,证实后行内镜下治疗或手术治疗。

(黄荣根　颜兆寰)

# 第二节　消化性溃疡

## 一、概述

消化性溃疡是指在各种致病因子的作用下，黏膜发生炎性反应与坏死、脱落、形成溃疡，溃疡的黏膜坏死缺损穿透黏膜肌层，严重者可达固有肌层或更深。病变可发生于食管、胃或十二指肠，也可发生于胃 - 空肠吻合口附近或含有胃黏膜的麦克尔憩室内，其中以胃、十二指肠最常见。消化性溃疡（peptic ulcer，PU）是人群中最常见慢性疾病之一，该病易反复发作，严重影响患者的的生活质量。本病在全世界均常见，一般认为人群中约有 10% 在其一生中患过消化性溃疡。但在不同国家和地区，其发病率有较大差异。本病可见于任何年龄，以 20 ~ 50 岁居多，男性多于女性（2 ~ 5）∶1，临床上十二指肠溃疡多于胃溃疡，两者之比约为 3∶1。

按其发生部位及性质分为胃溃疡、十二指肠溃疡及特殊类型溃疡（如隐匿型溃疡、复合性溃疡、幽门管溃疡、球后溃疡、巨大溃疡等）。由于其发病与 Hp 感染、非甾体抗炎药（NSAID）关系密切，故对 Hp 感染者又称 Hp 相关性溃疡，对服用 NSAID 者又称 NSAID 相关性溃疡。

典型的消化性溃疡临床表现具有慢性、周期性、节律性上腹痛的特点，常伴反酸、烧心、嗳气等症状，可伴心理综合征。患者上腹部可有局限性压痛。主要并发症有出血、穿孔、梗阻和癌变，部分患者以溃疡的并发症为首诊症状。消化性溃疡诊断主要依据特征性临床表现、内镜、病理组织学检查、Hp 检测。其中，内镜检查是确诊手段。对不典型或难以愈合的溃疡，必要时应做进一步相关检查如胃肠 X 线钡餐、超声内镜、共聚焦内镜等明确诊断。

入院疗养者多已明确诊断，病情稳定，生活能够自理或部分自理的消化性溃疡患者，适合进行疗养康复治疗；伴有严重并发症或病情不稳定，生命体征不平稳或体力差，不能完成康复治疗活动的患者不适合进行疗养康复治疗。

## 二、风险评估与康复评定

### （一）临床评估

通过综合评估患者既往病史、临床表现、消化性溃疡危险因素、平时生活方式、运动习惯及相关辅助检查（内镜检查和胃黏膜活组织检查、幽门螺杆菌等），排除恶性溃疡、判断溃疡分期、明确病因及了解有无并发症。

### （二）生活方式和环境健康评估

参照《健康体检基本项目专家共识》中健康体检自测问卷的生活习惯和环境健康内容。

### （三）健康素养评估

参照《健康体检基本项目专家共识》中健康体检自测问卷的健康素养内容。

### （四）心理健康评估

具体可参考本章第一节慢性胃炎。

### （五）康复评定

具体可参考本章第一节慢性胃炎。

（六）疗养康复的效果评定

1. 主观感觉 精神、睡眠、饮食、体力正常或有明显改善为良好，反之为不良，介于两者之间为一般。

2. 疾病矫治情况 ①临床症状消失，胃镜和／或 X 线检查溃疡愈合为治愈；②临床症状减轻或基本消失，胃镜和／或 X 线检查溃疡无明显改善为好转；③临床症状及胃镜检查溃疡均无改善为无效。

# 三、疗养康复治疗

## （一）原则

遵循个体化原则：①可依据消化性溃疡患者病情、疗养条件及各种疗养因子适应证选择疗养康复治疗方法；②治疗的重点在于削弱各种损害因素对胃及十二指肠黏膜的损害，提高防御因子以增强对黏膜的保护。具体的方法包括消除病因、降低胃酸、保护胃黏膜、根除 Hp 及疗养康复治疗等。

## （二）目的

缓解症状、促进溃疡愈合、防治并发症、预防复发，提高患者的生活质量。做好胃癌前病变的预防、筛查和诊治工作，以期降低我国胃癌的发病率和死亡率。

## （三）疗养康复方法

1. 一般疗法

（1）疗养地选择：可选择风景气候、湖滨（江滨）气候、海滨气候及矿泉疗养地，不适合山地气候及寒冷地区疗养地，同时该疗养地应具备消化性溃疡疗养康复的人员配置和设备条件；

（2）护理措施：具体可参考本章第一节慢性胃炎；

（3）饮食疗法：具体可参考本章第一节慢性胃炎。

2. 自然因子疗法 自然疗养因子可广泛应用于消化性溃疡愈合期，瘢痕期的疗养康复。可依据疗养条件及病情选择各种疗养因子（气候疗法，日光浴疗法，海水浴疗法，矿泉疗法，森林浴疗法，泥疗法，景观疗法等），实施中需加强健康干预指导。（具体可参考本章第一节慢性胃炎）。

3. 物理因子疗法

（1）电疗法

1）毫米波疗法：多用 8mm 波，辐射器置于上腹部患区，每次 30～60min，每次 60min，每日一次，20～25 次为一疗程；

2）超短波或短波疗法：短波或超短波治疗仪，输出功率 200～300W，两个板状电极于上腹部对置，微热量，每次 15～20min，每日 1～2 次；

3）分米波疗法：圆柱形辐射器（直径 15cm）置于左上腹胃区，距体表 10cm，输出功率 20～40W，每次 10～15min，每日一次，10～12 次为一疗程，对后壁溃疡和复合溃疡效果好；

4）直流电药物离子导入疗法：用 0.5%～2% 硫酸锌或阿托品 3～5mg，接阳极置于上腹部，阴极置于 $T_5$～$T_{10}$ 之间，方法、剂量同第一节慢性胃炎的直流电疗法；

5）干扰电疗法：4 个 $100cm^2$ 的电极，一组置于左上腹部 - 右腰部，另一组置于右上腹 - 左腰部，即交叉对置，差频 0～10Hz、50～100Hz，各 10min，每日一次，15～20 次为一疗程；

6）正弦调制中频电疗法：两个 $200cm^2$ 的电极分别置于上腹部和背部 $T_7$～$T_{12}$ 节段，先用连调 2min，后用断调 4min，最后变调 6min，每日一次，12~15 次为一疗程；

（2）超声疗法：患者治疗前饮温开水 400~500ml，取坐位或右侧卧位，声头分别在胃区和脊柱（$T_5$~$T_{10}$）两侧移动（治疗局部皮肤涂以耦合剂），前、后各 8~10min，每日一次，15~20 次一疗程；

（3）石蜡疗法：蜡饼法，40~45℃，敷于上腹和背部（$T_5$~$T_{10}$）30min 前后，隔日交替，每日一次，15~20 次一疗程；

（4）其他：还可用直流电鼻黏膜反射法、直流电或超短波颈交感神经节反射法、直流电谢尔巴克反射法等。为了增强机体的调节功能，还可用全身治疗法，如电睡眠疗法、高压交变电场疗法、全身松脂浴疗法、生物反馈疗法。

4. 运动疗法　消化性溃疡患者可依据疗养条件及患者的功能及个人爱好，选择适当的运动疗法，选择运动量中等的有氧训练以及适量的腹肌训练，如气功等，太极拳、保健操等可单独或与气功配合进行。在运动中要求呼吸配合，对胃酸过多者要求进行以延长吸气为主的呼吸操，每次 15~30min。训练仅在症状缓解后进行。

5. 作业疗法与文娱疗法　可根据患者的功能及个人爱好选择适当作业疗法与文娱疗法（具体可参考第一节慢性胃炎的疗养康复治疗）。

6. 中医疗法

（1）中医药治疗：主要采用辨证治疗、随证加减、中成药治疗等方法，详细治疗方法参见《消化性溃疡中西医结合诊疗共识意见（2017 年）》。

（2）针刺疗法：根据不同症状证型选择相应的腧穴进行针灸治疗，可取肝俞、胆俞、胃俞、中脘、足三里等穴。除足三里用捻转补法外，余皆用提插补法。每日 2~3 穴，轮换使用。

（3）中药穴位贴敷：

1）寒证：热敷方，取干姜、吴茱萸等调制成药膏外敷脐部或疼痛最明显处，外敷每日 1~2 次，并配合红外线照射；

2）热证：寒敷方，取大黄、黄柏调制成药膏外敷。

（4）穴位注射：双足三里穴位各注射灯盏细辛注射液或丹参注射液 1ml。

（5）推拿疗法：拇指推背部两侧脾俞、胃俞穴，或推背部检查时发现的敏感区。每个穴位推 1min，每日一次。或取四肢穴位推拿，上肢一般取合谷，下肢取足三里穴，用指掐指振法，使之得气。注意手法不宜过重、过猛，以免出血、穿孔。

7. 心理疗法　具体可参考第一节慢性胃炎。

8. 药物治疗

（1）抑酸或抗酸治疗可选择抑酸剂、抗酸剂。抑酸剂首选 PPI，常用的药物有奥美拉唑、兰索拉唑、泮托拉唑、埃索美拉唑、雷贝拉唑、艾普拉唑等；抑酸治疗也可选用 $H_2$ 受体拮抗剂，常用药物有西咪替丁、雷尼替丁、法莫替丁、罗沙替丁等。抗酸剂如氢氧化铝、铝碳酸镁等，一般用于临时给药以缓解症状，不作长期治疗。

（2）保护胃黏膜可选用硫糖铝、瑞巴派特、替普瑞酮、铝碳酸镁、胶体铋剂、麦滋林 -S 等。

（3）对症治疗根据患者症状酌情分别给予解痉剂（屈他维林、阿托品等）、促动力剂（伊托比利、莫沙比利等）、抗胆汁反流剂（铝碳酸镁、考来烯胺等）。

（四）注意事项

1. 危险因素管理　Hp 感染、NSAID 和阿司匹林的广泛应用是引起消化性溃疡最常见的损伤因素。其他药物,如糖皮质激素、部分抗肿瘤药物和抗凝药的广泛使用也可诱发消化性溃疡,亦是上消化道出血不可忽视的原因之一。吸烟、饮食因素、遗传、应激与心理因素、胃十二指肠运动异常等在消化性溃疡的发生中也起一定作用,需通过有效二级预防,降低消化性溃疡的发病率及复发率。如避免进食对胃黏膜有强刺激的饮食及药品,戒烟忌酒;积极治疗口、鼻、咽部的慢性疾患;纠正不良饮食习惯,细嚼慢咽,减少对胃黏膜的刺激和损害。对于幽门螺杆菌感染引起的消化性溃疡,无论初发或复发,有无并发症均应根除 Hp。根除 Hp 方案甚多,目前主要推荐铋剂 +PPI+ 两种抗菌药物组成的四联疗法,强调个体化治疗。

2. 复发及预防处理　消化性溃疡的复发是综合因素造成的,季节因素、饮食因素、精神情志因素、环境因素、体质因素、药物因素以及一些未知因素等,都可导致溃疡病复发,避免这些负性因素对于预防本病复发具有重要意义。①按时规律进餐,戒进食过饱及睡前进食,戒烟酒,戒大量饮用浓茶或咖啡,戒辛辣等刺激性食物;②避免过度劳累及精神紧张;③慎用对胃黏膜有损害的药物,如非甾体抗炎药、肾上腺皮质激素、利血平等;④ Hp 感染为消化性溃疡病重要发病原因和复发因素之一,故对消化性溃疡 Hp 阳性者,无论溃疡是活动期或者静止期都应行根除 Hp 治疗。

3. 应急安全情况处理　消化性溃疡患者发生出血、穿孔、梗阻和癌变等并发症时,疗养机构应具有相应应急预案,及时处理,确保患者安全。

## 四、健康管理

### (一)健康教育及日常生活指导

具体可参考本章第一节慢性胃炎。

### (二)健康档案及随访监测

建立随访数据库及评估、随访、监督制度,对患者的生活方式、危险因素、康复情况进行管理,积极发现并解决存在问题,确保康复的安全性、有效性和依从性。

目前,消化性溃疡经综合治疗后,绝大多数已能达到近期愈合,但复发率较高仍是临床存在的一个主要问题。且有少数患者由于饮食调摄不当,治疗不及时可出现出血、穿孔、梗阻,甚至癌变(胃溃疡患者约为 1%～3%)等并发症。因少数溃疡型胃癌可像良性溃疡那样愈合,因此胃溃疡治疗后应复查胃镜。对于胃溃疡患者病理组织学等检查有上皮内瘤变者应根据级别高低,每半年至一年进行一次胃镜随访,伴高级别上皮内瘤变需立即确认,证实后行内镜下治疗或手术治疗。

(黄荣根　颜兆寰)

# 第三节　肠易激综合征

## 一、概述

肠易激综合征(irritable bowel syndrome, IBS)是临床常见的功能性肠病,定义为一种以腹痛不适或伴排便习惯改变为特征的功能性肠病,该病缺乏可解释症状的形态学和生化学异常。其发病可能与肠动力及内脏感知异常有关。IBS 一般可分为腹泻型(IBS-D)、便秘型

（IBS-C）、混合型（IBS-M）以及不定型（IBS-U）四类。根据相关症状轻重及其对生活影响的程度，可将 IBS 康复一般分为两类。

（一）IBS 康复分类

1. 预防性康复 针对症状出现至少 6 个月，最近 3 个月尚未出现明显症状的患者，指导 IBS 防治的知识、技能，采取积极措施预防 IBS 的发生，对 IBS 患者的生活方式进行指导，达到预防 IBS 的目标。

2. 治疗性康复 症状出现至少 6 个月，最近 3 个月每个月至少有 3 天出现明显症状的患者，需要给予多学科综合干预，达到症状改善或治愈的目标。

（二）IBS 疗养康复适应证

1. 症状出现至少 6 个月，但近 3 个月每个月可伴有相关症状但不严重，对保守治疗有效。

2. 无严重器质性病变因素，可恢复健康。

3. 主要脏器心脑、肝肾功能未见明显异常。

（三）IBS 疗养康复禁忌证

1. 伴有严重精神心理障碍者，自知力不全。

2. 生活不能自理，社会功能严重受损。

3. 预计保守治疗无法改变患者生活质量或基础疾病较重者。

## 二、风险评估与康复评定

IBS 的发病涉及多个学科，是一种多因素导致的复杂性疾病，因而开展多学科风险评估以及协作康复疗养对于 IBS 的康复疗养十分重要。

（一）IBS 症状评定

1. 主要症状单项评定

（1）症状判定标准：

1）腹痛和腹胀程度评分：无症状为 0 分；经提示后方觉有症状为 1 分，轻度；不经提示即有症状为 2 分，中度；患者主诉为主要症状为 3 分，重度。

2）腹泻的频率评分：无症状为 0 分；小于每日 3 次为 1 分，轻度；每日 3 ~ 5 次为 2 分，中度；每日 6 次为 3 分，重度。

3）便秘的频率评分：排便正常为 0 分；排便 ≥ 3 次 / 周为 1 分，轻度；排便 1 ~ 2 次 / 周为 2 分，中度；排便小于每周 1 次为 3 分，重度。

（2）单一症状疗效判定标准：

1）显效：症状消失；

2）有效：症状减轻，积分下降 2 分以上（含 2 分）；

3）进步：症状减轻，1 分 < 积分值下降 < 2 分；

4）无效：症状无改善。

改善包括显效、有效和进步，计算各主要症状的总改善率进行症状评价。

2. 主要症状综合疗效评定 按改善百分率 =（治疗前总积分 − 治疗后总积分）/ 治疗前总积分 × 100%，计算症状改善百分率。症状消失为痊愈，症状改善百分率 ≥ 80% 为显效，50% ≤ 症状改善百分率 < 80% 为进步，症状改善百分率 < 50% 为无效，症状改善百分率负值时为恶化。痊愈和显效病例数计算总有效率。

## （二）IBS 疗效评定

疗效指数 =（治疗前积分 - 治疗后积分）/ 治疗前积分 × 100%。①临床痊愈：主要症状、体征消失或基本消失，疗效指数 ≥ 95%。②显效：主要症状、体征明显改善，70% ≤疗效指数 < 95%。③有效：主要症状、体征明显好转，30% ≤疗效指数 < 70%。④无效：主要症状、体征无明显改善，甚或加重，疗效指数 < 30%。

## （三）报警征象评定

IBS 的报警征象包括发热、消瘦、贫血、腹部包块、频繁呕吐、呕血或黑便、年龄大于 40 岁的初发病者、有肿瘤（结肠癌）家族史等。

## （四）排查器质性病变评估

IBS 检查指标主要用于排查器质性病变风险，一般可分为五个维度。①一般情况良好，系统检查仅发现腹部压痛；②血、尿、便常规及细菌培养，便潜血阴性；③肝、胆、胰腺、肾功能、血糖及 B 超正常；④甲状腺功能测定正常；⑤X 线钡餐灌肠及肠镜检查无阳性发现或结肠有激惹征象。

## （五）肠动力学疗效评定

IBS 患者肠道动力异常是重要的病理生理基础。肠道动力学的评价主要包括了核素法、钡条法结肠传输试验、乳果糖氢气呼气实验。乳果糖氢气呼气实验，在临床及科研中逐渐地得到重视，但是肠道动力学较常见的评价为核素法、钡条法的结肠传输试验。

## （六）肠道微生物评定

1. 粪便镜检球 / 杆菌比值（成人参考值为 1∶3）。因正常参考值各家报道不一，有建议采用康白标准（3∶7）。

2. 粪便菌群涂片或培养中，非正常细菌明显增多，甚至占绝对优势。

3. 李兰娟院士实验室用 B/E 值，粪便定量 PCR 检测双歧杆菌与肠杆菌 DNA 拷贝数的对数比值（B/E 值）< 1。

4. 粪便细菌指纹图谱等新技术检测，明确肠道微生态改变。

## （七）精神心理评定

精神因素影响胃肠道的感觉、运动和分泌功能，通过对自主神经的影响，刺激排便反射，诱发或加重 IBS。精神心理评定可采用焦虑自评量表（SAS）、抑郁自评量表等工具。

## （八）生存质量评价

目前与 IBS 生存质量相关的普适性量表，国内多采用汉化版健康调查量表 36 进行评价，而特异性测定量表有 Patrick 等编制的肠易激综合征专用生存质量量表（IBS-QOL），涉及患者情绪、日常活动、个人形象、身体健康、饮食、他人看法、性生活以及人际关系等八个方面内容，逐步得到广泛应用。

# 三、疗养康复治疗

## （一）原则

IBS 康复包括了 IBS 患者的评估诊断、康复治疗、身心综合干预的全过程。基于整合医学模式下的多学科综合疗养康复干预是当下针对 IBS 康复的一种新型康疗服务模式。综合自然因子、物理因子、运动干预、膳食调理、中医治疗、抗生素及益生菌治疗、心理疏导的个性化疗程安排是 IBS 康复成功的关键。

## （二）目的

提高 IBS 的好转率及治愈率，改善肠道功能状态，改善生活质量，帮助患者尽快进入工作和生活的良性循环。

（三）疗养康复方法

1. 一般疗法

（1）疗养地选择：选择风景优美、气候宜人、负氧离子含量高的疗养康复场所，疗养康复设备齐备，拥有一支专业的医护及健康管理团队。

（2）护理：教育患者保持心理健康，生活起居规律，养成良好的饮食习惯可减少 IBS 的发生。帮助患者充分认识该病的发病本质、特点及治疗知识，对治疗该病有十分重要的作用。

（3）饮食：①要规律饮食，以饮食清淡、易消化、少油腻，避免冷食、辛辣刺激食物、生食。一日三餐定时定量，不过饥过饱，不暴饮暴食，这样有利于肠道消化吸收平衡，避免因无规律饮食而致肠道功能紊乱。② IBS-C 患者可适量补充水果、蔬菜、谷类、玉米等富含植物纤维的食物以加速食物的运转，增加粪容量，使排便顺利。IBS-D 患者尽量避免纤维素含量丰富的食物，可能会促进肠道蠕动进一步加重腹泻症状。③已明确的可以引起症状的食物应该避免，如含山梨醇的产品、含高纤维或脂肪的食物和过量的咖啡因和酒精。乳糖不耐受可被认为是产生症状的原因之一。限制产气食物，如咖啡、碳酸饮料、酒精饮料、豆类、甘蓝、苹果、葡萄、土豆以及红薯等的摄入。④低 FODMAP（短链碳水化合物）饮食，即减少难吸收的短链碳水化合物如果糖、乳糖、多元醇、果聚糖。

2. 自然因子疗法

（1）海水浴：海水温度在 20℃以上，风速在 4m/s 以下，当日气温高于水温 2℃以上，初始 20min/ 次，根据体质情况逐渐增加浴泳时间，每日一次或两次。

（2）日光浴：以间歇性全身照射法为主，注意做好防护。

（3）景观疗法：根据患者情况组织观赏自然与人文景观，每周 1 ~ 2 次，活动循序渐进，动静结合。

3. 物理因子疗法

（1）中频电疗法：中频脉冲电疗法（频率 1 ~ 100kHz）具有改善局部组织血液循环，消散硬结，调节胃肠蠕动的作用。中频脉冲电疗法常与针灸联合治疗便秘型 IBS。

（2）超声疗法：有较好的镇痛、解痉的作用。超声药物透入疗法对腹痛腹泻及大便次数等症状改善有效。

4. 运动疗法

有规律的有氧运动可以帮助舒缓情绪，有利于肠道气体排出，改善腹胀。可适当进行健身走、慢跑、太极、八段锦等。运动强度建议为中等强度，每次 40 ~ 60min，每周 5 次或以上。

5. 抗生素和益生菌治疗

肠道感染是肠易激综合征的发病因素之一，抗生素也是 IBS 治疗的选择，但长期使用也是肠道菌群紊乱的重要病因。益生菌治疗近年来越来越受到关注。益生菌改善 IBS 主要通过下列四个方面起作用：①调节肠道菌群；②改善肠黏膜屏障功能；③调节肠道免疫功能；④降低内脏高敏感性。益生菌治疗 IBS 可能缓解腹胀、胃肠胀气，一些菌株还可以缓解疼痛，并可获得整体缓解。建议选取乳杆菌、双歧杆菌等人体原籍菌较为安全有效，并根据患者病情适当调整剂量。

6. 中医药疗法

（1）辨证分型治疗：IBS 根据中医辨证治疗，不同种类有不同的治则，不同治则给予不同方剂。IBS-D 有 5 个证型，分别是肝郁脾虚证、脾虚湿盛证、脾肾阳虚证、脾胃湿热证、寒热错杂证；IBS-C 有 5 个证型，分别是肝郁气滞证、胃肠积热证、阴虚肠燥证、脾肾阳虚证、肺脾气虚证。除外方药，也可采用中成药治疗，常用的如参苓白术颗粒、补中益气颗粒、补脾益肠丸、人参健脾丸、清肠通便胶囊等。

（2）中医特色治疗：根据患者具体情况并结合中医辨证可选用针灸治疗、中医按摩、中药浴、穴位贴敷、穴位埋线、穴位注射等疗法。

7. 精神心理疗法

焦虑、抑郁在肠易激综合征中很常见，是肠易激综合征患者进行心理治疗的基础。对很多顽固性腹痛、腹泻、便秘的患者，可考虑使用抗抑郁药，国内有研究表明三环类抗抑郁药能改善肠易激综合征腹泻、腹痛等症状。

8. 药物治疗

根据不同患者的临床表现，一般以对症治疗为主。药物基本有三类：①解痉药，作为缓解腹痛的短期对症治疗，如匹维溴铵，每次 50mg，每日 3 次；②止泻药，洛哌丁胺或地芬诺酯止泻效果好，适用于腹泻症状较重者，不宜长期使用；③泻药，对于便秘型患者酌情使用泻药，宜使用作用温和的轻泻剂以减少不良反应和药物依赖性，如聚乙二醇、甲基纤维素等。

（四）注意事项

1. 操作相关问题处理

（1）重要的病史排查：IBS 病因一般认为与肠道炎症、肠道动力紊乱、患者精神紧张焦虑、内脏高敏感性、遗传等很多因素有关。在疗养康复过程中，更应注意诱因的问询以及其他器质性疾病的排除。既应避免轻率的诊断，又应避免盲目的检查，一般可按症状指标诊断并给予试验治疗，但对下列情况应注意排除器质性病变：①年龄大于 45 岁者；②症状在夜间重或影响睡眠者；③伴发热、贫血、便血、体重减轻明显、有肠梗阻症状者；④随访中有任何症状体征变异者，均应认真检查以排除器质性疾病，特别应注意排除乳糖酶缺乏、甲状腺功能亢进症等疾病。

（2）必要的健康咨询：对 IBS 患者开展动机访谈技术、焦点解决短程治疗的健康咨询是十分有必要的。旨在帮助患者预防胃肠道感染的发生，以及消除精神焦虑和降低心理压力。帮助患者发掘个人资源、增加信心，提高自我管理能力。

（3）肠道调理 5R 应用：肠道感染是 IBS 的发病原因之一，然而应用抗生素一旦时间过长也会导致肠道菌群紊乱。而微生态制剂的主要机制为调节肠道菌群失调。在 IBS 康复治疗中，可采用功能医学肠道平衡 5R 疗法，即"移除（remove）""替代（replace）""接种（reinoculation）""修复（repair）""平衡（rebalance）"。

2. 危险因素管理

主要是避免诱发或加重因素。限制的食物种类包括：①富含 FODMAP 等成分的食物；②高脂肪、辛辣、麻辣和重香料的食物；③高膳食纤维素食物可能对便秘有效，但对腹痛和腹泻不利，应酌情；④一旦明确食物过敏原，应避免摄入含有该过敏原成分的食物。

## 四、健康管理

### （一）认知教育

一定程度上，IBS 患者对病因和危害的不恰当认知是导致其就医的主要原因。认知教育以及针对治疗策略的良好沟通，能够显著提高 IBS 在近期和远期疗效，内容包括：① IBS 是功能性疾病；②没有证据显示 IBS 会直接进展成为严重的器质性疾病或恶性肿瘤；③通过生活方式调整以及适当的药物治疗，多数患者症状可以得到理想的改善；④ IBS 症状有可能复发，但调整生活方式可能预防复发。

### （二）生活方式教练

教练技术是一系列健康行为干预的技术群，对于 IBS 康复十分有效。重点在于指导患者掌握一套匹配工作环境和生活方式的自我管理方法，这是 IBS 康复管理的核心内容。其中，指导健康平衡的饮食配置，有助于减少患者胃肠功能紊乱的症状。增加适合的慢性有氧运动训练，能够缓解情绪紧张，增强战胜疾病的信心。教会患者记录健康日志，获得有助于症状缓解的生活源一手资料，以及避免不好的影响，从而帮助患者预防症状再发。

### （三）健康建档及后续管理

建立康复管理数据库，采取门诊咨询、后续电话服务、微信网络平台等手段，了解患者的近期健康状况，提高患者依从性，及时给予进步反馈及疑难解答。对 IBS 患者可选择 3 个月及以上的电话教练技术以及建立长期随访，应长期保存其健康档案。

（许维娜　郭君萍）

# 第四节　便　　秘

## 一、概述

便秘（constipation）表现为排便次数减少、粪便干硬和 / 或排便困难，一般分为慢传输型便秘（slow transit constipation，STC）、排便障碍型便秘（defecatory disorder）、混合型便秘、正常传输型便秘（normal transit constipation，NTC）四型。根据便秘和相关症状轻重及其对生活影响的程度，可将便秘康复一般分为两类。

### （一）便秘康复分类

1. 预防性康复　针对病程不足 6 个月，有时出现便秘症状的患者，指导便秘防治的知识、技能，采取积极措施预防便秘的发生，对慢性便秘患者的生活方式进行指导，达到预防便秘的目标。

2. 治疗性康复　针对病程超过 6 个月，存在排粪困难等相关症状的患者，给予多学科综合干预，达到便秘症状改善或治愈的目标。

### （二）便秘疗养康复适应证

1. 疗程不足 6 个月，或虽超过 6 个月但排粪困难的相关症状不严重，对保守治疗有效。

2. 无严重器质性病变因素，经疗养可恢复健康。

3. 主要脏器心脏、肝、肾功能未见明显异常。

### （三）便秘疗养康复禁忌证

1. 伴有严重精神心理障碍者，自知力不全。

2. 生活不能自理，社会功能严重受损。

3. 预计保守治疗无法改变患者生活质量或基础疾病较重者。

## 二、风险评估与康复评定

便秘的发病涉及多个学科,是一种多因素导致的复杂性疾病,因而开展多学科风险评估以及协作康复疗养对于便秘的康复疗养十分重要。

### (一)便秘症状及粪便性状评定

1. 便秘症状评定　包括排便次数、排便习惯及排便困难的程度等,是否伴随腹胀、腹痛、腹部不适以及胸闷、胸痛、气急、头晕等症状,分为痊愈(主要症状体征消失或基本消失,疗效指数>95%)、显效(主要症状体征明显改善,疗效指数70%~95%)、有效(主要症状体征明显好转,疗效指数30%~70%)、无效(主要症状体征无明显改善甚或加重,疗效指数<30%)四个级别。疗效指数=[(干预前积分-干预后积分)/治疗前积分]×100%。

2. 粪便性状评估　可采用 Bristol 粪便形态分型进行评估。Ⅰ型(3分),坚果状硬球;Ⅱ型(2分),硬结状腊肠样;Ⅲ型(1分),腊肠样,表面有裂缝;Ⅳ型(0分),表面光滑,柔软腊肠样;Ⅴ型(0分),软团状;Ⅵ型(0分),糊状便;Ⅶ型(0分),水样便。

### (二)报警征象评定

便秘的报警征象包括便血或粪隐血试验、贫血、食欲体重变化、腹痛、腹部包块、排便习惯改变等。同时要了解患者有无结直肠息肉和结直肠癌、炎症性肠病等肠道疾病家族史。

### (三)精神心理评定

精神因素影响胃肠道的感觉、运动和分泌功能,通过对副交感神经的抑制,钝化排便反射,诱发或加重便秘。精神心理评定可采用焦虑自评量表、抑郁自评量表等工具。

### (四)认知功能评定

便秘患者尤其是老年便秘患者在认知功能障碍的发生率较高,并且便秘随认知功能障碍的加重而加重。认知功能状况评估可采用简易精神状态检查量表。

### (五)社会支持评估

社会支持包括客观支持和主观支持。客观支持泛指物质上、经济上的直接援助以及稳定的婚姻、子女的关怀等;主观支持指患者受尊重、被支持、被理解的情感上的满意程度。同时,社会支持还包括患者对社会支持利用的情况,以及利用他人支持和帮助的程度。实际应用中,可通过社会支持评定量表来判断患者是否缺失社会支持。

### (六)生存质量评价

目前与便秘生存质量相关的特异性测定量表有便秘评估量表(CAS),神经源性肠道功能障碍评分(NBD-score),便秘患者生存质量量表(PAC-QOL)和便秘患者症状自评量表(PAC-SYM)。其中 PAC-QOL 应用较广,中文版量表共28个条目,涉及患者生理、社会心理、担忧、满意度等方面内容。

## 三、疗养康复治疗

### (一)原则

便秘康复包括了便秘患者的评估诊断、保守治疗、生活方式综合干预的全过程。基于整合医学模式下的多学科综合疗养康复干预是当下针对便秘康复的一种新型康疗服务模式。自然因子、物理因子、运动干预、膳食调理、中医治疗、心理疏导的个性化综合运用是便秘康复成功的关键。

## （二）目的

提高便秘治愈率，改善肠道功能状态，改善生活质量，帮助患者尽快进入工作和生活的良性循环。

## （三）疗养康复方法

### 1. 一般疗法

（1）疗养地选择　选择风景优美、气候宜人、负氧离子含量高的疗养康复场所，疗养康复设备齐备，拥有专业的医护及健康管理团队。

（2）饮食　足够的膳食纤维摄入对于防止便秘是基础。膳食纤维可包括可溶性膳食纤维、不溶性膳食纤维。含可溶性纤维比例较高的食物可作为肠道菌群的底物，具有益生元性质，适合便秘患者。鲜嫩的蔬菜瓜果富含可溶性纤维、维生素和水分，也是慢性便秘者膳食的重要组成部分。除外，应教育便秘患者养成定时和主动饮水的习惯，每天饮水量在1.5～1.7L为宜，温开水或淡茶水为宜。

（3）护理　护理措施中应注重指导患者培养良好的排便习惯，与患者共同制定按时排便表，利用生理规律建立排便条件反射，每天定时排便。排便时应集中注意力，减少外界因素的干扰。

### 2. 生物反馈疗法

生物反馈疗法是一种生物行为疗法，使用任何一种能记录直肠肛管压力或肛门外括约肌及耻骨直肠肌肌电图的设备，利用测压反馈、肌电图反馈或二者组合为有效的生物反馈治疗提供感性的信息，让患者根据其观察到的自身生理活动信息来调整生理活动，以达到治疗便秘的目的。生物反馈疗法的适应证有六种：①盆底肌功能失调型便秘；②结肠慢传输型便秘；③直肠孤立性溃疡综合征；④大便失禁；⑤慢性盆底疼痛综合征；⑥其他。

### 3. 物理因子疗法

（1）中频电疗法　便秘康复中较为常用的是中频脉冲电疗法（频率1～100kHz），具有改善局部组织血液循环，消散硬结，促进患者胃肠蠕动的作用。中频脉冲电疗法常与针灸联合治疗。

（2）肠道水疗法　是一种物理性内调保健疗法，可以软化清除大肠内的硬结大便外，还可以软化清除肠黏膜表面的硬结层，恢复肠黏膜的分泌，促进结肠的蠕动，从而达到恢复正常排便功能的目的。

### 4. 运动疗法

适当加强身体锻炼，特别是腹肌的锻炼。有规律的有氧运动可以帮助缓解便秘，有利于肠道气体排出，改善腹胀。可适当进行如揉腹、提肛运动、步行、慢跑、太极、八段锦等。适度运动，尤其对久病卧床、运动少的老年患者更为有益。

### 5. 中医药疗法

（1）方药及中成药治疗　便秘根据中医辨证治疗，分为7种不同种类：①热积秘；②寒积秘；③气滞秘；④气虚秘；⑤血虚秘；⑥阴虚秘；⑦阳虚秘。不同治则选用不同方药，同时在主证基础上可适当加减。除外方药，也可采用中成药治疗，常用的如麻仁润肠丸、黄连上清丸、麻仁丸、木香槟榔丸、四磨汤、通乐颗粒等。

（2）中医特色治疗　根据患者具体情况并结合中医辨证可选用：①针灸治疗；②穴位埋线；③穴位贴敷；④中药灌肠。

6. 精神心理疗法

可给予合并精神心理障碍、睡眠障碍的慢性便秘患者心理指导和认知疗法等,使患者充分认识到良好的心理状态和睡眠对缓解便秘症状的重要性。可给予合并明显心理障碍的患者抗抑郁焦虑药物治疗。注意避免选择多靶点作用的抗抑郁焦虑药物,注意个体敏感性和耐受性的差异。

7. 药物治疗

选用通便药时应考虑循证、安全性、药物依赖性以及价效比。避免长期使用刺激性泻药。容积性泻药通过滞留粪便中的水分,增加粪便含水量和粪便体积从而起到通便作用,主要用于轻度便秘患者,服药时应补充足够的液体。常用药物有欧车前、聚卡波非钙、麦麸等。渗透性泻药可在肠内形成高渗状态,吸收水分,增加粪便体积,刺激肠道蠕动,可用于轻、中度便秘患者,药物包括聚乙二醇、不被吸收的糖类(如乳果糖)和盐类泻药(如硫酸镁)。聚乙二醇口服后不被肠道吸收、代谢,其含钠量低,不引起肠道净离子的吸收或丢失,不良反应少。乳果糖在结肠中可被分解为乳酸和乙酸,可促进生理性细菌的生长。过量应用盐类泻药可引起电解质紊乱,老年人和肾功能减退者应慎用。刺激性泻药作用于肠神经系统,增强肠道动力和刺激肠道分泌,包括比沙可啶、酚酞、蒽醌类药物和蓖麻油等。短期按需服用比沙可啶是安全有效的。

促动力药作用于肠神经末梢,释放运动性神经递质、拮抗抑制性神经递质或直接作用于平滑肌,增加肠道动力,对 STC 有较好的效果。高选择性 5- 羟色胺 4 受体激动剂普芦卡必利能缩短结肠传输时间,安全性和耐受性良好。

灌肠药和栓剂通过肛内给药,润滑并刺激肠壁,软化粪便,使其易于排出,适用于粪便干结、粪便嵌塞患者临时使用。便秘合并痔者可用复方角菜酸酯制剂。

(四)注意事项

1. 老年人便秘康复的特殊处置

老年人常常缺乏运动、因慢性疾病服用多种药物是老年人发生便秘的重要原因,应尽量停用导致便秘的药物,注意改变生活方式。对粪便嵌塞者,应首先清除嵌塞的粪便。通便药可首选容积性泻药和渗透性泻药,对严重便秘患者,也可短期适量应用刺激性泻药。

中医药治疗、物理因子治疗以及膳食运动指导、心理疗法是老年人便秘的适宜性康复技术。

2. 妊娠妇女便秘康复的特殊处置

妊娠妇女的便秘康复,应增加膳食纤维,多饮水和适当运动是这类患者的主要治疗措施,容积性泻药、乳果糖、聚乙二醇安全性好,可选。比沙可啶尚少见致畸的报道,但会引起肠痉挛。应避免使用蒽醌类泻药和蓖麻油。

# 四、健康管理

## (一)健康教育

便秘康复的健康教育贯穿于整个疗养康复过程中,通过信息传播和行为干预,帮助患者掌握便秘防治的保健知识、自觉采纳有利于健康行为和生活方式的有计划、有组织、有系统、有评价的活动和过程。如发放便秘防治的健康小册子,开展便秘防治的健康讲座,采用微课、电子杂志等互联网加健康管理。

## (二)生活方式教练

指导患者掌握一套匹配其个人真实生活的健康生活方式,是便秘康复管理的核心内容。

其中,强化膳食纤维、鼓励饮水、实施运动方案、帮助建立良好的排便习惯是慢性便秘的基础四项措施。①强化膳食纤维:增加纤维素和水分的摄入;②适度运动:尤其对久病卧床、运动少的老年患者更有益;③建立良好的排便习惯:结肠活动在晨醒和餐后时最为活跃,建议患者在晨起或餐后2h内尝试排便,排便时集中注意力,减少外界因素的干扰,只有建立良好的排便习惯,才能真正完全解决便秘问题。

### (三)健康建档及后续管理

建立康复管理数据库,采取门诊咨询、后续电话服务、微信网络平台等手段,了解患者的近期健康状况,提高患者依从性,及时给予进步反馈及疑难解答。对便秘患者可选择6个月随访或者长期随访,应长期保存其健康档案。

(许维娜　骆　乐)

# 参 考 文 献

[1] 中华医学会健康管理学分会,中华健康管理学编委会.健康体检基本项目专家共识.中华健康管理学杂志,2014,8(2):81-90.

[2] 中华医学会消化病学分会.中国慢性胃炎共识意见(2017年,上海).中华消化杂志,2017,37(11):721-738.

[3] 中国中西医结合学会消化系统疾病专业委员会.慢性非萎缩性胃炎中西医结合诊疗共识意见(2017年).中国中西医结合消化杂志,2018,26(1):1-8.

[4] 中国中西医结合学会消化系统疾病专业委员会.慢性萎缩性胃炎中西医结合诊疗共识意见(2017年).中国中西医结合消化杂志,2018,26(2):121-131.

[5] 中华中医药学会脾胃病分会.慢性胃炎中医诊疗专家共识意见(2017年).中华中医药杂志,2017,32(7):3060-3064.

[6] 中华医学会老年医学分会.老年人慢性胃炎中国专家共识(2018年).2018,37(5):485-491.

[7] 中华消化杂志编委会.消化性溃疡诊断与治疗规范(2016年,西安).中华消化杂志,2016,36(8):508-513.

[8] 中国中西医结合学会消化系统疾病专业委员会.消化性溃疡中西医结合诊疗共识意见(2017年).中国中西医结合消化杂志,2018,26(2):112-120.

[9] 中华中医药学会脾胃病分会.消化性溃疡中医诊疗专家共识意见(2017).中华中医药杂志,2017,32(9):4089-4094.

[10] 张声生,周滔,汪红兵.肠易激综合征中医药诊疗现状与挑战.世界华人消化杂志,2010,4(21):2216-2220.

[11] 张声生,李乾构,魏玮,等.肠易激综合征中医诊疗共识意见.中华中医药杂志,2010(7):1062-1065.

[12] 中华医学会消化病学分会胃肠功能性疾病协作组,中华医学会消化病学分会胃肠动力学组.中国肠易激综合征专家共识意见(2015年,上海).中华消化杂志,2016,36(5):299-312.

[13] 中国便秘联谊会,中国医师协会肛肠分会,中国民族医药学会肛肠分会,等.2017版便秘的分度与临床策略专家共识.中华胃肠外科杂志,2018,21(3):345.

[14] 中国医师协会肛肠医师分会.便秘外科诊治指南(2017).中华胃肠外科杂志,2017,20(3):241-243.

[15] 中华医学会老年医学分会,中华老年医学杂志编辑委员会.老年人慢性便秘的评估与处理专家共识.中华老年医学杂志,2017,36(4):371-381.

［16］王俊婷 . 老年疗养员功能性便秘中西医结合的干预指导综合疗法 . 中国疗养医学, 2013, 22（4）: 345-346.

［17］中华医学会消化病学分会胃肠动力学组 . 中国慢性便秘诊治指南（2013, 武汉）. 胃肠病学, 2013, 33（10）: 605-612.

# 内分泌与代谢系统疾病的疗养康复

## 第一节　2型糖尿病

### 一、概述

　　2型糖尿病是一种慢性、全身性、代谢性、进展性疾病。以血糖升高为特征,是由胰岛素分泌缺陷和/或作用障碍引起的糖、脂肪、蛋白质代谢紊乱。2型糖尿病的病因和发病机制目前尚不明确,其显著的病理生理学特征为胰岛素调控葡萄糖代谢能力的下降(胰岛素抵抗)伴随胰岛B细胞功能缺陷所导致的胰岛素分泌减少(或相对减少)。2型糖尿病患病率10.4%,男性高于女性,男性11.1%,女性9.6%。经济发达地区的糖尿病患病率明显高于不发达地区,城市高于农村(12.0%比8.9%)。

#### (一)适应证

　　2型糖尿病的疗养康复适用于病情稳定,空腹血糖应小于16.7mmol/L,无严重的急性并发症者。

#### (二)禁忌证

　　空腹血糖高于16.7mmol/L,伴有严重的心、肝、肾功能不全者不宜进行疗养康复治疗。

### 二、风险评估与康复评定

#### (一)病史

　　包括年龄、发病特点、临床症状;饮食、运动习惯、营养状况;以往的治疗方案和治疗效果;目前治疗情况包括饮食和运动方案、药物使用依从性及改变生活方式的意愿等;血糖监测情况及分析;有无低血糖及酮症;有无合并症等。

#### (二)体格检查

　　包括身高、体重、体重指数、腰围、血压、眼底检查、甲状腺触诊、皮肤检查及足部检查如视诊、足背动脉及胫后动脉搏动触诊,踝反射及神经病变检查如震动觉、痛温觉和单尼龙丝触觉。

#### (三)实验室检测

　　空腹及餐后血糖、糖化血红蛋白、尿常规、肝功能、肾功能、血脂谱包括总胆固醇、低密度脂蛋白胆固醇、高密度脂蛋白胆固醇、甘油三酯、促甲状腺激素、尿白蛋白和尿肌酐比值等。

#### (四)个体化营养评估

　　遵循个体化原则,评估个人身体代谢状况、营养状态、氧化压力与抗氧化维生素等,以了解基本营养素摄取与耗损的平衡关系。经由一系列的营养评估,可依据功能医学检测结果,量身定做个体化的营养建议,达到促进健康的目的。

#### (五)心肺功能和运动功能的医学评估

　　1. 主观指标

　　(1)运动量适宜:运动后微汗,轻松愉快,食欲、睡眠好,虽稍感疲乏、肌肉酸痛,但休息

后消失,次日体力充沛,有运动愿望;

（2）运动量过大:运动后大汗,头晕眼花,胸闷气短,非常疲倦,脉搏 5min 尚未恢复,次日周身乏力,无运动愿望;

（3）运动量不足:运动后无发热感,无汗,脉搏无变化或 2min 内恢复。

2. 客观指标

（1）运动时心率以（170 – 年龄）得数为宜;

（2）对于老人、心肺疾病者,采用（基础心率 +15 ~ 20）次为宜。

# 三、疗养康复治疗

## （一）原则

应强调早期治疗、长期治疗、综合治理及治疗措施的个体化原则。

## （二）目的

减少和预防糖尿病并发症的发生,降低致残率和病死率,改善病人的生存质量。

## （三）疗养康复方法

1. 医学营养治疗

（1）原则:控制总能量的摄入,合理、均衡分配各种营养素满足个体饮食喜好和习惯;

（2）目标:

1）维持合理体重:超重或肥胖患者的减重目标是 3 ~ 6 个月减轻体重的 5% ~ 10%,消瘦者应恢复并维持在理想体重;

2）达到并维持理想的血糖和糖化血红蛋白水平;

3）减少心、脑血管疾病的危险因素,包括血脂异常、高血压;

4）减轻胰岛素抵抗,降低胰岛 B 细胞负荷。

（3）营养素

1）脂肪:提供的能量不超过饮食总能量的 30%。饱和脂肪酸摄入量不应超过饮食总能量的 7%,减少反式脂肪酸摄入。适当增加富含 ω-3 脂肪酸的摄入,食物中胆固醇摄入量小于 300mg/d。

2）碳水化合物:提供的能量占饮食总能量的 50% ~ 60%。低升糖指数食物利于血糖控制。

3）蛋白质:提供的能量占饮食总能量的 10% ~ 15%。优质蛋白质摄入超过总蛋白的 50%。显性蛋白尿患者蛋白质摄入量宜限制在每千克体重 0.8g。从肾小球滤过率降低开始,应实施低蛋白饮食,摄入量宜限制在每千克体重 0.6g。可补充复方 α - 酮酸制剂。

4）膳食纤维:每日推荐摄入量 14g/4.19kJ,主要来源:豆类、谷物类、水果、蔬菜和全麦食物等。

5）盐:摄入量低于每日 6g,合并高血压应更低。

6）微量营养素:适量补充 B 族维生素、维生素 C、维生素 E 以及铬、锌、硒、镁、铁、锰等微量营养素。

7）饮酒:不推荐饮酒。女性每天饮酒的酒精量不超过 15g,男性不超过 25g（15 克酒精相当于 450ml 啤酒、150ml 葡萄酒或 50ml 低度白酒）。频率每周不超过 2 次。

（4）糖尿病监测:①糖化血红蛋白;②自我血糖监测——空腹血糖、餐前血糖、餐后血糖、睡前血糖、夜间血糖、随机血糖；③动态血糖监测；④尿糖自我监测；⑤心血管风险因子的监测、血压和血脂。

2. 自然因子疗法

根据病情选择下列治疗中的一项或多项，一般每日一次，12次为一疗程。

（1）矿泉浴疗法　水温38～40℃，静卧浸浴，每次10～15min。

（2）全身泥疗法　温度40～44℃，静卧埋敷，每次10～15min，每日或隔日一次。

（3）局部泥疗法　温度46～52℃，局部包裹，每次15～20min。

（4）泥浆浴疗法　温度38～42℃，浸浴，每次15～20min。

（5）短波局部泥疗法　温度46～52℃，剂量80～100mA，每次15min。

（6）沙浴疗法　温度40～45℃，每次10～15min。

3. 物理因子疗法

根据病情和不同的并发症选择相应的治疗部位，采用下列治疗中的一项或多项，一般每日一次，12次为一疗程。

（1）电疗法

1）电水浴疗法：双手双足浸法，温度38～39℃，剂量10～30mA，每次15min；

2）间动电疗法：电流强度1mA，电流强度——耐受限，每次每部位3min；

3）音频电疗法：电极并置，剂量——耐受限，20min；

4）电脑中频电疗法：电极并置或对置，剂量耐受限，20min；

5）超短波疗法：板状电极，并置或对置，无热量，距离2～3cm，10～15min；

6）微波疗法：圆形辐射器（直径17cm），对置距离10cm，5～10min，6次为一疗程；

7）共鸣电火花疗法：梳式电极，移动法（5～10cm/s），中等量，距离0.2～0.3cm，5～8min；

8）高压静电场疗法：球形或平板电极，距离8cm，电压15kV，10～12min，隔日一次，共10次。

（2）热疗法

1）水疗法：一般每日一次，12次为一疗程。①松脂浴疗法：水温37～38℃，浸浴，浓度0.35g/L，每次15min；②中药浴疗法：温度39～40℃，浸浴，每次10～15min。

2）（中药）蒸汽浴疗法：温度50～55℃，每次20min。

3）浸蜡疗法：温度54～56℃，浸法，每次15min。

4）蜡垫疗法：温度48～52℃，每次15min。

（3）光疗法

1）红外线疗法：辐射透入法，温热量，距离30～60cm，20～30min，12次为一疗程；

2）红外线药物透入疗法：温热量，药物外敷，距离60cm，30min，12次为一疗程；

3）紫外线疗法：3～5个生物剂量开始，视病情调整剂量，距离50cm，一般3～6次为一疗程；

4）激光疗法：氦氖激光或二氧化碳激光散焦照射，距离10cm，功率15～25W，时间5min，每日一次，5～10次为一疗程。

（4）超声疗法　一般每日一次，12次为一疗程。

1）超声调制中频电疗法：大号声头，移动法，频率为4kHz，剂量0.8～1W/cm$^2$，时间10min；

2）超声药物透入疗法：接触移动法，剂量 1 ~ 2W/cm²，时间 5 ~ 10min。

（5）磁疗法

1）旋磁疗法：同名电极，剂量 0.02T，时间 15min，每日一次，6 次为一疗程；

2）高频磁疗：电压 220V、电流 150mA、距离 0.5 ~ 1cm，时间 20min，6 次为一疗程。

4. 运动治疗

运动治疗应遵循持之以恒、量力而行、循序渐进的原则。强调个体化原则，根据年龄、病情、身体承受力设定合理的运动目标。开始运动前应接受医生专业评估，有条件的患者还应根据自身血糖控制、体能、用药和并发症筛查状况决定是否需要进行运动前心电图运动试验，以避免因运动不当诱发心血管疾病急性事件，动态调整运动计划。运动治疗以全身均衡性运动、有氧运动为宜，可选择散步、慢跑、骑自行车、游泳以及全身肌肉都参与活动的中等强度的有氧体操：如医疗体操、健身操、木兰拳、太极拳等。还可适当选择娱乐性球类活动，如门球、保龄球、羽毛球等。有氧耐力训练和力量性训练是糖尿病患者运动方式的良好选择，完善的力量性练习方案可动员更多的肌群参与运动，建议 2 型糖尿病患者的最佳运动方案为有氧耐力训练与间歇力量性训练相结合，尤其对于血糖控制不良者。

运动强度应根据患者的目标量身定制，2 型糖尿病患者运动时的运动强度以中等强度较为适宜，对于有氧运动来说合理的强度应该是其最大摄氧量的 50% ~ 85%，身体状况欠佳的患者应从最大摄氧量的 40% ~ 50% 开始，即相当于最大摄氧量的 40% ~ 50% 或（220 – 年龄）×（50% ~ 60%）最大心率。

热身期：运动前预热 5 ~ 10min；有氧运动期：40min；恢复期：运动后放松 10min。不建议餐前运动，餐后 0.5 ~ 1h 开始运动为宜，每次运动 30 ~ 40min。每周至少 150min 中等强度有氧运动（如每周运动 5 天，每次 30min）。但即使一次短时的运动（10min），每天累计，也是有益的。

5. 药物治疗

在医学营养和运动治疗不能使血糖控制达标时应及时采用药物治疗。根据病情选用一种或多种联合应用。同一作用机制的药物不应同时应用。

常用的药物有：

（1）磺脲类药物：包括甲苯磺丁脲、氯磺丙脲、格列本脲、格列吡嗪、格列齐特、格列喹酮、格列美脲。

（2）格列奈类：包括瑞格列奈和那格列奈。

（3）双胍类：目前广泛应用的是二甲双胍。

（4）噻唑烷二酮类：常用的是罗格列酮和吡格列酮。

（5）α - 糖苷酶抑制剂：常用的有阿卡波糖、伏格列波糖和米格列醇。

（6）二肽基肽酶Ⅳ（DPP-4）抑制剂：包括西格列汀、沙格列汀、维格列汀、利格列汀、阿格列汀。

（7）胰高血糖素样肽 -1（GLP-1）受体激动剂：常用的是艾塞那肽和利拉鲁肽。

（8）钠 - 葡萄糖协同转运蛋白 2 抑制剂：包括达格列净、恩格列净、卡格列净等。

胰岛素仍是最主要的降糖药物。根据来源和结构的不同，胰岛素可分为动物胰岛素、人胰岛素和胰岛素类似物。根据作用特点不同，胰岛素分为超短效胰岛素类似物、常规（短效）胰岛素、中效胰岛素、长效胰岛素、长效胰岛素类似物、和预混胰岛素。

6. 中医药治疗　分型辨证论治：

（1）上消　肺热津伤证治法：清热润肺，生津止渴。方药举例：消渴方或玉泉丸。

（2）中消　①胃热炽盛证治法：清胃泻火，养阴增液。方药举例：玉女煎合增液承气汤。②气阴两虚证治法：益气养阴，健脾生津。方药举例：生脉散、七味白术散。

（3）下消　①肾阴亏虚治法：滋阴固肾。方药举例：六味地黄丸或左归丸。②阴阳两虚治法：滋阴温阳，补肾固涩。方药举例：金匮肾气丸。

7. 心理疗法

（1）根据患者的文化程度、疾病知识掌握情况，进行心理干预。

（2）鼓励患者倾诉心中的压力与烦恼，多参加娱乐活动及户外活动，使其转移对疾病的关注；介绍疗效好的患者与其交流，使其看到希望，对战胜疾病充满信心。

（3）指导患者正确认识糖尿病，消除悲观、焦虑，紧张心理，保持乐观心态，鼓励亲属和朋友给予情感上的支持。建立糖尿病病友俱乐部，鼓励患者之间交流治疗经验，讲解有关防治糖尿病的知识，提供健康宣传资料，提高护理的依从性。

8. 护理

（1）饮食护理　计算每天所需总热量，咨询营养师制定个体化食谱。

（2）运动护理　根据病情及个人运动习惯选择适宜的运动方式，提供运动指导。

（3）药物护理

1）口服药的护理：了解各类降糖、降压、降脂药物的作用、剂量、用法、不良反应和注意事项，指导病人正确服用。

2）胰岛素的护理：熟悉各种胰岛素的名称、剂量及作用特点，掌握胰岛素的保存方法、注射部位及部位轮换、不良反应的观察与处理。准确执行医嘱，按时注射，注射时严格无菌操作，针头一次性使用。

（4）监控血糖、血脂、血压、体重：将血糖、血脂、血压、体重控制在理想范围。

（5）预防感染：观察患者体温、脉搏等变化；开窗通风，保持室内空气清新，注意保暖，预防上呼吸道感染；用温水清洗外阴部并擦干，防止和减少瘙痒和湿疹的发生，鼓励多饮水，预防尿道感染；勤洗澡、勤换衣服，保持皮肤清洁，做好皮肤护理；注意口腔卫生，每日早、中、晚饭后漱口，勤刷牙，预防口腔感染。

（6）糖尿病足护理：评估足溃疡危险因素，指导患者穿合适鞋袜，每天检查足有无异常，保持足部清洁卫生，预防外伤，促进肢体血液循环，积极控制血糖，戒烟限酒。

（7）低血糖的护理：指导病人和家属了解低血糖发生的诱因，掌握低血糖的症状及数值，加强预防，一旦发生低血糖，按低血糖处理流程急救。

## （四）注意事项

糖尿病治疗中需严格掌握适应证和禁忌证，并明确患者疾病活动性等指标。正确的治疗患者会从中明显受益，但不当的治疗会使患者疾病进一步发展，从而造成更为严重的后果。

# 四、健康管理

## （一）糖尿病健康教育

健康教育应贯穿于疾病治疗的始终。近期目标是通过控制高血糖和相关代谢紊乱来消除糖尿病症状和防止出现急性并发症。远期目标是通过良好的代谢控制预防慢性并发症、提高患者生活质量和延长寿命。内容包括糖尿病的自然进程、临床表现；急、慢性并发症的危害与防治；个体化的治疗目标和生活方式干预措施和饮食计划；运动处方；口服药、胰岛素使用基本知识及规范的胰岛素治疗技术；自我血糖监测和尿糖监测；口腔、足部、皮肤护理；特殊情况应对措施如低血糖、疾病、手术、应激等。由专门的糖尿病教育护士或糖尿病管理团队，包括医师、护士、营养师、康复师、心理师，采用大课堂式、小组式、个体化式进行指导。

### （二）建立健康档案

逐步建立定期随访系统和评估系统，对患者的生活方式、危险因素、康复情况进行管理，积极发现并解决存在问题，确保康复的安全性、有效性和依从性，方便患者咨询并得到指导。

（肖　振　李洪静）

# 第二节　高脂血症

## 一、概述

血脂是血浆所含脂质的总称。血脂异常通常指血清中总胆固醇（TC）和／或甘油三酯（TAG）水平升高，俗称高脂血症，是动脉粥样硬化性心血管疾病（ASCVD）重要的危险因素。临床上常分为四型：高胆固醇血症、高甘油三酯血症、混合性高脂血症、低高密度脂蛋白血症。按病因又可分为：原发性高脂血症和继发性高脂血症。原发性高脂血症部分由于先天性基因缺陷所致，但仍有部分病因尚不清楚。继发性高脂血症是继发于某种疾病或某种药物。血清 TC 和低密度脂蛋白胆固醇（LDL-C）升高率分布特点与社会经济发展水平密切相关，城市显著高于农村，大城市高于中小城市，富裕农村高于贫穷农村，且随年龄而增高，在 50～69 岁达高峰。目前我国血脂异常总体患病率约为 40.40%。

多数高脂血症患者无任何症状和异常体征，而于常规血液生化检查时被发现。根据病史、体征和血脂测定可确立诊断。具体诊断标准详见《中国成人血脂异常防治指南（2016 年修订版）》。

## 二、风险评估与康复评定

所有血脂异常患者疗养康复治疗前及治疗中应进行疗养康复评定。应综合患者年龄、病史、症状、体征、用药情况、自身伴发疾病、辅助检查结果（包括实验室检查、影像学检查）等综合进行风险评估。

血脂异常的疗养康复评定：通常在疗养康复治疗过程中需根据具体情况进行一系列评定。

### （一）病史

包括年龄、发病特点、临床症状；饮食、运动习惯、营养状况；以往的治疗方案和治疗效果；目前治疗情况包括饮食和运动方案、药物使用、依从性及改变生活方式的意愿等；血脂监测情况及分析；有无 ASCVD 合并症；有无 ASCVD 危险因素等。

### （二）体格检查

包括身高、体重、体重指数、腰围、血压。

（三）实验室检测

血脂谱（包括总胆固醇、低密度脂蛋白胆固醇、高密度脂蛋白胆固醇、甘油三酯）、血糖、糖化血红蛋白、肝功能、肾功能、尿常规、血尿酸、甲状腺激素等。

# 三、疗养康复治疗

## （一）原则

应坚持预防为主、防治结合的方针。强调早期治疗、长期治疗、综合治理及治疗措施的个体化原则。

## （二）目的

减少和预防血脂异常并发症的发生，降低致残率和病死率，改善病人的生存质量。

## （三）疗养康复方法

### 1. 饮食疗法

饮食治疗和改善生活方式是血脂异常治疗的基础措施，应该贯穿治疗全过程。血脂干预应以治疗性生活方式改变为基础。治疗性生活方式改变包括饮食调节（减少胆固醇和饱和脂肪酸的摄入量）、戒烟、限盐、限制饮酒和戒烈性酒。建议每日摄入胆固醇小于300mg，尤其是已有动脉粥样硬化心血管病或高危人群，摄入脂肪不应超过总能量的20%~30%。高甘油三酯血症者更应尽可能减少每日摄入脂肪总量，每日烹调油应少于30g。脂肪摄入应优先选择富含 ω-3 多不饱和脂肪酸的食物。建议每日摄入碳水化合物占总能量的50%~65%。选择使用富含膳食纤维和低升糖指数的碳水化合物替代饱和脂肪酸，每日饮食应包含 25~40g 膳食纤维。碳水化合物摄入以谷类、薯类和全谷物为主，其中添加糖摄入不应超过总能量的10%（对于肥胖和高甘油三酯血症者要求比例更低）。控制总热量，减低脂肪，尤其是膳食胆固醇（<200mg/d）和饱和脂肪酸（<总热量的7%）的摄入量，补充植物固醇（2g/d）和可溶性纤维素（10~25g/d）。

### 2. 自然因子疗法

可根据病情选择下列治疗中的一项或多项：

（1）松脂浴疗法：水温 37~38℃，浸浴，浓度 0.35g/L，每次 15min，每日一次，12 次为一疗程。

（2）中药浴疗法：温度 39~40℃，浸浴，每次 10~15min，每日一次，12 次为一疗程。

（3）矿泉浴疗法：水温 38~40℃，静卧浸浴，每次 10~15min，每日一次，12 次为一疗程。

（4）全身泥疗法：温度 40~44℃，静卧埋敷，每次 10~15min，每日或隔日一次，12 次为一疗程。

（5）局部泥疗法：温度 46~52℃，局部包裹，每次 15~20min，每日一次，12 次为一疗程。

（6）泥浆浴疗法：温度 38~42℃，浸浴，每次 15~20min，每日一次，12 次为一疗程。

（7）沙浴疗法：温度 40~45℃，每次 10~15min，每日一次，12 次为一疗程。

（8）（中药）蒸汽浴疗法：温度 40~45℃，每次 30min，每日一次，12 次为一疗程。

### 3. 物理因子疗法

（1）激光疗法：各种高脂血症都可以治疗。每次照射 2 个穴位，鼻腔、左腕部，辐射法，鼻腔 ≤5mW，25mW ≥腕式激光 ≥20mW，每个部位 30min，每天一次，30 次为一个疗程。

（2）低频脉冲电疗法（HD 肝病治疗仪）：各种高脂血症尤其伴有脂肪肝患者适用。在肝区及相关穴位,主电极肝区对置,副电极相关穴位并置,主电极:$100cm^2 \times 2$,副电极:$16cm^2 \times 4$,耐受限,每次30min,每天一次,20次为一疗程。

**4. 运动疗法**

保持中等强度锻炼,每天至少消耗837.36kJ热量,控制体重,保持合适的BMI。心率控制在(170 - 年龄)以内,每周五次,每次30~60min。

**5. 中医治疗**

中医应以补虚、祛痰湿和活血三大治则,本病常以实邪为主,治疗方法有泄浊、祛痰、利湿、活血。

(1)中药治疗:血脂异常没有特征性的症状,根据临床所见的主要表现分为四证论治。①脾肾虚亏证:治宜益气养阴滋肾为主。方用黄精降脂方:制何首乌12g,黄精20g,桑寄生30g,山楂15g。②痰湿内盛证:治宜祛痰利湿化浊为主。方用茵陈降脂方。③血瘀痰浊证:治宜活血化瘀祛痰为主。方用通脉降脂方。④肝郁气滞:治宜疏肝理气。方用疏肝降脂方。

(2)针灸治疗:基本治则为健脾化湿,疏肝行气。针刺心俞、曲池、内关、足三里、三阴交,配风池、环跳、神门、通里,厥阴俞等穴,上下左右交叉配穴。对高胆固醇,高β脂蛋白血症均有效。此外,郄门、间使、合谷、乳根、丰隆、阳陵泉、肺俞、督俞、太白、公孙、太冲、中脘、鸠尾、膻中等穴均可酌情选用。

**6. 心理治疗**

(1)根据患者的文化程度、疾病知识掌握情况,进行心理干预。

(2)鼓励患者倾诉心中的压力与烦恼,多参加娱乐活动及户外活动,使其转移对疾病的关注,介绍疗效好的患者与其交流,使其看到希望,对战胜疾病充满信心。

(3)指导患者正确认识血脂异常,消除悲观、焦虑,紧张心理,保持乐观心态,鼓励亲属和朋友给予情感上的支持。讲解有关防治血脂异常的知识,提供健康宣传资料,提高护理的依从性。

**7. 护理**

大多数患者常规三级护理,对于合并心脑血管疾病的患者可选用二级护理甚至一级护理。患者在院期间应做好以下护理内容。

(1)饮食护理:根据病人性别、年龄、理想体重、工作性质、生活习惯制定个体化食谱(个体化的生活方式干预措施和饮食计划)。

(2)运动护理:根据患者病情及个人运动习惯选择适宜的运动方式,提供运动指导。

(3)药物护理:了解各类降脂、降糖、降压药物的作用、剂量、用法、不良反应和注意事项,指导病人正确服用。注意降脂药物副作用,定期复查肌酶、肝功,出现肌肉酸痛症状及时就医。他汀类药物应用取得预期疗效后继续长期应用,如能耐受应避免停用。

**8. 药物治疗**

(1)高胆固醇血症:首选他汀类,如单用他汀不能使血脂达到目标值可加用依折麦布或胆酸螯合剂。

(2)高甘油三酯血症:首选贝特类,也可选用烟酸类和鱼油制剂,重度高甘油三酯血症可联合贝特类和鱼油制剂。

(3)混合性高脂血症:以TC和LDL-C增高为主,首选他汀类;以TAG增高为主,首选贝特类;如果TC、LDL-C、TAG均显著增高或单药效果不佳,可考虑联合用药。起始宜应用中等强度他汀,根据个体调脂疗效和耐受情况,适当调整剂量。

### (四)注意事项

要根据患者的危险程度、血脂水平、临床表现来决定何时开始、用何种治疗、要求达到何种血脂水平。推荐以 LDL-C 为首要干预靶点,非 HDL-C 可作为次要干预靶点。确定调脂治疗需要达到的 LDL-C 基本目标值,即推荐极高危者 LDL-C < 1.8mmol/L,高危者 LDL-C < 2.6mmol/L,中低危者 LDL-C < 3.4mmol/L。特别指出,对 LDL-C 基线值较高,且现有调脂药物标准治疗仍不达标者,可考虑将 LDL-C 至少降低 50% 作为替代目标。对 LDL-C 基线值已在基本目标值以内者,可将其 LDL-C 从基线值降低 30% 左右。

## 四、健康管理

### (一)健康宣教

医护人员定期对患者进行健康教育,通过健康讲座、医患之间相互交流等方式对患者进行健康教育。将血脂异常的诱发因素、影响因素、药物治疗常见的不良反应的主要特点以及患者应如何自我保护的方法等对患者进行告知。同时要告知患者遵医嘱治疗的重要性,提高其治疗依从性。加强日常生活指导,纠正不良生活方式,戒烟、限盐、限酒等,增加运动减轻体重或保持体重在合理范围内。

### (二)建立健康档案

定期检查血脂(包括总胆固醇、低密度脂蛋白胆固醇、甘油三酯和高密度脂蛋白胆固醇)是血脂异常防治和心血管病防治的重要措施。建议 20 ~ 40 岁成年人至少每五年测量一次血脂;40 岁以上男性和绝经期后妇女应每年均进行血脂检查;动脉粥样硬化性心血管病患者及其高危人群,应每 3 ~ 6 个月测定一次血脂;因动脉粥样硬化性心血管病住院的患者,应在入院时或入院 24h 内检测血脂。降低 LDL-C 水平,可显著减少 ASCVD 的发病及死亡危险。

建立随访数据库及评估、随访、监督制度,对患者的生活方式、危险因素、康复情况进行管理,积极发现并解决存在问题,确保康复的安全性、有效性和依从性。由于患者多需长期应用降脂药物治疗,故在疾病治疗初期应每月进行肌酶、肝功能等检查,以确保及时发现可能出现的不良反应。在疾病获得良好控制后,亦应每 3 ~ 6 个月对疾病进行监控。

(李洪静　肖　振)

# 第三节　肥　胖　症

## 一、概述

肥胖症是由脂肪组织过多引起的慢性疾病,成年人超重 / 肥胖的患病率总体呈线性增长,肥胖症的流行有患病率高、增长迅速、呈现低龄化的特点。据统计我国成人超重率为 32.1%,肥胖率为 9.9%,肥胖症人数居世界第一。在肥胖 2 级时,心血管疾病、糖尿病和某些肿瘤的发生率及死亡率明显上升。

肥胖的干预应该从以减重为目的转移到以干预并发症为中心的分级预防和治疗,疗养院开展肥胖症疗养康复应结合中国实际和临床经验,为肥胖症患者确立诊断模式和干预措施。针对肥胖症患者进行疗养康复需严格把握指征,对于体重指数(BMI)$\geq 40kg/m^2$,无其他合并情况的患者或 BMI $\geq 35kg/m^2$ 同时有一个及以上肥胖相关并发症的患者适合行肥胖外科手术治疗。

## 二、风险评估与康复评定

### (一)风险评估

1. 一般状况　血压、血脂、血糖、精神状态。
2. 临床风险　是否存在糖尿病、心脑血管疾病等慢性病。
3. 患者需求　家庭、文化、信仰、工作。

### (二)康复评定

在康复治疗介入前、后及治疗期间应定期进行以下评定,以确定治疗方案,衡量康复治疗的效果,为临床调整治疗方案提供依据。具体包括如下:

1. 体重、BMI、腰围(WC)、皮下脂防厚度的测定。
2. 肌力检查　可选择有代表性的上肢肌群和下肢肌群进行肌力和耐力的测试。
3. 心肺功能评估　可作为肥胖者心血管功能及体力活动能力的指标,也可作为肥胖者运动处方及康复治疗疗效评定的依据。一些肥胖者并发隐性冠心病,通过运动试验可早期发现。
4. 肺功能检查　通过肺功能测试可判断肥胖者肺功能情况,以及作为判断康复治疗疗效的指标。
5. 生活质量评估　采用健康调查量表 36(SF-36)评分标准进行评估,包括生理功能、生理职能、躯体疼痛、总体健康、活力、社会功能、情感职能和心理健康。
6. 心理评估　肥胖症患者常出现抑郁及焦虑情绪,常用汉密尔顿抑郁量表和汉密尔顿焦虑量表来进行评价。
7. 日常生活活动(ADL)能力评定　通过回答问卷、观察及量表评定,了解病人影响实际生活自我照顾存在的问题。

## 三、疗养康复治疗

### (一)原则

1. 对肥胖的管理和治疗不应局限于减轻体重,还需要兼顾减少有关的健康风险并促进健康状况。这些目标可以通过包括适度的减轻体重(减少原有体重 5% ~ 10%),营养干预和适当的体力活动等措施达到。
2. 兼顾并发症的管理,包括血脂紊乱、2 型糖尿病(T2DM)、高血压、呼吸系统疾病尤其是睡眠呼吸暂停综合征和骨关节炎的治疗以及相关精神、心理障碍的干预。
3. 有效的肥胖管理能够减少伴发疾病药物的需要。
4. 对于部分患者尤其是超重的患者,通过饮食和运动治疗防止进一步体重增加而不是减轻体重可能是合适的目标。
5. 体重减轻的目标应该具备合理性、可操作性、个体化,着眼于长期有效。

### (二)目的

在 6 个月时间达到 5% ~ 15% 的体重下降,这一目标已被证实为可以达到而且有利于健康状态的恢复。严重程度肥胖(如 BMI > $35kg/m^2$)可能需要更多的(20% 或以上)体重减轻。维持体重减轻和防治伴发疾病是肥胖治疗成功的两个关键。作为一种慢性疾病，为了预防体重再次增加以及防治伴发疾病，随访是必不可少的。

### （三）疗养康复方法

**1. 一般疗法**

（1）疗养地选择：选择风景优美、气候宜人、植被丰富、负氧离子浓度较高的疗养康复场所，同时该场所具备开展肥胖症康复的医技人员配置和设备条件。

（2）饮食：平衡膳食，适当限制脂肪的摄入，改变不良饮食习惯。

（3）护理：医护人员应结合患者的实际情况对患者进行饮食指导和运动指导，加强心理护理和心理辅导，树立信心和信念。

**2. 自然因子疗法**

（1）疗养院所处植被丰富区域，空气中负氧离子含量较高，森林浴、负氧离子疗法配合太极拳、健身操等方式为训练患者提供较多氧供应，每日 1~2 次，每次 30~60min，更适合中老年肥胖症患者长期锻炼。

（2）日光浴：选择靠近海滨浴场及别墅的疗养院。日光浴场根据气候、季节和日光照射强度及身体情况选择日光浴时间，夏季以上午 9：00—11：00，下午 3：00—4：00 为宜，春秋季以上午 11：00—12：00 为宜。

**3. 物理因子疗法**

（1）温热红外线疗法：患者取平卧位于远红外线温热治疗床上，强度一般为 $0.07~0.49W/cm^2$，照射 20min，15~20 次为一疗程。

（2）中频电疗法：通过中频电流对腹部进行电运动刺激和电刺激按摩，引起腹肌作各种收缩运动，将腹部脂肪转化为热能消耗，达到减脂目的。每次 15~25min，每日或隔日一次。

（3）耳穴贴压：每次贴一侧耳，两耳交替，24h 更换另一侧，每三餐前按压 30~50 次/穴，10 天为一疗程。

（4）石蜡疗法：对于肥胖造成的膝关节损伤有一定消炎、镇痛、消肿作用。每日或隔日 1次，每次 30min，10~20 次为一疗程。

（5）磁场疗法：物理治疗肥胖症患者过程中注意皮肤、心脏、乳腺等部位的保护。禁忌证：急性炎症、全身感染、活动性结核、恶性肿瘤等。

**4. 运动疗法**

合理运动是首选治疗方式，体力活动的目标包括：减少久坐的行为方式，增加每天的运动量。患者在采取增加体力活动的过程中应该得到相应的指导。制定锻炼方案时要考虑到患者的运动能力和健康状况，建议患者每日进行 30~60min 中等强度的体力活动。

健步走属于有氧健康训练，适合所有肥胖症患者，长期健步走能促进体能消耗及体脂代谢；也是一种观景及调节身心的活动，可减少患者心理压力、增加自信，有利于心理状态改善。

**5. 作业疗法与文娱疗法**

（1）作业疗法：可根据患者的功能及个人爱好，选择适当的作业疗法。

1）日常生活活动：基本日常生活活动，如主动移动、进食、个人卫生、更衣、洗澡、步行和如厕等；应用性日常生活活动，如做家务、使用交通工具，认知与交流等。

2）运动性功能活动：通过相应的功能活动增加患者的肌力、耐力、平衡与协调能力和关节活动范围。

3）辅助用具使用训练：对过度肥胖伴发关节损失者适当使用康复辅助装置，采用手杖、助行器可以减少受累关节负重。

（2）音乐运动疗法：可以减轻运动所引起的疲劳感，提高运动耐力，培养患者对康复治疗的兴趣，提高参与治疗的依从性。

6. 中医疗法

（1）针灸治疗：治疗肥胖安全有效，埋线疗法作为针灸疗法的一种延伸和发展，抑制胃肠运动，控制热量摄入，促进机体对葡萄糖的利用，降低脂肪蓄积，使代谢达到新的平衡。

（2）推拿疗法：通过推拿能引起机体局部温度升高，每天运动前进行 1h 腹部推拿，提高了局部体表温度，有利于腹部的脂肪动员，从而加快脂肪的消耗。

（3）中药熏蒸疗法：通过对患者机体神经、内分泌及物质代谢的影响，可加速能量代谢、体脂分解，产生较好的减肥效应。应注意熏蒸时如出汗过多，应及时补充淡盐水。40℃以上熏蒸能增加心脏的负担，所以有心血管疾病的患者应注意温度的控制。

（4）中医药膳：中医药膳是通过中医体质辨证，结合现代营养学理论，使用药食同源的中药材来帮助单纯性肥胖患者更好地减轻体重或控制体型。

7. 心理疗法

心理辅助支持治疗既包括在整体管理措施中对患者进行一般性的心理疏导和支持，也包括对相关的精神疾患如焦虑、抑郁等的针对性治疗。肥胖者常见的心理因素如压力、沮丧、抑郁容易导致过度进食，并引发罪恶感而陷入恶性循环中，医务人员应对患者表达充分尊重，仔细倾听并建立信任，通过健康教育提高其对肥胖加重疾病危险性的认识。识别肥胖患者心理或精神疾患，并请专科医师进行治疗。

8. 药物治疗及手术治疗

芬特明、利拉鲁肽、纳曲酮、氯卡色林、奥利司他均可使肥胖或超重人群在 1 年内体重下降 5% 左右，但各有利弊，在临床上要合理选择适应证，尤其伴有肝肾功能损害、胰腺及肠道炎症及心理疾病的患者。儿童、孕妇和乳母等人群不适宜用药物减重。

9. 饮食疗法

医学营养治疗的总体原则：①平衡膳食，减少食品和饮料中能量的摄入，科学调整饮食结构；②减少总摄食量，避免餐间零食，避免睡前进餐，避免暴饮暴食。能量限制应该考虑到个体化原则，兼顾营养需求、体力活动强度、伴发疾病以及原有饮食习惯，采用饮食日记有助于对每天的食物进行定量估计，同时也有助于促进患者对健康饮食的认知和行为管理。饮食建议强调健康的饮食习惯，增加谷物和富含纤维素食物以及蔬菜、水果的摄取，使用低脂食品，减少高脂食物的摄取。一个较为简便的方法是在习惯饮食的基础上减少15%~30% 的能量摄取，这对于体重稳定的患者是合适的；或者每天减少能量摄入 2 512kJ，这样有可能达到每周减轻体重 0.5kg。对于膳食结构的构成，推荐地中海饮食、低碳水化合物、低脂肪、高蛋白素食，还可考虑配方饮食进行膳食替代。部分患者在医生指导下可予极低卡路里饮食。

（四）注意事项

1. 危险因素管理

BMI 及 WC 等检查适用于评估超重和肥胖的严重程度，但单独这两项指标是无法衡量超重/肥胖对身体的损害，所以对于超重/肥胖患者并发症的评估是至关重要的。肥胖症的并发症主要包 2 型糖尿病、血脂异常、高血压、非酒精性脂肪性肝病、多囊卵巢综合征、女性不育、男性性腺功能减低、睡眠呼吸暂停综合征、哮喘/气道高反应性、骨关节炎、压力性尿失禁、胃食管反流、抑郁等。

**2. 应急安全情况处理**

严重肥胖的患者往往合并多种其他疾病,特别是心肺功能的异常,血管死亡和全因死亡率较高。因此,在运动康复过程中应准确判断病情变化并予以迅速处理。此类患者可考虑外科治疗,但外科治疗也可引起营养不良、贫血、消化道狭窄等,需严格把握适应证。

## 四、健康管理

### (一)健康教育和日常生活指导

医护人员定期对患者通过进行健康教育,将肥胖症的发病机制、影响因素、预防方法以及保持手段等对患者进行告知,使患者及家属对肥胖症及其危害有正确认识,还应对用药进行教育,提高其治疗依从性和有效性。同时应对患者的行为进行深入的修正,使患者养成健康饮食、运动以及生活习惯。可以通过指导患者写日记的方式,对患者的日常行为进行记录,然后医护人员根据其实际行为进行指导,不断修正患者的行为习惯。

### (二)健康档案及随访

为每一位患者制定健康档案,通过电话或上门的方式进行随访。随访内容包括康复治疗的依从性以及体质量指数。治疗依从性包括:遵医饮食、合理运动、遵医用药、定期复查、注意保暖和休息,应该在每次的随访中反复提醒和纠正。

(栾 霞 顾伟根 黄 群 郝佼芝)

## 第四节 高尿酸血症与痛风

## 一、概述

正常嘌呤饮食状态下,非同日两次空腹血尿酸水平大于 420μmol/L 被称为高尿酸血症(HUA)。中国成年人高尿酸血症的发病率为 5.45%～19.30%,经济发达地区和沿海城市发病率更高,且呈现年轻化趋势。根据患者血尿酸水平和尿酸排泄情况,分为尿酸排泄不良型、尿酸生成过多型、混合型三种类型。临床研究结果显示,90% 的原发性高尿酸血症属于尿酸排泄不良型。

痛风是一种单钠尿酸盐(MSU)沉积所致的晶体相关性关节病,与嘌呤代谢紊乱和/或尿酸排泄减少所致的高尿酸血症直接相关,属代谢性风湿病范畴。主要表现为关节疼痛,其次为乏力和发热。我国缺乏全国范围痛风流行病学调查资料,但根据不同时间、不同地区报告的痛风患病情况,目前我国痛风的患病率在 0.86%～2.2%,并呈逐年上升趋势。

高尿酸血症与痛风密不可分,高尿酸血症与代谢综合征、2 型糖尿病、高血压、心血管疾病、慢性肾病等密切相关,是这些疾病发生发展的独立危险因素。

### (一)适应证

无严重并发症的血尿酸增高人群。

### (二)禁忌证

高尿酸血症无痛风发作情况下,疗养康复无绝对禁忌证,但应根据各个脏器功能评估情况合理选择降尿酸药物。在急性痛风发作期,不应进行降尿酸药物治疗。

## 二、风险评估与康复评定

### (一)风险评估

1. 完善必要辅助检查,评估患者心脏、肾脏、肝脏、消化道功能情况,制定相应的疗养康复计划。

2. 有痛风发作病史的患者在治疗初期选用合适药物,避免出现痛风发作。

### (二)康复评定

1. 一般状况评定　生命体征、面容与表情、皮肤、受累关节数目及程度、血尿酸数值、肝肾功能、心功能、血糖等。

2. 心理状态评定　①自评量表:抑郁自评量表、贝克忧郁量表(BDI)、焦虑自评量表;②他评量表:汉密尔顿焦虑量表、汉密尔顿抑郁量表。

3. 睡眠评定　主观评定工具:①睡眠日记;②量表评估。其中量表评估包括匹兹堡睡眠质量指数(PSQI)、睡眠障碍评定量表(SDRS)、失眠严重指数量表(ISI)、Epworth 嗜睡量表(ESS)。客观评定工具:①多导睡眠图;②多次睡眠潜伏期试验;③体动记录检查。

4. 疼痛评定　主要通过应用面部表情疼痛量表、麦吉尔疼痛问卷、简式麦吉尔疼痛问卷、疼痛行为评分等量表进行评定。

## 三、疗养康复治疗

### (一)原则

1. 早筛查、早干预、早治疗、早康复。

2. 明确有无高血压、2 型糖尿病、慢性肾病、心血管疾病等基础疾病。

3. 完善辅助检查,掌握患者血尿酸情况,进而制定康复计划和预期目标。

4. 康复治疗应坚持循序渐进的原则,避免血尿酸出现大幅度波动。

### (二)目的

通过健康教育、饮食控制、运动、生活习惯改变等措施,使高尿酸血症患者的血尿酸水平控制在合理范围,避免并发症的出现。

### (三)疗养康复方法

1. 一般疗法

(1)疗养地选择:宜选择风景优美、气候宜人、植被丰富、负氧离子浓度较高的海滨、湖畔及矿泉、森林等疗养康复场所,同时该场所具备开展高尿酸血症与痛风疾病康复的医技人员配置和设备条件。

(2)护理:主要包括饮食护理、心理疏导、感染护理、疼痛护理以及出院指导,在不同时期采取积极的健康教育,给予患者连续性护理服务。教育及协助患者避免诱发因素,如过食、酗酒、肥胖、精神紧张、过劳、受寒、感染等。

2. 自然因子疗法

(1)矿泉疗法:氡泉浴每日或隔日一次,15~20 次为一疗程。

(2)治疗泥:每次 10~20min,每日一次。

(3)沙疗:每次 0.5~1h,隔日一次,15~20 次为一疗程。

(4)日光浴:每天 9:00 及 15:00 左右接受阳光照射 10~15min。夏天防止中暑、日射病。

（5）海水浴：每日于潮水时间下海漂游，运动量达到轻度疲劳，2周为一疗程。

3. 物理因子疗法

主要用于痛风患者慢性期治疗。

（1）直流电药物离子导入疗法：借助直流电电场，利用电荷吸附，将药物离子进行人体导入，具有明显的镇痛作用。

（2）TDP疗法或红外线疗法：每次20min，每日一次，10～15次为一疗程，急性期不用照射。

（3）石蜡浴：有利于肿胀消退，每次20min，每日一次，10～15次为一疗程。此疗法在发热患者或关节炎症急性发作期应停用。

（4）磁场疗法：痛风性关节炎首选脉冲电磁疗治疗，治疗时将两磁极置于病变关节两侧，0.8T，每次20min，每日一次。

（5）超声疗法：频率为2.2～5.5kHz，探头置于痛点处，每次20min，每日一次，10～15次为一疗程。有发热、急性炎症等痛风患者禁用。

（6）电疗：包括高频电疗法、中频电疗法和低频脉冲电疗法。高频电疗法可达到消肿、消炎的效果，中频电流镇痛作用最显著，低频脉冲电疗法亦具有明显的镇痛作用。每次20min，每日一次，10～15次为一疗程。

4. 运动疗法

痛风运动的基本原则：个性化、适宜负荷、循序渐进、适时调整、重视"健心"原则。可选用医疗步行、慢跑等，运动频率每周5次，运动时间为餐后60～90min，运动量应逐步增加。

急性发作期避免运动，待症状缓解后再进行运动，以动防残，每次活动先从受病影响的关节柔韧性练习开始（拉伸练习），再做神经肌肉功能练习，再做有氧运动（心肺耐力），如病情进一步稳定，则可正常活动。对于功能差的患者应采用5～10min的间歇性练习方法，如出现异常或疲劳、关节活动范围缩小、关节肿胀加重等情况，应停止运动。有氧运功推荐传统的运动疗法：散步、气功、太极拳、五禽戏、八段锦等，具有"调身""调息""调心"相结合的特点，每日练习1～2次，每次15～30min，间隔时间在30min以上。

5. 作业疗法与文娱疗法

（1）作业疗法

1）关节可动范围的运动锻炼：运动至少每日1次，每次活动到关节最大功能范围，以稍微超过关节活动范围感到轻微疼痛为限；

2）伸张运动：做此训练时用力要轻柔，以免引起关节损伤，以患者能忍受为宜；

3）增加肌力的运动：应尽量在早期进行功能锻炼，且在锻炼后次日不感觉疲劳为度；

4）日常生活活动训练：在患病早期进行，使之能够独立完成日常生活活动或劳动。

（2）文娱疗法

可以根据患者的病情和兴趣选择音乐、跳舞、游戏、书报棋牌、工艺美术、和体育方面的文娱活动，有助于提高患者情绪活动、恢复其参与社会活动的正常功能。

6. 中医疗法

（1）中药治疗：中医将高尿酸血症和痛风分为湿热蕴结证、瘀热阻滞证、痰浊阻滞证、肝肾阴虚证四型。①湿热蕴结证：以清热利湿、通络止痛之法，高尿酸血症方用四妙散合当归拈痛汤加减,痛风选用白虎加桂枝汤加减治疗;②瘀热阻滞证:治以散瘀清热止痛,高尿酸血症方用桃红四物汤加减,痛风选用血府逐瘀汤加减治疗;③痰浊阻滞证:治以化痰祛瘀软坚通络,高尿酸血症方用六君子汤加减,痛风方选二陈桃红饮加减治疗;④肝肾阴虚证:治以补益肝肾强健筋骨,方用独活寄生汤加减。

（2）中医外治法:①中药外敷、中药熏蒸、中药外洗;②针刺;③其他疗法,如推拿、小针刀、针罐结合疗法、刺络放血、中药灌肠、穴位贴敷等。

7. 心理疗法

急性痛风性关节炎患者易产生焦虑、烦躁,因此高尿酸血症和痛风的情绪管理应贯穿全程管理的始终,推荐:①评估患者的精神心理状态;②了解患者对疾病的担忧、患者的生活环境、经济状况、社会支持,给予有针对性治疗措施;③通过一对一方式或小组干预对患者进行健康教育和咨询,说明疾病恢复的可能性,帮助患者采取积极正确的态度对待自身疾病,树立战胜疾病的信心;④轻度焦虑抑郁治疗以心理疏导为主,包括放松训练、音乐疗法及生物反馈疗法等,对焦虑和抑郁症状明显者给予对症药物治疗。

8. 药物治疗

（1）降尿酸药物:强调达标和个体化,抑制尿酸合成的药物作为首选药物,常用别嘌呤醇、非布司他以及促进尿酸排泄的苯溴马隆。药物均需从小剂量开始,而后根据血尿酸及肾脏功能进行调整。

（2）碱化尿液治疗:可采用的药物有碳酸氢钠以及枸橼酸盐。枸橼酸盐急性肾损伤或慢性肾衰竭、严重酸碱平衡失调及肝功能不全患者禁用。

（3）痛风急性期用药:建议将秋水仙碱或非甾体抗炎药作为一线治疗药物,有禁忌或疗效不佳时考虑糖皮质激素。

9. 饮食疗法和调整生活方式

（1）饮食疗法:限制每日总热量,避免进食高嘌呤饮食,对痛风急性发作患者或血尿酸值升高达 420μmol/L 以上时,应严禁摄入高嘌呤食物（150～1 000mg/100g）,不食或少食较高嘌呤食物（75～150mg/100g）,提倡进食牛奶、乳酪、蛋类、谷类、面粉和大部分绿色蔬菜、瓜果。同时也避免过于严格地控制饮食,导致营养不良,甚至引起贫血、骨质疏松等疾病。

（2）调整生活方式:①限酒;②减少高嘌呤食物的摄入;③防止剧烈运动或突然受凉;④减少富含果糖饮料的摄入;⑤大量饮水（每日 2L 以上）;⑥控制体重;⑦增加新鲜蔬菜的摄入;⑧规律饮食和作息;⑨规律运动;⑩禁烟。

**（四）注意事项**

1. 特殊问题的处理

（1）重视康复安全,加强风险意识:医师详细了解病情,准确把握适应证及禁忌证,为高尿酸血症及痛风患者做出个体化的康复治疗方案。

（2）签署知情同意书:康复治疗前将患者病情、康复风险、康复项目及康复目标向患者及家属详细讲解,征求同意、签署知情同意书后才能进行康复治疗。

（3）风险评估:对患者的危险因素、病情阶段及程度、营养状况、用药安全及并发症进行评估。

（4）痛风并发肾功能损坏:需要积极降尿酸治疗,并根据肾小球滤过率相应调整剂量,密切监测不良反应。同时避免肾脏损伤的药物。

2. 危险因素管理

包括性别、年龄、高嘌呤饮食、饮酒、肥胖、家族史、高血压及糖尿病、高脂血症、用药史等。对所有痛风患者筛查心血管危险因素和合并症,至少每年进行一次检查并予以处理。

3. 应急安全情况处理

(1)患者一旦有痛风发作,立即将受累关节抬高 15°~30°,尽量减少关节活动至疼痛缓解后 72h。应用护床架和冰袋是有效的康复手段。

(2)应用拐杖支持,最好选择轻便的布鞋,避免跌倒、损伤。

(3)痛风石破溃,做好局部消毒,每次消毒时尽可能清理痛风石碎屑,必要时可至外科手术清理,如有异味或发热及时行分泌物培养,如有感染及时应用抗生素。

(4)长期应用 NSAID 或 COX-2 抑制剂患者应同时服用胃保护剂。

## 四、健康管理

### (一)健康教育和日常生活指导

包括知情同意告知、心理指导、药物指导、饮食指导等,提高患者对疾病的认知,自觉控制饮食,避免用药误区,促进患者康复。

除饮食管理外,要做好保暖工作,避免感冒、疲劳、过度饮食等诱因引发痛风发作。指导患者改变不健康生活方式,对患者出院后的日常生活及康复给予指导,帮助患者回归社会。

### (二)健康档案及随访

为患者制定健康档案并进行随访。随访内容包括康复治疗的依从性以及痛风急性发作次数。治疗依从性包括遵医饮食、合理运动、遵医用药、定期复查、注意保暖和休息。

(栾　霞　郝佼芝　赵丽娟　杨　艳)

# 参 考 文 献

[1] hayashino Y, Tsujii S, Ishii h. Association of diabetes therapy-related quality of life and physical activity levels in patients with type 2diabetes receiving medication therapy: the Diabetes Distress and Care Registry at Tenri. Acta Diabetologica, 2018, 55(2): 165-173.

[2] 阚全娥, 杨慧慧, 蔡西国. 综合康复治疗糖尿病足的临床疗效及血液流变学分析. 中华物理医学与康复杂志, 2017, 39(11): 839-842.

[3] 王成绩, 韩冠宙. 有氧运动对 2 型糖尿病前期患者糖脂代谢的影响. 中华物理医学与康复杂志, 2016, 38(3): 209-210.

[4] 乔鸿飞, 张巧俊, 袁海峰, 等. 超短波对糖尿病大鼠溃疡创面碱性成纤维细胞生长因子表达的影响. 中华物理医学与康复杂志, 2015, 37(9): 653-657.

[5] 中华医学会内分泌学会肥胖学组. 中国成人肥胖症防治专家共识. 中华内分泌代谢杂志, 2011, 27(9): 711-717.

[6] 中国超重 / 肥胖医学营养治疗专家共识编写委员会. 中国超重 / 肥胖医学营养治疗专家共识(2016 年版). 中华糖尿病杂志, 2016, 8(9): 525-540.

[7] 李靖, 王旭东. 国外音乐运动疗法的研究现状. 中华物理医学与康复杂志, 2016, 28(3): 204-205.

[8] 任莘莘, 葛宝和. 穴位埋线与电针治疗单纯性肥胖症疗效维持时间的对比研究. 上海针灸杂志, 2016, 35(11): 1299-1302.

[9] 赵宇星, 朱惠娟, 王林杰. 2016 年美国临床内分泌医师学会 / 美国内分泌学会肥胖症综合管理临床实践指南解读. 中国糖尿病杂志, 2017, 25(1): 10-13.

［10］曲伸.2016美国临床内分泌医师学会肥胖治疗指南的解析和探讨.中华内分泌代谢杂志,2017,33
（3）:190-193.

［11］中国睡眠研究会.中国失眠症诊断和治疗指南.中华医学杂志,2017,97(24):1844-1856.

［12］徐茂凤,康治臣,刘鸿,等.综合康复疗法治疗急性痛风性关节炎的效果.中国老年学杂志,2016,9
（36）:4562-4564.

［13］倪青.高尿酸血症和痛风中医认识与治疗.北京中医药,2016,36(6):529-535.

［14］中华医学会风湿病学分会.2016中国痛风诊疗指南.中华内科杂志,2016(11):892-899.

［15］Ragab G, Elshahaly M, Bardin T. Gout: an old disease in new perspecti-veareview. Advanc Res,2017(5):
495-511.

［16］母义明,林孝义,李长贵,等.实用痛风病学.北京:人民军医出版社,2018.

# 第四章

# 神经系统疾病的疗养康复

## 第一节 脑 卒 中

### 一、概述

脑卒中又称"脑血管意外""中风",指由于脑部血管阻塞导致血液不能流入脑组织或血管突然破裂,脑部组织损伤,引起的局限性或全脑功能障碍,持续时间超过 24h 或引起死亡的一组疾病。可分为缺血性卒中(脑梗死、脑栓塞、腔隙性梗死)和出血性卒中(脑室出血、蛛网膜下腔出血)。脑卒中患病率约为 12.3%,缺血性卒中的发病率高于出血性卒中,占脑卒中总数的 60%～70%。脑卒中发病多在 40 岁以上,男性较女性多,严重者可引起死亡,是中国成年人残疾的首要原因,具有发病率高、死亡率高和致残率高的特点。

脑卒中恢复期患者,如果生命体征平稳,病情稳定,生活能够自理或部分自理,存在明确的肢体瘫痪、失语、构音障碍、吞咽障碍等功能障碍,现有情况不须专科医师特殊处理的,可行疗养康复。如果脑卒中患者病情不稳定,生命体征不平稳;或体力差,不能完成康复治疗活动等;或存在严重认知障碍、情绪或精神障碍、言语交流障碍,则不宜行疗养康复。

### 二、风险评估与康复评定

#### (一)原发性功能障碍康复评定

1. 运动功能障碍　包括肌力、肌张力、关节活动度、平衡、协调、运动模式及功能评定、步态分析等。肌力评定方法有徒手肌力评定、等速肌力评定、器械肌力评定、肌肉耐力评定,常用徒手肌力评定。肌张力评定方法有手法评定及仪器评定,常用改良阿什沃思量表。关节活动度评定可采用通用量角器或电子量角器。平衡评定包括临床观察、量表评定及仪器评定,常用临床观察三级平衡检测法或采用伯格平衡量表。协调评定包括指鼻试验、指指试验、轮替动作、跟 - 膝 - 胫试验等进行检查。运动模式及功能评定可采用布氏(Brumnstrom)分期、Fugl-Meyer 运动功能评分或运动评估量表(the motor assessmnent scale,MAS)评定法。步态分析,常用步行能力分级量表及偏瘫步行能力评定量表。

2. 感觉功能障碍　包括浅感觉检查、深感觉检查、复合感觉检查。

3. 认知功能障碍筛查　常采用简明精神状态检查量表(mini-mental state examination,MMSE)和蒙特利尔认知评估量表(montreal cognition assessment,MoCA);进一步检查可采用洛文斯坦因作业疗法认知评定(Loeweistein occupational therapy cognitive assessment,LOTCA)。

4. 语言障碍包括失语症和构音障碍　失语症,国外较为常用的评定方法是波士顿诊断性失语检查和西方失语检查套表,国内常用的是汉语失语成套测验。构音障碍,包括构音器官和构音评定两部分,常用构音障碍检查表和汉语版 Frenchary 构音障碍评价法。

5. 吞咽障碍筛查　可采用饮水试验及标准吞咽功能评价量表,进一步检查可采用吞咽障碍评估的金标准——吞咽造影录像检查或纤维光学内镜吞咽评估。

（二）继发性功能障碍康复评定

1. 肩关节半脱位 可采用肩关节正侧位 X 线检查,测量肩峰下缘与肱骨头关节面之间的最短距离,以及肩峰下缘中点与肱骨头中心之间的距离。

2. 骨质疏松 可定期进行骨密度测定。进行跌倒风险指数和修订版跌倒效能量表评定。

3. 疼痛 主要包括肌肉痉挛或无力引起的关节痛、中枢性疼痛、肩痛、头痛等,可采用采用视觉模拟评分法( visual analogue scale, VAS )、数字分级评分法( numerical rating scale, NRS )。

4. 压力性损伤 可采用布雷登压疮危险因素预测量表( Braden scale for predicting pressure sore risk ),评估患者的感觉、皮肤潮湿、活动、移动、营养状况、摩擦力和剪切力,分数与压力性损伤危险相关。

5. 情绪评估 卒中后患者常出现抑郁及焦虑情绪,常用汉密尔顿抑郁量表和汉密尔顿焦虑量表来进行评价。

（三）日常生活能力评定

常用评定包括修订的巴塞尔指数( modified Barthel index, MBI )及功能独立性评定量表( functional independence measure, FIM )。

# 三、疗养康复治疗

（一）原则

预防并发症,防止关节强直和畸形;综合方式加强感觉输入,促进运动反应;交叉训练促进患侧注意;运动发育顺序和不同姿势反射水平进行训练;避免联合反应;弛缓性瘫痪宜给予外部刺激,加强张力恢复;痉挛性瘫痪须给予抗痉挛模式治疗。

（二）目的

积极预防各类并发症;改善感觉、运动、交流、认知、吞咽、二便控制等功能障碍;提高日常生活活动能力;加强社会生活参与。

（三）疗养康复方法

1. 一般疗法

（1）疗养地选择:宜选择风景优美,环境幽静、富含空气负离子的疗养康复场所,如海滨和湖滨。该场所须具备开展脑卒中疗养康复的人员及设施。不宜选择山地或寒冷地区。

（2）护理:病情平稳者可予常规三级疗养护理,护理等级根据病情变化调整。依据患者的情况,监测生命体征,提供合适的生活照护,进行日常生活指导,纠正不良的生活习惯,帮助患者树立战胜疾病信心,克服消极悲观情绪,保持愉快和稳定的心理等。

（3）营养支持:适当控制能量摄入,控制体重;戒烟限酒,多食新鲜蔬菜、水果;限制或避免食用易引发高血脂、高血压、高血糖食品。

2. 自然因子疗法

（1）矿泉浴:脑卒中患者可根据病情,选择矿泉浴,但应注意血压及感觉障碍情况。一般每日一次,20～30 次为一疗程。可选择淡温泉或碘泉,水温 34～38℃,浸浴 15～20min;硫酸盐泉,水温 38～40℃,浸浴 20～30min;重碳酸盐泉,水温 39～40℃,浸浴 20～30min。血压高者,水温宜由 37℃开始,逐渐增高到 40℃,时间不宜过长,一般少于 20min。

（2）日光浴:可在海滨浴场、凉台、空旷地或特别设计的建筑进行日光浴。不同疗养康复地区,可根据地理位置、日照强度及气候变化,选择合适日光浴时间。

（3）空气浴:18～22℃,每次1h,每日一次,1～2次为一疗程。

3. 物理因子疗法

（1）直流电碘离子导入,电极眼枕部对置,电流量以患者耐受为度,每次20min,每日一次,10～20次为一疗程;

（2）超声疗法,脑部病灶头皮投影区,移动法,0.75～1.25W/cm²,每次5～10min,每日一次,10～20次为一疗程;

（3）弛缓期瘫痪肢体可采用能输出三角波或方波的低频脉冲电疗仪,随病情的变化,调整刺激的部位,确定电流参数后,缓慢调节电流强度,以引起明显肌肉收缩而又无明显皮肤疼痛为度;

（4）痉挛期瘫痪肢体可给予红外线、水疗法、磁疗法或充气夹板疗法等,通过温度、机械、化学等作用,降低肌梭的牵张反射,从而缓解痉挛、降低张力。

4. 运动疗法

（1）急性期康复治疗:发病后的1～3周,主要包括肢体良肢位摆放;患侧感觉刺激;预防并发症,如呼吸道感染、泌尿系统感染、压疮、深静脉血栓形成等;给予患者被动活动,或让患者积极主动参与,促进肌张力和主动运动出现;进行翻身等体位转换等;

（2）恢复早期康复治疗:发病后的3～4周,主要包括预防并发症;抑制或减轻痉挛程度;加强患侧主动活动,促进分离运动;避免异常运动模式强化。可进行下列活动:①床上与床边活动:上肢上举运动,床边坐,床边站,坐-站转移,双下肢交替屈伸运动;②坐位活动:坐位平衡练习,患侧上肢负重练习,上、下肢功能活动;③站立活动:站立平衡训练,患侧下肢负重,上下台阶运动;④平行杠内行走;⑤室内行走与户外活动。

（3）恢复中期康复治疗:发病后的4～12周,主要包括抑制异常的肌张力;加强协调性和选择性随意运动;恢复正常运动模式和运动控制能力;结合日常生活活动,强化上下肢实用功能;改善感觉障碍,对运动恢复十分重要。可进行下列活动:①上肢和手的治疗性活动,需降低患侧上肢屈肌张力,加强控制和协调性,注意"由近到远,由粗到细"的规律;②下肢的治疗性活动,需降低下肢肌张力,加强下肢控制能力训练,行屈髋屈膝位、屈髋伸膝位、伸髋屈膝位进行下肢主要关节的主动控制。

（4）恢复后期康复治疗:发病后的4～6个月,主要包括纠正异常运动模式;改善运动控制能力,促进精细运动;继续抑制痉挛;提高运动速度和实用性步行能力;掌握日常生活活动技能,提高生活质量。可进行下列活动:①上肢和手的功能训练,提高运动速度,促进手的精细运动;②下肢功能训练,加强运动协调性,提高实用性步行能力;③日常生活活动能力训练,加强修饰、如厕、洗澡、上下楼梯等日常生活自理能力训练。

（5）后遗症期的康复治疗:发病后6～24个月,主要包括进行代偿性功能训练,进行环境改造或必要的职业技能训;预防骨质疏松等并发症;避免废用综合征;激发其主动参与意识,加强下床活动或户外活动;加强与患者的交流和心理疏导。

5. 作业疗法与文娱疗法　可根据患者的功能及个人爱好,选择适当的作业疗法。主要包括:

（1）日常生活活动:基本日常生活活动（如主动移动、进食、个人卫生更衣、洗澡,步行和如厕等）、应用性日常生活活动（如做家务、使用交通工具,认知与交流等）;

（2）运动性功能活动:通过相应的功能活动增加患者的肌力、耐力、平衡与协调能力和关节活动范围；

（3）辅助用具或假肢使用训练：为了充分利用和发挥已有的功能可配置辅助用具或假肢，有助于提高患者的活动能力。

6. 中医疗法

（1）针灸：可改善脑组织灌注量，营养脑神经，促进肢体康复。

1）体针：上肢瘫取肩髃、曲池、外关、合谷等穴；下肢瘫取环跳、迈步、风市、阳陵泉、解溪、太冲等穴；口角歪斜加配地仓、牵正。每次上、下肢各选 2 ~ 3 穴，每日一次。

2）头针：在健侧头皮相当于运动区部位，面瘫及言语不清取下 2/5，上肢瘫取中 2/5，下肢瘫取上 2/5 并加用对侧感觉区。用电针仪通电 15 ~ 30min，每日或隔日一次。

3）耳针：取皮质下、缘中、枕、额、神门、心及相应部位，每日一次。

（2）中药：以阴阳五行、脏腑经络、病因病机、气血津液学说等为基础，通过辨证论治对脑卒中患者进行诊治。中风后遗症属中医"偏枯""偏风"（半身不遂）、"舌瘖"范畴。由于血瘀浊阻络所致。可根据症状辨证施治。半身不遂伴高血压者，有头痛头晕，面色潮红，患侧强硬拘挛，舌质红，苔薄黄，脉弦系肝阳上亢，络脉淤阻。治宜平肝潜阳，息风通络。可选用天麻钩藤饮或镇肝息风汤加减。若半身不遂伴有面色萎黄、体倦神疲、血压不高或略高，患侧肢体缓纵不收，舌质紫黯少苔，脉虚弱者，属气虚血淤，淤血阻络。治宜益气活血通络。可选用补阳还五汤加减。若半身不遂同时伴有舌强语塞，手足软弱，下肢痿软无力，舌淡红少苔，脉沉细者，系肝肾亏虚。治宜滋肾开窍。可选用地黄饮加减。口眼歪斜者合用牵正散。

（3）推拿：从上至下推、揉捏患肢，每日一次，每次 15 ~ 30min，10 ~ 15 次为一疗程，能够强壮肌肉、活动筋骨、通窍醒脑。

7. 心理疗法

（1）根据情况，可应用选择性 5-羟色胺再摄取抑制药（SSRI）等抗抑郁药物治疗，同时结合心理治疗；

（2）光疗法、音乐疗法、重复性经颅磁刺激可做辅助治疗手段；

（3）鼓励患者参与休闲娱乐活动，保持积极健康生活态度。

8. 药物治疗 根据病情选用或合并应用神经营养药物，如吡拉西坦、脑活素、神经节苷脂、胞二磷胆碱、辅酶 A 等，缺血性脑卒中可应用改善循环药物。

**（四）注意事项**

1. 操作相关问题处理

（1）家族支持及心理疏导，积极调动患者主动参与各项康复治疗；

（2）脑卒中患者在康复治疗后期及后遗症期，康复进展相对缓慢，应继续鼓励患者，并避免废用、误用发生；

（3）积极预防各项并发症发生，如下肢深静脉血栓、肺栓塞、骨质疏松、中枢性疼痛、肩痛、肩关节半脱位、肩-手综合征等。

2. 危险因素管理

脑卒中的危险因素包括：高血压、糖尿病、心脏病、血脂异常、吸烟、饮酒等，需通过有效二级预防，降低脑卒中的发病率及复发率。需对患者生活方式进行有效干预，包括：控制血压、血糖、血脂，戒烟戒酒，适度规律运动，控制体重指数等。参照相关指南执行。

3. 应急安全情况处理

（1）脑卒中患者疗养康复风险事件预防：①注意医疗安全。医生要准确掌握患者病情，对患者的运动、感觉、认知、心理、心肺等功能进行仔细的评价,认真把握适应证和禁忌证,制定合理的康复治疗方案。②积极与患者及家属沟通,确保知情同意。对可能存在的风险,须与患者及家属及时沟通,知情同意并签字。③控制原发疾病,强化风险意识。严格控制血压、血糖,降低卒中复发风险密切观察病情变化,并及时调整治疗。④严格执行各项仪器康复规范及时调整治疗方案。⑤加强多学科团队综合治疗。⑥熟练掌握急救技能,配备急救设备。

(2)风险事件处理流程:脑卒中患者在疗养康复过程中可能出现软组织损伤、跌倒、感染等不良事件,应积极应对。具体处理流程如下:①风险评估;②风险事件或问题的判断;③风险事件处理预案;④个体化健康教育。对患者或家属进行个体化健康教育,告知注意事项,避免不良情绪的产生以及风险事件的再次发生。

## 四、健康管理

### (一)健康教育

1. 教育重视再中风的先兆征象,如头晕、头痛、肢体麻木、昏沉嗜睡、性格反常等先兆中风现象。一旦小中风发作,应及时到医院诊治。

2. 主动消除再中风的诱因,如情绪波动、过度疲劳、用力过猛等。要注意心理预防,保持精神愉快,情绪稳定。提倡健康的生活方式,规律的生活作息,保持大便通畅,避免因用力排便而使血压急剧升高,引发脑血管病。

3. 掌握脑卒中后的急救方法:一旦发现患者有一侧肢体麻木,面部麻木或口角歪斜,说话不清或听不懂讲话,一侧或双侧视力丧失或模糊、视物旋转等异常状况,马上拨打120急救电话。在等待120急救到来时,可采用十宣穴放血法急救。可以采用针刺或三棱针,将腧穴常规消毒后,按拇指、示指、中指、环指、小指的顺序,依次点刺出血,用手挤压出血1~3滴,然后用消毒干棉球按压针孔止血。此法可通其经络,放血以疏其壅塞,使气血运行畅通,缓解脑卒中。

4. 饮食结构合理:以低盐、低脂肪、低胆固醇为宜,适当多食豆制品、蔬菜和水果,戒除吸烟、酗酒等不良习惯。

5. 对家庭设施进行改造,如去除门槛、台阶、改造厕所、洗浴间、厨房等,方便患者使用。

### (二)健康档案及随访

建立随访数据库及评估、随访、监督制度,对患者的生活方式、危险因素、康复情况进行管理,积极发现并解决存在问题,确保康复的安全性、有效性和依从性。

(唐 迪 刘茵茵 王 宁)

# 第二节 颅 脑 损 伤

## 一、概述

颅脑损伤是致伤外力作用于头部所导致的颅骨、脑膜、脑血管和脑组织的机械形变,引起暂时性或永久性神经功能障碍。颅脑损伤主要见于交通事故、工伤、运动损伤、跌倒和撞击等。按损伤病理机制，可分为原发性损伤和继发性损伤；按损伤方式，可分闭合性损伤和开放性损伤。颅脑损伤的发病率在各类创伤中居于首位，或仅次于四肢骨折，占全身各部位损伤的 15%～20%，我国颅脑损伤年发病率约为 55.4/10 万。

### （一）适应证

颅脑损伤恢复期患者，生命体征平稳，病情稳定，专科处理结束，相关临床检查基本正常或平稳，生活能够自理或部分自理的患者。

### （二）禁忌证

病情不稳定，有剧烈头痛、呕吐、意识模糊、烦躁不安、昏迷、入院前 24h 有癫痫发作，生活不能自理者。

## 二、风险评估与康复评定

### （一）风险评估

颅脑损伤是一种弥漫性、多部位损伤，认知、心理、行为、人格等多存在障碍，应对患者全面评估，关注患者情况及可能出现风险。同时，也应关注患者存在的跌倒风险，并进行积极预防。

### （二）康复评定

1. 损伤严重程度评定　国际上普遍采用格拉斯哥昏迷量表（Glasgow coma scale，GCS）来判断急性损伤期意识情况。

2. 认知功能评定　认知功能主要由注意力、定向力、记忆力、计算力、组织结构、思维、推理等能力构成。①简明精神状态检查量表：包括定向力、记忆力、计算、语言和视觉空间能力五个方面，共 30 项，每项 1 分，总分 30 分。②洛文斯坦因作业疗法认知评定：用于作业认知功能评定，包括定向力、知觉、视运动组织、思维运作和注意力集中五个方面，共 20 项，每项满分 4～5 分，总分 91 分。该量表特异度高，诊断价值高，精确评定时常被选用。③韦氏成人智力量表（WAIS），分别对记忆、注意、思维等进行评定。

3. 行为障碍评定　主要依据症状判断：如攻击、冲动、丧失自制力、无积极性及严重的强迫观念、癔症等。

4. 言语障碍　言语障碍评定方法参阅脑卒中康复评定内容。

5. 运动障碍　运动障碍评定方法参阅脑卒中康复评定内容。

6. 日常生活活动能力　宜采用包括有认知项目的评定，如功能独立性评定量表，请参阅脑卒中康复评定内容。

7. 颅脑外伤结局　采用格拉斯哥结局量表（Glasgow outcome scale，GOS）预测颅脑外伤的结局。

## 三、疗养康复治疗

### （一）原则

选择合适早期康复时机；疗养康复治疗贯穿全程，循序渐进；疗养康复计划建立在康复评定的基础上，由康复治疗小组共同制定，逐步修改完善；患者要主动参与治疗，家属需积极配合；在肢体功能康复同时，要注意认知心理方面的康复；各类疗养因子应积极应用于治疗中；治疗可与日常生活和健康教育相结合。

### （二）目的

稳定病情，预防并发症，促进感觉、运动、认知、言语功能恢复，提高记忆、注意、思维、学习能力,减少定向障碍和言语错乱,帮助患者学会应付功能不全状况,学会用新的方法代偿功能不全,提高日常生活活动能力,增强独立和适应能力,回归社会。

（三）疗养康复方法

1. 一般疗法

（1）疗养地选择:宜选择环境幽静、安静舒适、空气清新,富含空气负离子的海滨、湖畔、矿泉、山地等疗养康复场所,该场所具备颅脑损伤疗养康复的基本条件及人员配置。

（2）护理:情况稳定者可行常规三级疗养护理,并根据病情及时调整护理等级。结合患者病情,给予相应的生活护理;监测患者生命体征;给予热情关怀,宽慰精神,增强信心,消除患者恐惧、悲观、疑虑等情绪。

（3）营养支持:多食优质蛋白质,如牛奶富含蛋白质、钙及大脑所必需的氨基酸,增加鸡蛋黄、鱼类食品摄入;均衡各类营养,多食植物油,少食动物油,增加多不饱和脂肪酸,限制脂肪摄入量;增加高纤维、高维生素食物摄入,促进益生菌发挥作用,主要包括全谷物、豆类、水果、蔬菜及马铃薯、坚果和种子等;戒除不良习惯,戒烟戒酒,忌用浓茶。

2. 自然因子疗法

（1）日光浴及空气浴:每日 1 ~ 2 次,每次 30 ~ 60min,一般 15 ~ 30 次为一疗程。

（2）矿泉浴:硫酸盐泉、重硫酸盐泉、碘泉或淡温泉均可。水温 35° ~ 40°,每日 1 次,每次 20 ~ 30min,20 ~ 30 次为一疗程。

（3）森林浴:每日 1 次,每次 20 ~ 30min,30 次为一疗程。

3. 物理因子疗法

（1）神经肌肉电刺激疗法:刺激瘫痪肌群,运动阈,每次 20min,每天一次,10 ~ 20 次为一疗程。

（2）肌电生物反馈疗法:患者可集中注意力参与康复治疗时,可采用多导肌电生物反馈疗法治疗。努力阶段,鼓励患者尽量使肌电信号峰值能有所提高;刺激阶段,当肌电信号达到触发值后给予患者奖励;休息阶段,让患者尽快充分放松。

4. 运动疗法

（1）早期康复治疗:肢体按摩、被动运动,维持与恢复关节活动范围;快速擦刷、拍打、挤压、冰刺激患侧皮肤,加强感觉输入;维持肌肉及软组织的弹性、防止挛缩或关节畸形;患者生命体征稳定后,应进行深呼吸、肢体主动运动、床上活动和坐位、站位等练习。

（2）恢复期康复治疗:参见第一节脑卒中的疗养康复。

（3）后遗症期康复治疗:利用家庭或社区环境继续加强日常生活活动能力的训练;学习乘坐交通工具、购物、看电影等;逐步与外界社会直接接触。

5. 认知、知觉和行为障碍治疗及作业、文娱疗法

（1）认知障碍的治疗:①注意训练,包括猜测游戏、删除作业、时间感训练等;②记忆训练,常用的方法有 PQRST 五步学习法（预读、提问、阅读、陈述、考查）、编故事法、环境贴标签、应用笔记本、日记本或微型收录机等;③思维训练,训练可采用物品名称分类。

（2）知觉障碍的治疗:包括功能训练法、转换训练法和感觉运动法。①功能训练法要考虑每一个患者的能力与局限性,治疗的重点放在纠正患者的功能问题上,而非病因上,可使用代偿和适应等方法。②转移训练法需要一定知觉参与活动练习,对其他具有相同知觉要求的活动能力有改善作用。③感觉运动法,单侧忽略,需加强一些刺激忽略侧的活动,让患者知道它的存在;视觉空间失认,练习对外形相似的物体进行辨认,并示范其用途。

（3）行为障碍的治疗：颅脑损伤患者的行为障碍表现多种多样，要设法消除他们的不正常、不为社会所接受的行为，促进其亲社会行为。①创造合适于行为治疗的环境。稳定、限制的住所与结构化的环境可以改变不良行为，努力降低不适当行为发生，保证增加适当行为出现。②行为治疗，行为障碍可表现为攻击他人或情绪低落、感情淡漠。治疗时应注意：给予恰当的行为鼓励；不恰当行为不予奖励；不恰当行为发生后，短时间内不予一切奖励；预先说明不恰当行为后的惩罚；严重不良行为，可给予厌恶刺激。

6. 中医疗法

（1）中药：中医需通过辨证论治，分期分型；或行气活血，化痰通络；或化瘀通络，醒脑开窍；或健脾养心，补肾活血。

（2）针灸：可针刺头部和躯干的相应穴位，如感觉区、运动区、百会、神庭、人中、合谷、内关、劳宫、涌泉等，促进认知和运动功能的恢复。颅脑手术尤其有颅骨缺如患者，要注意避开病灶。

（3）推拿：按摩瘫肢皮肤，对大脑有一定的刺激作用，同时维持与恢复关节活动范围。

7. 心理疗法

颅脑损伤后患者可能出现抑郁、焦虑、躁狂或攻击、冲动等表现，应注意：①积极鼓励患者，并向正常行为看齐；②减少对病人的刺激，把病人注意力从挫折的来由或原因引开；③保持病房安静，固定专人护理及治疗，允许病人情感宣泄，避免患者自伤或伤害别人；④尽量每天同时间、地点给予相同的治疗；⑤可将病人的兴趣与努力结合，激发患者兴趣和全身心投入。

8. 药物治疗

颅脑损伤患者可应用神经营养药物，为损伤脑组织提供外源性能量及营养补充，促使损伤的脑细胞恢复功能，常用药物有能量合剂、吡拉西坦等。神经节苷脂也有较好效果。

**（四）注意事项**

1. 操作相关问题处理

（1）颅脑损伤后期，患者认知、心理、行为障碍相对突出，应及时识别并积极采用各类方法进行治疗。

（2）部分患者恢复较好，可回归社会并进行力所能及的工作，应积极做好相应的康复教育及职业培训。

（3）在治疗过程中，要积极预防各项并发症发生，如迟发性癫痫、下丘脑和内分泌功能紊乱、下肢深静脉血栓、骨质疏松等。

2. 危险因素管理

部分颅脑损伤患者由于需长时间卧床，易出现呼吸系统感染、泌尿系统感染、压疮、骨质疏松等，需加强管理：保持呼吸道通畅，徒手叩击、拍打胸背部帮助排痰，预防肺部感染；加强体位改变及皮肤护理，降低压疮发生；长时间卧床患者及早进行坐、站活动，预防泌尿系统感染、骨质疏松。

3. 应急安全情况处理

（1）颅脑损伤患者疗养康复风险事件预防：对颅脑损伤患者疗养康复风险事件预防，有利于患者病情恢复，避免并发症的发生，降低风险或意外，利于患者回归社会。①高度重视疗养康复安全。医生需要详细并准确了解患者病情，对患者各项功能障碍进行整体评估，提出针对性疗养康复方案，制订时应当注意适应证、禁忌证及患者安全；②确保患者及家属的知情同意权。为预防意外事件发生,康复治疗前须与患者及家属进行及时有效的沟通,告知可能存在风险,签署知情同意书后方可进行治疗;③严格遵循康复规范,准确操作康复仪器,与患者多交流,及时调整康复治疗方案;④建立多学科的综合性治疗,通过多学科团队综合治疗,加强诊治的规范与精确,减少并发症发生,降低致残率,提高疗养康复效果;⑤配备急救设备,熟练掌握各项急救技能,减少风险或意外发生。

(2)风险事件处理流程:①风险评估。根据患者营养状况、吞咽情况、认知心理情况、肢体功能情况,结合潜在或并发疾病,影响风险发生的因素,初步判断患者可能发生的风险,制定风险评估表。②风险事件或问题的判断。通过风险评估结果,判断患者发生风险的确切因素,为风险事件的处理提供依据。③风险事件处理计划。针对具体的风险事件,作出相应的处理。例如,进行吞咽评估,预防吸入性肺炎的发生;调整环境等防止跌倒;定期翻身,保持皮肤干燥清洁,预防压疮。④个体化健康教育。风险事件处理完成后,对患者或家属进行个体化健康教育,告知患者或家属注意事项,避免不良情绪的产生以及风险事件的再次发生。

## 四、健康管理

### (一)健康教育

颅脑损伤患者进行康复治疗过程中健康教育和日常生活指导也尤为重要,主要包括:部分患者需要学习应用矫形器、助行器、轮椅或自助具,改善残缺功能;帮助患者通过代偿方法,学会处理功能不全状况,增强独立生活能力,逐步与外界直接接触;教会患者学习乘坐交通工具、购物、看电影等,青壮年颅脑损伤患者应进行相关工作技能的训练,帮助其重返工作岗位或进行工作转变。

### (二)健康档案及随访

建立随访数据库,及时观察患者在康复治疗中存在的问题,落实评估、随访和监督制度。

(唐 迪)

# 第三节 脊 髓 损 伤

## 一、概述

脊髓损伤是指由于各种原因引起的脊髓结构、功能的损害,造成损伤水平以下运动、感觉、自主神经功能障碍。脊髓损伤分外伤性和非外伤性。国外脊髓损伤的主要原因是车祸、运动损伤等,我国则为高处坠落、砸伤、交通事故等。脊髓损伤低、中收入国家发病率为13.69/10万,高收入国家为8.72/10万,患者的平均年龄为39.8岁,男性发病率高于女性。

### (一)适应证

脊髓损伤恢复期患者,生命体征平稳,病情稳定,存在运动、感觉功能障碍,生活能够自理或部分自理。

### (二)禁忌证

患者生命体征不平稳,病情复杂、生活不能自理者。

## 二、风险评估与康复评定

### （一）风险评估

脊髓损伤患者常出现压疮、泌尿呼吸系统感染、尿便功能障碍、深静脉血栓和肺栓塞、异位骨化、骨质疏松、肥胖症等并发症，应定期评估风险，并积极预防各类并发症的发生。

### （二）康复评定

1. 关于损伤的评定

（1）神经平面的评定：临床常根据美国脊髓损伤学会（American Spinal Injury Association，ASIA）和国际脊髓学会（International Spinal Cord Society，ISCoS）选出关键肌和关键感觉点进行检查，确定损伤平面；

（2）损伤程度评定：可根据 ASIA 的残损分级来判定；

（3）脊髓功能部分保留区：完全性脊髓损伤患者在脊髓损伤平面以下大约 1~3 个脊髓节段中仍有可能保留部分感觉或运动功能，脊髓损伤平面与脊髓功能完全消失的水平之间的脊髓节段，称为脊髓功能部分保留区；

（4）脊髓休克的评定：通常以球海绵体反射判断。

2. 运动功能的评定　可采用 ASIA 和 ISCoS 运动评分。痉挛评定多采用改良阿什沃思量表。其他还有按自发性肌痉挛发作频度分级的 Penn 分级法及按踝阵挛持续时间分级的 Clonus 分级法等。可参见脑卒中评定部分。

3. 感觉功能评定　采用 ASIA 和 ISCoS 感觉指数评分，选择 28 个节段关键感觉点评定痛觉和轻触觉。分数超高表示感觉越接近正常。

4. ADL 能力评定　截瘫患者可用改良的巴塞尔指数，对四肢瘫患者用四肢瘫功能指数（quadriplegic index of function，QIF）来评定。

5. 功能恢复的预测　对完全性脊髓损伤患者，根据损伤平面预测其功能恢复情况。

6. 其他　还需进行神经源性膀胱、心肺功能、心理等相关评定。

## 三、疗养康复治疗

### （一）原则

根据损伤的水平与程度，在评定的基础上，因人而异，制定相应的目标；积极预防并发症；康复治疗时患者要主动参与，家属需积极配合；治疗时应注意患者的身体因素；可借助矫形器等辅助器具，提高患者功能能力。

### （二）目的

采用各种综合措施预防脊髓损伤后可能发生并发症，改善患者的感觉、运动及心理等功能，提高患者的日常生活活动能力和适应社会生活的能力，从而提高其生活质量。

### （三）疗养康复方法

1. 一般疗法

（1）疗养地选择：宜选择气候温和、温度适中的疗养康复场所，该场所具备开展脊髓损伤疗养康复的医技人员配置和设备条件。

（2）护理：一般可行常规三级疗养护理，病情出变化，须及时更改护理等级。根据患者的功能障碍情况，提供相应的生活照护；监测患者生命体征；给予患者关怀，消除其顾虑和紧张情绪，使其正确对待自己的疾患，增强战胜疾病的信心。

（3）营养支持：早期患者需要较平时更多的营养及热量，恢复后期要注意营养平衡，维持理想体重，避免肥胖及营养过剩。需根据情况，调整摄取营养素及热量，不宜过多。营养膳食的基本原则为：注意补充蛋白质及维生素，注意营养平衡；多摄取高纤维食物；注意食物多样化；限制脂肪、胆固醇及糖类摄取；限制盐类摄入；养成良好饮食习惯，规律进餐，适量进食；戒烟戒酒。

2. 自然因子疗法

（1）日光浴：需根据地区、气候、季节和日光照射强度及身体情况而选择日光浴时间，每日 1～2 次。

（2）森林浴：每日一次，每次 20～30min，30 次为一疗程。

（3）氡泉浴：每日一次，每次 10～20min，12～20 次为一疗程。

（4）海水浴、空气浴。

3. 物理因子疗法

功能性电刺激，可采用有多个通道的低频脉冲电流刺激器，脉冲电流多为方波，波宽 0.1～1ms，频率 20～100Hz，各通道的电流参数如电流强度、脉冲宽度、刺激持续时间、刺激延迟时间等可调节。治疗时可按照某个动作过程中各肌群收缩的程序，使各通道按相应程序刺激不同的神经或肌肉，以形成有一定顺序的、协调的功能性动作。

4. 运动疗法

（1）急性期的康复：患者生命体征和病情基本平稳、脊柱稳定即可开始康复训练，主要进行床边训练，包括良肢位训练、关节被动运动、体位变换、早期坐起训练、站立训练、呼吸及排痰训练。

（2）恢复期的康复训练：患者骨折部位稳定、神经损害或压迫症状稳定、呼吸平稳，即可进入恢复期治疗。训练包括肌力训练、垫上训练、坐位训练、转移训练、步行训练（治疗性步行、家庭功能性行走、社区功能性行走）、轮椅训练、日常生活活动能力的训练。

5. 作业疗法与文娱疗法

作业疗法可依据患者功能恢复的等级及患者的兴趣来选择。①手部瘫痪患者，可以学会简单操作的新职业，并进行该职业的训练。下肢截瘫患者，可从事手能完成的职业，如手工修理、手工制作、写作、打字、绘图等。②下胸髓水平损伤，腰腹肌受损时须用带骨盆托的髋-膝-踝-足矫形器（HKAFO）；腰髓平面损伤有踝关节不稳，但腰、腹肌功能存在，尚能控制骨盆者可用膝-踝-足矫形器（KAFO）。KAFO 与 HKAFO 的踝关节宜固定在背屈 10% 的位置，使站立时下肢稍前倾，以便利用髋过伸姿位保持髋部稳定及平衡。

6. 中医疗法

（1）针灸：辨证取穴，以督脉、夹脊为主穴、穴位分组，交替取穴、排刺取穴、巨针治疗、针对某些症状的治疗、刺激肌肉兴奋点、穴位注射疗法等不同方法。

（2）中药：根据四诊收集的资料，概括、判断为某种性质的证，并给予相应的药物，常以补气活血类药，补气活血、温经通络、补肾通阳为主。

（3）推拿：推拿疗法可以降低肌张力、改善肢体功能，能促进、加快肢体功能康复，对脊髓损伤的恢复、卧床并发症的预防也有很好的作用。

7. 心理疗法

（1）震惊阶段：稳定患者情绪，采用情绪疏导法。

（2）否定阶段：针对患者心理特点，疏导患者认知障碍，逐步让患者知晓脊髓损伤后可能出现后果,并鼓励其积极面对。

（3）抑郁焦虑反应阶段:可采用心理治疗,严重者可配合药物。同时,可在物理治疗、作业治疗过程中鼓励患者,帮助其树立生信心。

8. 药物治疗

目前用于脊髓损伤治疗药物种类很多,但临床治疗效果尚需进一步观察,常用的促神经生长药物有神经节甘酯、神经生长因子、腺苷钴胺等。

**（四）注意事项**

1. 操作相关问题处理

（1）脊髓损伤通常给患者造成巨大的痛苦及心理负担,需给予患者充分的家庭、社会支持,帮助其重新回到正常生活中,重塑自身形象。

（2）通过积极的康复训练,并佩戴适应的截瘫支具,部分患者可回归社会并工作,应积极鼓励患者,并做好相应培训。

（3）应积极预防各项并发症发生,如压疮、自主神经亢进、泌尿系统感染、疼痛、异位骨化等。

2. 危险因素管理

脊髓损伤患者各种功能障碍的恢复速度可能逐渐减慢,甚至难以恢复,会导致患者出现焦虑、忧愁、痛苦等不良情绪,担心自己成为家庭和社会的负担和累赘,丧失生活的信心,应做好患者思想工作,进行心理调适、疏导,促使患者树立更强的生活勇气和战胜疾病的信心。

3. 应急安全情况处理

（1）风险事件预防 对脊髓损伤患者疗养康复风险事件预防,目的是给予患者安全舒适的治疗环境,促进康复疗效恢复,减少并发症,避免风险意外等。

1）重视康复安全及可能存在风险:医生在详细掌握患者病情,并对患者进行整体康复评估后,制定相应康复方案,认真解释康复的目的、方法、内容以及注意事项,让患者积极给予配合。

2）保证患者及家属获得知情同意权:康复治疗时可能出现意外事件的发生,须及时告知患者及家属,知情同意并签字后方可进行各项治疗。

3）康复治疗师须准确操作治疗仪器,严格遵守康复治疗规范,避免出现不良事件。

4）建立多学科团队治疗:通过各学科综合治疗,提高整体预后效果,使治疗更具时效性、稳定性,和整体性。

5）认真学习并熟练掌握各项急救技能,配备各类急救设备,减少可能出现风险。

（2）风险事件处理流程 ①风险评估:通过患者营养状况及肢体功能情况,结合潜在或并发疾病,影响风险发生的因素,判断患者可能发生的风险,制定风险评估表。②风险事件或问题的判断:通过风险评估结果,判断患者发生风险的确切因素,为风险事件的处理提供依据。③风险事件处理计划:针对具体的风险事件,做出相应的处理。例如,适时的冲洗膀胱,注意外阴部的清洗,预防泌尿系统感染;进行关节被动活动时动作宜轻柔,不可采用暴力,以免损伤肌肉和关节,造成异位骨化。④个体化健康教育:风险事件处理完成后,对患者或家属进行个体化健康教育,告知患者或家属注意事项,避免不良情绪的产生以及风险事件的再次发生。

## 四、健康管理

### （一）健康教育

健康教育主要包括：介绍有关脊髓损伤的知识及并发症的预防等；教会患者独立生活能力，独立完成或大部分完成个人卫生和修饰，如梳头发、洗发、剃须、口腔卫生、剪指甲、使用卫生纸；洗澡开始在床上进行，背、肛周和下肢需人帮助，逐渐过渡到使用淋浴椅和带有靠背的浴缸独立洗澡；掌握如何在现实的家庭和社区的条件下进行康复训练。

### （二）健康档案及随访

建立随访数据库，调整患者生活方式，监督康复治疗情况，及时评估，解决患者康复治疗中存在的问题。

（唐　迪）

# 第四节　认知功能障碍

## 一、概述

认知是认识和理解事物过程的总称，包括感觉、知觉、注意、记忆、理解、智能、概念形成、思维、推理及表象过程。认知障碍是指在学习、思考、推理、判断等认知过程的损伤，同时伴有失语、失用、失认或失行等改变的病理过程。

常见引起认知障碍的疾病主要包括脑血管意外、脑外伤、痴呆、脑性瘫痪、脑发育迟缓、药物、酒精中毒、阿尔茨海默病、原发性情感障碍、艾滋病等。

根据认知功能障碍临床表现的不同，可以将其分为感知障碍、注意障碍、记忆障碍、语言及交流障碍、智力障碍等。

认知功能障碍的流行病学特点：年龄是影响认知功能障碍发病率的最主要因素，随年龄增加，认知功能障碍的发病率迅速上升。认知功能障碍与性别有一定的关系，阿尔茨海默病多见于女性，而血管性痴呆则多见于男性。中国人群痴呆发病率和患病率（65岁以上的人群为4.8%）与西方国家具有可比性。轻度认知功能损害（遗忘型）转化为痴呆的危险性远远大于认知正常的人群。城乡差别的影响尚无一致的调查结果。

## 二、风险评估和康复评定

### （一）风险评估

已知的认知功能障碍的危险因素包括：人口学因素（年龄、性别、家族史等）、遗传学因素（载脂蛋白E4、衰老蛋白1、衰老蛋白2、τ蛋白、淀粉样前体蛋白及Notch3基因等）、生活方式（吸烟、不合理饮食、缺乏锻炼及社会退缩等）及个人史（教育水平低下、头部创伤、精神疾病等）。

近来发现各种血管性危险因素（动脉粥样硬化、脑卒中、高血压、冠心病、房颤、血脂异常、糖尿病等）不仅是血管性痴呆（VD），也是阿尔茨海默病（AD）和轻度认知功能障碍（MCI）的危险因素。

### (二)康复评定

认知功能障碍的评估方式包括客观心理评估、知情者报告法、问卷法、自我评价。其中问卷法分结构式问卷、非结构式问卷和半结构式问卷。

1. 认知功能障碍的筛查 简明精神状态检查量表、蒙特利尔认知评估量表、神经行为认知状况测试(NCSE)、画钟测验(CDT)、老年人认知功能筛查量表(CASI)、记忆受损筛查量表(MIS)、全科医生认知功能评估量表(GPCOG)、AB认知筛查量表(ABCS)、计算机认知功能测试(CCT)。

2. 认知功能障碍成套测验 H.R.神经心理学成套测验、洛文斯坦因作业疗法认知评定、国内成套神经心理学测验、长谷川痴呆量表(HDS)、痴呆评定量表(DRS)。

3. 认知功能障碍的单项评估 记忆功能评定、注意障碍评定、执行功能的评定、知觉障碍的功能评估。

4. 影像学及神经电生理学评定 磁共振波谱、功能磁共振成像、单光子发射计算机断层成像。

5. 计算机辅助评定 采用认知功能计算机评估分析系统。

## 三、疗养康复治疗

### (一)原则

1. 积极识别和控制各种危险因素,特别是可控制的血管性危险因素,减少认知功能障碍的发生。

2. 早期诊断轻度认知功能障碍,积极干预,早期治疗。

3. 有效治疗部分病因明确且可控制的认知功能障碍,如脑血管病、脑外伤炎症、脑积水及系统疾病等。

4. 按照循证医学的要求积极开展改善认知功能的对症治疗,重视精神、行为异常的干预。

5. 积极开展非药物治疗,如心理治疗和认知行为治疗,注意合并症和伴随疾病的治疗

6. 关注照料者的生活质量。

### (二)目的

提高认知功能,改善其注意力、记忆力、知觉及思维障碍,改善肢体运动功能的恢复,改善精细、协调运动功能。提高个人生活质量,回归社会。

### (三)疗养康复方法

1. 疗养地选择

选择风景优美、气候宜人、植被丰富、负氧离子浓度较高的疗养康复场所,同时该场所具备开展疗养康复的医技人员配置和设备条件。

2. 自然因子疗法

(1)日光浴疗法:以间歇性全身照射法为主,总量1~2个生物剂量。

(2)沙浴疗法:局部沙疗法,温度55~60℃,治疗时间30~60min,每日一次。

(3)景观疗法:选择海滨、山地、草原、森林、湖泊等景观,使患者心旷神怡,精神焕发。

(4)气候疗法:选择温暖气候区。

(5)矿泉疗法:采用全身或局部浸浴,氡泉、氯化钠泉或淡泉等,温度37~40℃,每日一次。

3. 物理因子疗法

（1）重复经颅磁刺激（rTMS）：患者取舒适坐位或卧位，圆形线圈拍与患者颅骨表面相切，刺激部位为受损的皮质区，刺激频率 10Hz，刺激强度 80%～120% 运动阈值，耐受限，刺激时间 2s，间隔 25s，每日一次，每次 20min，20 次一疗程。

（2）高压氧：高压氧可快速提高脑组织的氧含量及氧储量，改善脑组织和周身组织缺氧，减少脑细胞的变性坏死，脑功能的改善促进认知功能障碍的恢复。

4. 运动疗法

运动疗法既可以加速脑侧支循环的建立，促进病灶周围组织或健侧脑细胞的重塑或代偿，极大地发挥脑的可塑性，又可使相应皮质的血流量增加，这也给神经元的再生和重塑提供了一个良好环境。正规康复治疗既可提高患者的肢体活动能力和生活自理水平，还能缓解抑郁情绪，有效调整心理状态，从而改善其认知功能。

5. 作业疗法与文娱疗法

作业疗法被广泛应用于认知功能障碍的康复治疗中。作业疗法可以针对患者不同领域的障碍制定相应的康复训练计划：

（1）利用删除作业训练患者注意力和半侧空间失认。

（2）利用日期和地点练习训练患者时间和地点的定向能力。

（3）利用拼凑图案、画图，训练半侧空间失认和结构性失用。

（4）记忆训练 图片记忆法：给患者一定数量的图片，让其说出名称后拿走图片，几分钟后再让患者回忆刚才看过的图片名称。日常生活活动记忆：建立规律性的日常活动，让患者自行遵守时间，主动参与治疗；利用视、听、触、嗅等多种感觉输入来配合，如看完电视后，让其说出放映的内容；吃完早餐后问其所吃的东西等。

（5）利用数字游戏或作业等综合练习训练计算力。

（6）综合分析能力训练 进行数字排列训练，物品分类训练，预算训练，假设问题的处理，从一般到特殊的推理训练等，并将这方面的训练应用到实际的日常生活活动之中。

（7）语言与交流障碍的训练 按语言与交流障的不同类型进行针对性训练。

以上治疗每天一次，每周连续治疗 6 天、休息一天，持续治疗四周。

6. 中医疗法

（1）针灸：针灸作为中国传统医学的一种治疗方法，对认知障碍康复有确切疗效，方法有头针、头针联合体针、头针联合药物或头针联合认知训练等。

（2）中药：通过补肾填髓，健脾养心，豁痰开窍和活血化瘀等治疗的综合运用，能够改善部分老年性痴呆患者的记忆、定向、判断、语言表达等认知能力。

7. 心理疗法

疗养康复不仅需加强残疾者躯体功能，还应重视心理及行为方面的康复。心理变化明显影响康复过程及结果，心理变化也常改变残疾的结果。脑损伤后的心理障碍常常是原始的残疾。利用支持性心理治疗技术，针对性干预对患者常见的与认知功能障碍密切相关的问题，实事求是地保证、解释，鼓励患者与自卑作斗争以加强自尊和自信。

8. 饮食疗法

认知障碍患者发生营养不良及营养风险的比例较高，患者的认知功能状态与其营养状况呈现明显的正相关关系，即营养状况越差，认知功能也越差。由此，在常规治疗的同时要注重加强个体化营养支持治疗。食物应多样化,每天至少一次肉、鱼或蛋。优选营养物,特别是针对患者制定特殊的食谱。

9. 护理

执行一般护理常规。随时巡视,对较严重的病人应安排在护士站附近病室。远离危险品,要有陪伴,外出应给其带上通讯卡,避免发生意外。病人如有发生危害自己和他人生命安全行为时,应加强防范和监护措施。要亲视患者服药,如服药的剂量、方法、时间、药名,应准确无误。尊重病人,保障病人基本人权,病人应得到关心和爱护,应使他们的人格得到尊重。

10. 药物治疗

(1)具有循证医学治疗性的药物有:胆碱酯酶抑制药(多奈哌齐)、兴奋性氨基酸受体拮抗剂(美金刚)、钙通道阻滞剂(尼莫地平)。

(2)临床上常用的治疗药物有:胆碱酯酶抑制剂(石杉碱甲)、麦角生物碱类、吡咯烷类、抗氧化剂(银杏叶制剂)、非甾体抗炎药(阿司匹林)、雌激素替代治疗、他汀类药物。

(四)注意事项

1. 训练室的温度、通风及照明应适宜,能隔音保持安静。最好做到一人一室,进行"一对一"的训练,以防止患者的情绪受到影响,注意力不集中。

2. 与患者及家人一起制订目标,实施训练计划。鼓励家人、照顾者参与训练,使其了解患者情况及照顾技巧,鼓励他们在非治疗时间应用训练时所学到的技巧督促患者。

3. 训练内容由易到难、循序渐进、综合训练,要做到训练计划具体化和个体化,训练环境要适宜。

4. 加强危险因素管控　目前认为,轻度认知功能损害的发生与高脂血、动脉硬化、高血压、脑血管病及脑皮层微血管病变、脑血流下降及大脑皮层胆碱能神经元功能缺陷密切相关。因此,防治高血压和高脂血症,延迟动脉硬化和脑血管病的发生,对预防和延缓轻度认知功能损害十分重要。高血压、高脂血症的发生有许多习惯类危险因素,如吸烟、饮酒、高钠饮食、高脂饮食、热量摄入过多、活动不足、蔬菜摄入不足等。这些习惯类危险因素也必须严格控制。

## 四、健康管理

### (一)健康教育

以老年认知功能障碍及其危险因素为主,普及科学卫生知识、树立正确的卫生观念、养成良好的卫生习惯、建立科学健康的生活方式。通过面谈、家庭访谈、居民座谈会、热线电话、宣传栏、发放健康教育处方、播放电教片、现场健康知识授课等方式对病人进行健康教育和行为干预。

大多数患者有不同程度的胃肠功能紊乱,缺乏食欲,或不能进食。适宜的饮食可促进疾病的康复,反之,则可以加重疾病。

### (二)健康档案及随访

建立随访数据库,采取家访、通信联系、互联网或预约到医疗机构复诊等手段,询问患者及其家属获取患者的健康情况,对患者的生活方式、危险因素、康复情况进行管理,以减少认知功能障碍发生。并长期保存其健康档案。

(张春波　张恩达)

# 第五节 失 眠 障 碍

## 一、概述

失眠障碍是以频繁而持续的入睡困难或睡眠维持困难并导致睡眠的满意度不足为特征的睡眠障碍。失眠障碍可孤立存在或者与精神障碍、躯体疾病或物质滥用共病，可伴随多种觉醒时功能损害。失眠障碍的形式包括入睡困难、睡眠维持障碍、睡眠质量下降、总睡眠时间缩短；觉醒时的功能损害。

失眠障碍按照病程分为慢性失眠障碍、短期失眠障碍及其他失眠障碍，是最常见的睡眠障碍。中国内地成人有失眠症状者高达 57%，远远超过欧美等发达国家。失眠的病程具有持续性特征和一定（自然）缓解性，病程呈现波动性。失眠障碍的发病率与年龄、性别、家族史、遗传因素应激及生活事件、个性特征对环境的失眠反应性、精神障碍及躯体疾病有关。其中年龄为失眠症的显著危险因素，随着年龄的增加失眠障碍的患病率也逐渐增加。

### （一）适应证

符合临床慢性失眠障碍的诊断标准以及去除诱发因素、失眠症状未改善的短期失眠障碍患者。

### （二）禁忌证

睡眠呼吸障碍、睡眠呼吸暂停综合征、严重的精神障碍疾病、疾病急性期或有明显躯体症状等引起的继发性失眠障碍者、滥用精神活性物质或药物者禁忌。

## 二、风险评估与康复评定

### （一）临床评估

失眠是患者的一种主观体验，睡眠状况的临床评估包括临床大体评估、主观测评和客观评估。

1. 临床大体评估　以问诊为基础的患者主观体验评估：

（1）主诉、病史：重点评估第一次发生失眠的背景、表现及演变过程；

（2）睡前状态：傍晚到入睡前的行为和心理活动；

（3）睡眠觉醒节律：了解患者的日常作息习惯，初步评估睡眠觉醒规律，排除睡眠节律紊乱；

（4）夜间状态：观察入睡到清晨觉醒过程中是否有打鼾、呼吸憋醒或暂停、肢体异常活动及不该出现的复杂性动作；

（5）日间活动和功能：日间觉醒或警觉、情绪状态，精神痛苦程度、注意力及记忆力等认知功能、日常生活和工作状态；

（6）其他病史：评估躯体疾病、精神障碍、应激事件以及工作情况，女性评估月经周期、围绝经期等；

（7）体格检查、实验室检查和精神检查：有些器质性疾病可以是失眠的诱发因素，也可以长期共病，相互影响，因此要完善相应的实验室及精神检查；

（8）家族史：了解一级亲属的睡眠紊乱及失眠障碍患病情况。

2. 主观测评工具　睡眠日记、量表评估（匹兹堡睡眠质量指数、睡眠障碍量表、失眠严重指数量表、睡眠信念与态度量表、焦虑及抑郁筛查量表）。

3. 客观评测工具　多导睡眠图（PSG）、多次睡眠潜伏时间试验、清醒维持试验、体动记录检查等。

### （二）失眠障碍的康复评定

1. 治疗前对患者进行一次临床评估。

2. 治疗过程中一般需要每个月进行一次临床症状的评估（临床症状、量表评估、问卷调查）。

3. 在治疗过程中每6个月或旧病复发时，需对患者睡眠情况进行全面评估。包括主观性评估（临床症状、量表评估和问卷调查）与客观性评估（神经电生理监测，如PSG、体动记录检查等）。持续性评估有助于分析治疗效果和指导制定下一步治疗方案。

4. 在进行一种治疗方法或者联合治疗方法无效时，应该考虑更换其他心理行为疗法、药物疗法与联合疗法，同时应该注意重新进行病因筛查与其他共存疾病的评估。

5. 中止治疗6个月后需要重新进行评估，因为中止治疗6个月后是失眠症状复发的高发期。

## 三、疗养康复治疗

### （一）原则

1. 确定可能的失眠原因或共病情况，去除诱发因素，对因治疗。

2. 建立良好的睡眠习惯。

3. 纠正错误的认知行为。

4. 要遵循以健康教育、认知行为、心理疗法为主，结合自然疗养及物理因子、中医或间断、小剂量镇静药物等方法综合治疗。

### （二）目的

1. 增加有效睡眠时间和/或改善睡眠质量。

2. 改善失眠相关性日间损害。

3. 减少或防止短期失眠障碍向慢性失眠障碍转化。

4. 减少与失眠相关的躯体疾病或与精神障碍共病的风险。

### （三）疗养康复方法

1. 一般疗法

（1）疗养地的选择：选择风景优美的疗养地，以海滨、湖畔、山地、矿泉等地区为宜，疗养期为1~3个月。

（2）饮食：宜普食或软食，戒烟酒、浓茶、咖啡及辛辣食品，睡前可服用温牛奶。

（3）护理：帮助患者正确认识本病，消除思想顾虑，树立乐观的情绪，纠正睡眠的不良信念和习惯。指导患者坚持锻炼身体，适当参加文娱活动。

2. 自然因子疗法

（1）矿泉疗法：宜用淡水泉全身浸浴，水温37~38℃，治疗时间15~20min，每日一次，15次为一个疗程。

（2）海水浴：同时可进行日光浴、空气浴、海沙浴。每次30~60min，每日或隔日1次，15~20次为一个疗程。

（3）景观疗法：每日到疗养地的户外进行景观治疗，每次 30 ~ 60min，15 ~ 20 次为一个疗程。

（4）光照疗法：可以采取日光浴或人工光照，根据患者的睡眠节律调整治疗时间，目前推荐光照单位 100 000lx，治疗时间 30 ~ 45min，每日一次。

**3. 物理因子疗法**

（1）直流电药物离子导入疗法：5% ~ 10% 溴化物经阴极导人，眼枕法 2 ~ 3mA，全身法 15 ~ 25mA，每次 20 ~ 30min，每日一次，15 次为一个疗程。

（2）电睡眠疗法：应用脉冲方波电流，双眼枕部，双眼双乳突或前额枕部对置。脉冲宽度 0.2 ~ 0.3ms，频率 16 ~ 20Hz，从高到低，电流强度 10 ~ 18mA，每次 40 ~ 60min，每日一次，15 次为一个疗程。

（3）低频电刺激疗法：应用电刺激耳后乳突处的大脑背缝核、蓝斑核、结节乳头核、下丘脑等睡眠调节中枢部位，电流强度以患者有轻微的敲打和震颤感为度，治疗时间 60min，每日一次，10 次为一个疗程。

（4）电兴奋疗法：先用感应电流将电极分别置于风池穴上方，电流量以麻颤感为度，3 ~ 5min 再将电极分别置于眶上切迹和太阳穴各通电 1min，然后用直流电双电极分别置于同侧内、外关穴，电流强度 40 ~ 60mA，通电 1 ~ 2s，每穴 1 ~ 3 次，每日一次，10 次为 1 个疗程。

（5）音乐电疗法：选低调、深沉、缓慢的乐曲用额枕法或两颞侧对置法，每次 20min，每日一次，15 次为一个疗程。

（6）生物反馈疗法：将电极放置双耳乳突处间断进行电刺激（刺激 + 休息），治疗时间 20min，每日一次，10 ~ 15 次为一个疗程。

（7）重复经颅磁刺激：根据患者失眠障碍是否伴有焦虑抑郁症状选择头部的左右侧额叶背外侧不同区域、不同频率进行磁刺激，治疗时间 20 ~ 30min。每日一次，10 次为 1 个疗程。

（8）高频脉冲电磁场疗法：对患者伴有不同的焦虑、抑郁症状、更年期或自主神经功能紊乱所致的失眠，选择不同的治疗模式（波形、频率、强度），治疗时间 20 ~ 40min，每日一次，10 次为 1 个疗程。

（9）高压静电疗法：患者脱鞋，双足踩在与地绝缘的阳极踏板电极上，帽形针状阴极电极悬吊在置于头顶 10 ~ 15cm 处，30 ~ 50kV，10 ~ 20min，每日一次，15 ~ 20 次为 1 个疗程。

（10）松脂浴疗法：在盆浴中加松脂粉 60 ~ 70g，水温 38 ~ 39℃，治疗时间 15 ~ 20min，每日一次，15 ~ 20 次为 1 个疗程。

**4. 运动疗法**

（1）户外有氧运动：根据年龄和身体状况选择慢跑、游泳、散步、骑自行车等运动方式。运动时最大心率不超过 120 次/min，每次 30 ~ 60min，每日一次或每周不少于三次。

（2）医疗体操、渐进性肌肉放松训练操：每次 30min，每日一次。

（3）太极拳、八段锦、气功等：每日一次，每次 20 ~ 30min。

**5. 作业疗法与文娱疗法**

鼓励患者适当参加社交和文娱活动，有助于缓解患者紧张和负面的情绪。

**6. 中医疗法**

（1）中药熏蒸疗法：应用具有安神、镇静的中药，煎煮成药液通过熏蒸设备，将中药透入人体更好的发挥药物治疗作用。治疗温度 40 ~ 42℃，每次 30min，每日一次，10 次为一个疗程。

（2）在辨证施治的基础上，应用按摩、针灸、针刺、点穴、耳穴、电针治疗等。

（3）根据《失眠症中医临床实践指南（WHO/WPO）》为基础，对心胆气虚证、肝火扰心证等不同类型的失眠症进行不同的中药治疗。

7. 心理疗法

心理疗法是失眠障碍患者的主要治疗手段，其中失眠认知行为疗法已成为国际上及《中国成人失眠诊断与治疗指南》的一线（1级）治疗方法，包括认知疗法和行为治疗。应用于治疗失眠障碍的心理和行为治疗包括一系列不同的特定形式，其中认为单独实施有效的有：刺激控制、睡眠限制、松弛疗法，其他的如矛盾意向、音乐疗法、催眠疗法也比较常见，但没有达到普遍有效性。

（1）具体的治疗方法有：

1）睡眠的卫生教育；

2）认知疗法；

3）行为疗法（刺激控制、睡眠限制、松弛疗法）。

（2）具体操作流程及技术

1）睡眠卫生教育：旨在帮助失眠者创造良好的睡眠环境，合理、规律安排工作、学习时间，养成良好的睡眠习惯。睡眠卫生教育应贯穿整个失眠治疗的始终，需与其他心理行为治疗方法同时运用。

2）认知疗法：着力帮助患者认识自己对于睡眠的错误认知，以及对失眠问题的非理性信念与态度，重新树立关于睡眠的积极、合理的观点。

3）行为疗法：包括刺激控制疗法、睡眠限制疗法和松弛疗法三种。①刺激控制疗法：要求只在产生困意或到规定的睡眠时间上床，卧床一段时间（约20min）后仍未入睡，则起床离开卧室，进行一些放松的活动，直到有困意再上床。该过程可以重复多次。无论前一天晚上睡眠时间多长，第二天都需在固定时间起床，周末不能例外。②睡眠限制疗法：通过缩短卧床时间（但不少于5h），增加患者对睡眠的渴望，白天不能小睡或午睡，减少失眠者在床上的非睡眠时间，提高睡眠效率。睡眠效率提高至90%以上，允许每日增加15min卧床时间；低于80%，应减少15min卧床时间；介于80%~90%之间则保持卧床时间不变。③松弛疗法：让失眠患者身心放松、减少夜间觉醒次数，提高睡眠质量。睡前1h左右可进行一些放松活动，如做瑜伽、深呼吸、听放松的音乐、足浴、头部按摩、香氛等。指导患者学习渐进式肌肉放松、指导式想象、冥想等压力释放及放松的相关技能。

8. 药物治疗

遵循个体化、间断、小剂量开始，一旦达到有效剂量后不轻易调药的原则。常用推荐的药物有：

（1）用于入睡困难或维持睡眠困难，首选非苯二氮䓬受体激动剂：唑吡坦、右佐匹克隆；

（2）有益于维持睡眠困难，减少夜间觉醒次数：褪黑素或褪黑素受体、阿戈美拉汀；

（3）小剂量的抗抑郁药有镇静催眠作用：文拉法辛；

（4）其他类：米氮平、曲唑酮。

**（四）注意事项**

1. 以睡眠卫生教育及认知行为等心理治疗为主 配合相应的疗养康复治疗措施的应用，上述治疗方法可同时应用；药物控制是按需、暂时、阶段性的使用，病情控制之后，药物应逐步减量或停用；其他某些康复、预防、休养等措施要长期连续运用，以达到长期缓解、减少或减轻病情复发之目的。

2. 危险因素管理 应用疗养康复治疗技术，必须严格把握其适应证和禁忌证，治疗剂量和注意事件须遵循上篇第二章物理因子疗法的操作技术要求，避免出现操作意外。运动疗法中运动的形式及运动量，应因人而异。心理疗法实施过程中注意观察患者的情绪变化，如发现有严重的焦虑和抑郁症状，要及时转到精神科进行处理。

3. 应急安全情况处理 合并其他疾病的患者在疗养康复过程中可能会诱发一定的突发事件。因此，应该对可能出现的风险事件进行正确识别、准确判断病情变化，并给予迅速合理的处理。

## 四、健康管理

### （一）健康教育

由医护人员定期给患者进行睡眠卫生健康讲座。宣传正确睡眠知识，指导并督促其养成良好的睡眠习惯：①睡前 6h 避免喝咖啡、饮酒及浓茶等能引起精神兴奋的饮品；②避免大量摄入过多液体及食物；③每天坚持规律的体育锻炼，睡前 3h 避免剧烈运动；④白天避免长时间卧床或小睡，午睡不超过半小时；⑤保持睡眠环境舒适、安静、整洁及适宜的温度及光线，远离手机。

### （二）健康档案及随访

指导患者填写睡眠日记，建立睡眠状况档案、随访数据库及随访、监督制度。对患者的生活方式、危险因素、疗养康复治疗情况进行管理，发现并解决存在问题，确保疗养康复的安全性、有效性和依从性。对于部分服用镇静安眠类药物的患者，要定期进行肝、肾功能检查（治疗前及 1 个月、3 个月、6 个月），确保及时发现可能出现的不良反应。在疾病获得良好控制后，亦应每 3~6 个月对疾病及良好的睡眠习惯的形成进行监控，并进行药物剂量的调整。

（杜艳玉 王宏伟）

## 参 考 文 献

［1］Gittler M, Davis AM. Guidelines for Adult Stroke Rehabilitation and Recovery. JAMA, 2018, 319( 8 ): 820-825.

［2］汪煜楠, 李国忠, 钟镝. 脑卒中后功能康复评定量表的应用. 中国临床神经科学, 2018, 2( 1 ): 108-112.

［3］Bordet R, Ihl R, Korczyn AD, et al. Towards the concept of disease-modifier in post-stroke or vascular cognitive impairment: a consensus report. 2017, 15( 1 ): 107-109.

［4］戴维斯. 不偏不倚：成人偏瘫康复治疗的选择性躯干活动设计. 魏国荣, 汪洁, 译. 北京：华夏出版社, 2017.

［5］Munce SEP, Graham ID, Salbach NM, et al. Perspectives of health care professionals on the facilitators and barriers to the implementation of a stroke rehabilitation guidelines cluster randomized controlled trial. BMC health Services Research, 2017, 17( 1 ): 440-445.

［6］Nair VA, Young BM, LaC, et al. Functional connectivity changes in the language network during stroke recovery. Annals of Clinical and Translational Neurology, 2015, 2( 2 ): 185-195.

［7］Kirker S. Traumatic Brain Injury Rehabilitation. Journal of Tissue Viability, 2017, 7（3）: 77-81.

［8］王玉龙. 神经康复学评定方法. 北京: 人民卫生出版社, 2015.

［9］张瑜, 张一, 姚秋近, 等. 洛文斯顿作业治疗用认知评定量表在脑外伤早期患者认知功能评定中的效能. 中国康复理论与实践, 2016（1）: 84-87.

［10］窦祖林. 肉毒毒素改善痉挛的临床应用进展. 中国康复医学杂志, 2017, 32（7）: 735-737.

［11］Patterson F, Fleming J, Doig E. Clinician perceptions about inpatient occupational therapy groups in traumatic brain injury rehabilitation. Brain Injury, 2017, 31（5）: 1-11.

［12］刘颖, 张淑珍, 朱晓红, 等. 高压氧治疗对创伤性脑损伤大鼠认知功能的影响. 中国康复医学杂志, 2017, 32（32）: 1219-1221.

［13］Kornhaber R, Mclean L, Betihavas V, et al. Resilience and the rehabilitation of adult spinal cord injury survivors: A qualitative systematic review. Journal of Advanced Nursing, 2018, 74（5）: 15-21.

［14］Mehta S, Janzen S, Mcintyre A, et al. Are Comorbid Pain and Depressive Symptoms Associated with Rehabilitation of Individuals with Spinal Cord Injury?. Top Spinal Cord Inj Rehabil, 2018, 24（1）: 37-43.

［15］王彤, 李向哲. 运动对脊髓损伤功能恢复影响机制的国内研究现状. 中国康复医学杂志, 2017（12）: 1322-1325.

［16］施红梅. 脊髓损伤患者情绪状态与活动和参与功能研究. 中国康复理论与实践, 2017, 23（8）: 946-949.

［17］陈立典. 认知功能障碍康复学. 北京: 科学出版社, 2018.

［18］蔡天燕, 冉春风. 脑卒中后认知功能障碍康复的研究进展. 中华物理医学与康复杂志, 2015, 37（8）: 631-634.

［19］何予工, 周青. 重复经颅磁刺激对非痴呆型血管性认知功能障碍的影响. 中华物理医学与康复杂志, 2017, 39（6）: 464-466.

［20］张斌. 中国失眠障碍诊断和治疗指南. 北京: 人民卫生出版社, 2016: 8-41.

# 第五章

# 运动系统疾病的疗养康复

## 第一节　类风湿关节炎

### 一、概述

类风湿关节炎（rheumatoid arthritis，RA）是一种病因不明的自身免疫性疾病，人群患病率约为 0.36%，女性发病高于男性。目前类风湿关节炎病因尚不明确。其发病机制复杂，多种机制在炎症关节内同时或依序发生。一般认为，RA 的发生是感染、自身免疫反应、内分泌、遗传和环境因素等几种或多种因素共同作用的结果。

疾病主要表现为对称性、慢性、进行性多关节炎，且以外周小关节常见。随着病情发展可累及关节软骨、软骨下骨和关节周围组织，使关节软骨和骨遭到破坏，最终形成多种特征性的关节畸形。但非典型的类风湿关节炎的起病方式、首发症状多样，诊断难度相对较大。目前通常应用的诊断标准是 2009 年美国风湿病学会（ACR）与欧洲风湿病联盟（EULAR）制定的《早期 RA 分类诊断标准》和 1987 年《ACR 类风湿关节炎诊断标准》。具体内容详见中华医学会风湿病学分会编写的《2018 中国类风湿关节炎诊疗指南》。

疗养康复治疗不但是对药物治疗的有效补充，更是预防和减少患者残疾发生、发展的有效手段。良好的关节功能也是类风湿关节炎患者病情长期持续缓解的关键因素。

#### （一）适应证

确定诊断为类风湿关节炎的患者均可行疗养康复治疗。

#### （二）禁忌证

类风湿关节炎本身对疗养康复不存在绝对禁忌证。但伴有明确消耗性疾病或异质性疾病的患者以及身体状态差、生活不能自理者，不能耐受疗养康复治疗的患者不宜进行。

### 二、风险评估与康复评定

#### （一）病史

应综合患者年龄、病史、症状、体征、用药情况、功能受损部位及程度、自身伴发疾病等。

#### （二）体格检查

应包括体征，受累关节部位、肿胀数及压痛指数等。

#### （三）辅助检查

包括实验室检查检查、影像学检查。

#### （四）类风湿关节炎的疗养康复评定

通常在疗养康复治疗过程中需根据具体情况进行以下评定：

1. 疾病活动性评估　用于判断类风湿关节炎疾病活动性，同时治疗前及治疗中的对比也可用于判断治疗方案的有效性。通常多选用类风湿关节炎患者病情评价（DAS28）指数。

2. 生活质量评估　用于判断患者生活中受累程度及主要面临的问题，对于运动疗法、作业疗法等治疗的选择有指导性作用。通常选用巴塞尔指数或改良巴塞尔指数。

3. 残疾评估　通常选用 ACR 类风湿关节炎残疾评估标准。

4. 疗效评估　用于系统性评价前期治疗的有效性。通常选用 ACR20、ACR50、ACR70 评价法。

5. 影像学评估　影像学改变是疗效评估的金标准。临床上通常选用四级分法。

6. 心理功能评定　常用有症状自评量表（SCL-90）、焦虑自评量表和抑郁自评量表。

7. 运动功能评估　受累部位肌力及关节活动度评估。

8. 疼痛评估　一般选用视觉模拟评分法。

## 三、疗养康复治疗

### （一）原则

总体来说，疗养康复治疗的目的在于控制炎症及内脏、关节的病理性损伤、保护并改善患者的关节功能，促进患者病情长期持续稳定，进而改善生活质量。应根据不同的情况设定个体化的治疗目的、治疗原则及治疗方案。

1. 活动期　目的是迅速控制病情活动性，防止炎症介质对关节部位和内脏系统的进一步损害。治疗原则以消炎、消肿、止痛为主。应兼顾保护关节及内脏功能并预防并发症发生。

2. 稳定期　目的是在保证疾病稳定的基础上，最大限度地减少药物种类及用量并促进患者关节及内脏功能的康复，促进患者病情长期持续缓解。在此阶段的治疗原则应以疗养康复治疗为主体，以疗养康复的手段促进新陈代谢、促进炎症吸收并松解痉挛肌肉、改善关节功能。

### （二）目的

在疾病的不同时期，疗养康复治疗的目的也有所不同。

1. 关节功能并未产生不可逆损伤的患者，治疗的目的包括保存现有关节结构及功能，预防残损及残障的发生发展等方面。

2. 对于关节残损明显，但尚有部分功能存在的患者，治疗的目的应包括保存现有关节功能，预防残损及残障的进一步发展，并早期参与替代性功能指导等方面。

3. 对于关节已失功能者，治疗目的应包括指导并辅助患者替代性治疗，改善患者生活质量的内容。

### （三）疗养康复方法

1. 一般疗法

（1）疗养地及自然因子选择：传统医学认为，类风湿关节炎为痹症。需避免寒凉、潮湿环境。流行病学统计中，寒冷气候或环境也多为类风湿关节炎复发因素。因此，宜选择环境优美、气候宜人的疗养康复场所。热带气候、沙漠气候或温带气候的夏、秋季节等温暖、相对干燥的气候和场所对于疾病疗养康复更为有利。同时该场所应具备开展风湿性疾病诊断及疗养康复的医技人员配置和设备、设施条件。

（2）饮食：类风湿关节炎为慢性消耗性疾病，建议患者饮食中应提高富含铁及蛋白类食品比重；对于服用甾体抗炎药或非甾体抗炎药的患者，建议少食用刺激性及辛辣食品。

（3）护理：病情稳定者常规三级护理，对病情需要的可选用二级护理。患者在院期间应做好包括患者宣教、慢性疼痛、躯体移动障碍、心理问题等内容的护理。

2. 自然因子疗法

（1）温泉疗法：急性期水温 35 ~ 38℃；缓解期水温 39 ~ 40℃，均 20 ~ 30min，每日一次。可根据病情选用硫磺泉浴、硫化氢泉浴、氡泉浴等。

（2）局部泥疗法：泥温 46 ~ 52℃，20 ~ 30min，每日一次。

（3）日光浴。

3. 物理因子治疗

（1）急性期时应根据患者病情及自身情况选择下列治疗一项或多项：

1）水疗法：水温 35 ~ 38℃，20 ~ 30min，每日一次；

2）直流电药物离子导入疗法：阴极放置浓度 1%（电水槽法）或 10%（衬垫法）的水杨酸或枸橼酸钠溶液，电流强度 10 ~ 30mA，20 ~ 30min，每日一次；

3）脉冲短波、超短波等高频电疗法：无热量，6 ~ 10min，每日一次；

4）低频磁疗法：0.02T，10 ~ 12min，每日一次；

5）紫外线疗法（局部）：2 级红斑量起递增，隔日 1 区，每区可进行 6 次治疗；

6）超声疗法及超声波导入疗法：移动法，0.6 ~ 0.8W/cm$^2$，8 ~ 10min，每日一次，导入药物可为甾体或非甾体抗炎药；

7）冷疗法：冷敷法，- 4 ~ 4℃，冷敷及间歇交替，总治疗时间 4 ~ 20min，每日 1 ~ 2 次。

（2）急性期患者不适合进行温热类物理因子治疗。

（3）对于缓解期类风湿关节炎患者，可根据病情选择下列治疗 1 项或多项：

1）水疗法：水温 39 ~ 40℃，20 ~ 30min，每日一次。

2）蜡疗法：包裹法，温度 48 ~ 56℃；浸法，52 ~ 56℃，均 20 ~ 30min，每日一次。

3）离子导入疗法：阴极放置浓度 1%（电水槽法）或 10%（衬垫法）的水杨酸或枸橼酸钠溶液，电流强度 10 ~ 30mA，20 ~ 30min，每日一次。

4）音频电、干扰电等中频电疗法：耐受限，20 ~ 30min，每日一次。

5）微波、超短波等高频电疗法：微热量或温热量，20 ~ 30min，每日一次。

6）超声疗法：移动法，0.8 ~ 1.0W/cm$^2$，8 ~ 10min，每日一次。

上述治疗 12 次为一疗程。因物理因子治疗起效较慢，故在疗程中不宜盲目更改治疗方案。疗程完成后应行相应评估，并根据结果调整治疗方案。

4. 运动疗法

（1）急性期　①注意休息，受累关节尽可能处于功能位，并避免关节受压；②受累关节可局部制动，必要时夹板固定 2 ~ 3w，且每天应解除制动数次；③避免关节负重；④急性期患者可进行等长肌力训练，每次 10 ~ 20min，每日 1 ~ 2 次；⑤在患者可耐受基础上，应早期进行主动或被动的关节活动度锻炼。

（2）缓解期　①在不使患者疲劳的前提下，可进行多种康复治疗，包括肌力和关节活动范围训练；②进行功能训练时，要遵循关节保护原则，避免关节在变形的位置上承受外部和内部的压力，避免关节在一个位置上的时间过长；③系统性功能训练之前，应有一定强度的准备运动，每次以 5 ~ 10min 为宜；④中等负荷的运动对关节炎患者是安全可靠的；⑤肌力训练：可采用等长训练法、等张训练法及等速训练法，抗阻的等级需渐进性增加，避免由反复的关节运动和应力活动引起关节刺激；⑥有氧训练：每次 30min 的主动抗阻训练，每周 4 次，共 12 周；⑦日常生活活动训练：每日 2 次，每次 60min，使其达到生活自理；⑧伴有关节功能障碍者，可行康复支具辅助治疗；⑨太极拳、八段锦等特色疗法对于改善患者身体素质、调节免疫功能有一定积极作用。但需注意的是此类运动对于下肢受累,尤其是膝、踝、足关节严重受累的类风湿关节炎患者有不利影响,选择此类疗法时需严格控制运动强度及时间。

5. 作业疗法与文娱疗法

根据患者的功能受损情况选择作业疗法及文娱疗法。

(1)日常生活活动训练:针对患者功能受损情况选择;

(2)职业性劳动训练:针对患者功能受损情况选择;

(3)工艺性劳动:根据患者身体情况及自身喜好选择。

6. 中医疗法

中医疗法需因证论治。

(1)中药:行痹需祛风通络,散寒除湿。可以宣痹达经汤加减;痛痹需温经散寒,祛风除湿,可乌头汤加减;着痹应除湿通络,祛风散寒,可薏苡仁汤加减;热痹需清热通络,祛风除湿,可白虎加桂枝汤加减;尪痹要补肾祛寒,活血通络补肾,可祛寒治尪汤加减。

(2)针灸疗法:在类风湿关节炎治疗中多以大杼、风门、肝俞、脾俞、胃俞、肾俞、命门、跗阳、外关、风市、血海等为主穴,并根据其不同分型取配穴。如风寒湿阻配关元、气海、阴陵泉、足三里;风湿热郁配大椎、曲池、身柱、支沟;痰瘀互结配膈俞、丰隆、阴陵泉;肾虚寒凝配腰阳关、阳陵泉;肝肾阴虚配太溪、三阴交、行间;气血亏虚配关元、气海、足三里等。

(3)推拿加中药热敷疗法:即推拿后用中药蒸煮的布垫敷于患部,每日一次,12~20次为一疗程。

7. 心理疗法

类风湿关节炎患者易出现焦虑及抑郁,应注重患者的心理问题疏导及护理。通常可选用音乐疗法、接纳承诺疗法及焦点解决疗法等治疗方法。对患者进行疾病知识教育,在病人对疾病有一定的了解的基础上,医患一起制订治疗目标,激发患者责任感,使之正确认识、对待疾病,积极与医护人员配合,争取得到好的效果。也可对有共同心理障碍的患者,由医务人员组织集中学习、讨论、讲课、互相交流、彼此启发、互相帮助、鼓舞信心,达到康复的目的。

8. 药物治疗

系统、规范的药物治疗是类风湿关节炎治疗的基础和基本保障。尤其在急性期,药物治疗是不可替代的治疗手段。可根据病情选用一种或多种药物联合应用。具体治疗方案详见类风湿关节炎诊疗指南。

(1)非甾体抗炎药可改善患者肿痛等症状。

(2)改善病情的抗风湿药(DMARD) ①传统DMARD:代表药物为甲氨蝶呤及来氟米特。应早期积极、合理使用。即使不能立即确定诊断的关节炎患者,只要高度怀疑RA诊断,亦应早期应用;②生物DMARD:代表药物为英夫利西和依那西普。适用于传统DMARD单药治疗无效或有禁忌的患者。

(3)糖皮质激素 在疾病早期或急性期使用。稳定期根据病情调整用药。

(4)植物药 可用于类风湿关节炎辅助用药或稳定期维持治疗。

(四)注意事项

类风湿关节炎治疗中需严格掌握适应证和禁忌证,并明确患者疾病活动性等指标。正确的治疗患者会从中明显受益,但不当的治疗会使患者疾病进一步发展,从而造成更为严重的后果。

## 四、健康管理

### (一)健康宣教

医护人员定期对患者进行健康教育,通过健康讲座、患友会、医患之间相互交流等方式对患者进行健康教育。将类风湿关节炎的诱发因素、影响因素、药物治疗常见的不良反应、疾病复发的主要特点以及患者应如何自我保护的方法等对患者进行告知。同时要告知患者遵医嘱治疗的重要性,提高其治疗依从性。

### (二)日常生活指导

建议并指导患者对生活用品及家庭设施进行改造。如厨房的设施和布局应尽量方便患者在厨房内的活动,餐具、洗涤池、冰箱等集中于工作区;日常生活安排应注意改造窗帘拉线,使其下端系以大环便于手拉;将高台阶改为斜坡道,降低镶边石,地毯铺设不可过厚;家中应备有长柄取物器、长鞋拔、长柄头梳、拉链等;按需配置步行器或轮椅。前足受累者可于鞋底进行衬垫改造等。

### (三)建立健康档案

建立随访数据库及评估、随访、监督制度,对患者的生活方式、危险因素、康复情况进行管理,积极发现并解决存在问题,确保康复的安全性、有效性和依从性。应定期进行影像学检查。疾病治疗初期应每月进行肝、肾功能等检查,以确保及时发现可能出现的不良反应。在疾病获得良好控制后,亦应每3~6个月进行复查。

(刘心悦)

# 第二节 强直性脊柱炎

## 一、概述

强直性脊柱炎(ankylosing spondylitis, AS)是一种慢性进行性疾病,主要侵犯骶髂关节、脊柱骨突、脊柱旁软组织及外周关节,并可伴发关节外表现。严重者可发生脊柱畸形和关节强直。病因尚不明确,男性多见、青少年多见。男女比约为(5~10.6)∶1。我国强直性脊柱炎的发病率约为0.26%。AS的病理性标志和早期表现常为骶髂关节炎。脊柱受累到晚期的典型表现为竹节状脊柱。肌腱末端病也是本病特征。

常见的临床表现为炎性腰背痛,随着病情的发展,疼痛日益明显,并出现腰、颈部活动受限、胸廓运动受限等特征性症状。可有下肢大关节肿胀及虹膜炎、肠激惹征等伴发症。特征性的症状、体征及辅助检查等使本病的诊断并不困难。疾病的早期,表现尚不明显,极易被误诊或漏诊。具体诊断标准详见中华医学会风湿病学分会编撰的《强直性脊柱炎诊断及治疗指南》。

早诊断、早治疗是强直性脊柱炎治疗的关键。生物制剂已被证实为治疗本病的有效药物。合理、足量的运动治疗以及物理治疗、生活管理均是本病的治疗有益补充。

### (一)适应证

确定诊断为强直性脊柱炎的患者均可行疗养康复治疗。

（二）禁忌证

伴有明确消耗性疾病或异质性疾病的患者以及身体状态差,不能耐受疗养康复治疗的患者不宜进行疗养康复治疗。

## 二、风险评估与康复评定

### （一）病史

应综合患者年龄、病史、症状、体征、用药情况、功能受损部位及程度、自身伴发疾病等

### （二）体格检查

体格检查应包括体征及专科检查

1. 胸廓活动度测定　用以判断呼吸运动受损情况,常选用呼吸差测定。

2. 腰椎活动度测定　常选用 Schober 试验。

### （三）辅助检查包括生化检查、超声检查、放射学检查

### （四）强直性脊柱炎的疗养康复评定

1. 疼痛评分方法可选择　视觉模拟评分法、数字分级评分法或面部表情疼痛量表。

2. 强直性脊柱炎疾病活动性评估　用于判断强直性脊柱炎疾病活动性,同时治疗前及治疗中的对比也可用于判断治疗方案的有效性。通常多选用 Bath 强直性脊柱炎病情活动指数。

3. 强直性脊柱炎生活质量评估　用于判断患者生活中受累程度及主要面临的问题,对于运动疗法、作业疗法等治疗的选择有指导性作用。通常选用 SF-36 或 Bath 强直性脊柱炎功能指数。

4. 强直性脊柱炎疗效评估　用于系统性评价前期治疗的有效性。建议采用 ASAS(国际脊柱关节炎评估协会)20、ASAS40、5/6 评价法。

5. 影像学评估　所有患者应对受累关节进行影像学评估。临床上通常选用四级分法。

6. 心理功能评定　常用有症状自评量表、焦虑自评量表和抑郁自评量表。

## 三、疗养康复治疗

### （一）原则

消炎、镇痛、改善受损功能并阻止或延缓疾病进展。

### （二）目的

消除炎症、松解痉挛肌,进而改善关节功能、预防并发症发生。

### （三）疗养康复方法

1. 一般疗法

（1）疗养地及自然因子选择　强直性脊柱炎需避免寒凉、潮湿环境。宜选择环境优美、气候宜人的疗养康复场所。热带气候、沙漠气候或温带气候的夏、秋季节等温暖、相对干燥的气候和场所对于疾病疗养康复更为有利。同时该场所应具备开展风湿性疾病诊断及疗养康复的医技人员配置和设备、设施条件。

（2）饮食　强直性脊柱炎患者在饮食上无特殊要求。但因疾病呈慢性消耗性,故建议患者饮食中应提高富含铁及蛋白类食品比重;对于服用甾体抗炎药或非甾体抗炎药的患者,建议少食用刺激性及辛辣食品。

（3）护理　病情稳定者常规三级护理,对病情需要的可选用二级护理。患者在院期间应

做好患者宣教、慢性疼痛护理、知识缺乏的护理、躯体移动障碍的护理、心理问题的护理等内容的护理。

2. 自然因子疗法

（1）海水浴　条件允许的患者可行海水浴。泳浴效果更佳。

（2）温泉疗法　急性期水温 35～38℃；稳定期水温 39～40℃，均 20～30min，每日 1 次。

（3）日光浴　身体健康的患者，可选用全身照射法，一般首次剂量为 1/8～1/4 个生物剂量，每日一次，每次剂量按身体前后两面各半照射，间隔 1～2d 递增 25%～30% 至 2～3 个生物剂量。身体虚弱者可选用间歇性全身照射法。当照射 1 个生物剂量后，可再照射 1 个生物剂量；或可去遮阴处休息 5～10min 后，再回到阳光下照射，直至达到规定剂量。

3. 物理因子疗法

（1）急性期物理治疗　急性期选择下列治疗 1 项或多项：

1）水疗法：水温 38～40℃，每日 1～2 次，每次 15～20min；

2）中频电疗法：剂量为耐受限，每次 15～20min；

3）高频电疗法：治疗剂量无热量，每次 6～10min。

（2）对于伴外周关节肿痛的患者可在以下治疗中选择：

1）直流电药物离子导入疗法：阴极放置浓度 1% 的水杨酸或枸橼酸钠溶液，阳极放置硫酸锌溶液。电流强度 10～30mA。每次 15～20min。适用于伴有手、足部受累的病患。

2）磁疗法：剂量 0.1～0.2T，每次 15min。

3）紫外线疗法：照射部位须达红斑量。每部位可进行 6 次治疗，间隔一个月后可重复。

4）超声波及超声波导入疗法：0.8～1.0W/cm$^2$，导入药物可为甾体或非甾体抗炎药物。

（3）稳定期物理治疗　稳定期选择下列治疗 1 项或多项：

1）水中训练：水温 38～40℃，每日一次，每次 15～20min，并于水中进行功能训练。

2）热疗法：局部矿泥治疗，泥温 44～52℃。或蜡疗法，温度 48～54℃，每日 1～2 次，每次 15～20min。

3）离子导入疗法：阴极放置浓度 1% 的水杨酸或枸橼酸钠溶液，阳极放置硫酸锌溶液。电流强度 10～30mA。每次 15～20min。适用于伴有手、足部受累的病患。

4）中频电疗法：剂量为耐受限，每次 15～20min。

5）高频电疗法：治疗剂量微热量或温热量，每次 15min，24 次后应休疗 3～7d。

上述治疗 12 次为一疗程。疗程完成后应行相应评估，并根据结果调整治疗方案。

4. 运动疗法

（1）急性期治疗　急性期可进行肌力训练，但不建议进行过量的等长肌训练；五禽戏、太极拳、八段锦等均可用于此阶段治疗。

（2）稳定期治疗　稳定期可进行较大强度功能锻炼，以扩胸运动及腰背部伸展性运动为首选。每次运动 15～90min，每周运动不少于 2 次包括肌力训练和关节活动范围训练。五禽戏、太极拳、八段锦等均可用于此阶段治疗。

5. 作业疗法和文娱疗法

根据患者的功能受损情况选择作业疗法及文娱疗法。

（1）日常生活活动训练　患者由于脊柱功能障碍和大关节受累，可出现严重的弯腰、下蹲等动作受限，需针对患者功能受损情况选择。并指导患者对生活环境进行相应的适应性训练或改造。

（2）职业性劳动训练 针对患者功能受损情况选择。

（3）工艺性劳动 根据患者身体情况及自身喜好选择。

6. 中医治疗

（1）针刺疗法

1）全身治疗：以督脉及膀胱经背俞穴为主，大椎、身柱、神道、至阳、筋缩、小肠俞、委中等穴，徐疾补泻法；脾俞、肾俞、太溪等穴用浅刺轻捻补法；阳陵泉、丘墟等穴用平补平泻法，足三里用徐疾补法，上肢受累加天宗，下肢加秩边。

2）局部治疗：根据经络循行及病变部位，"以痛为腧"取经穴，手法以"极刺""恢刺""关刺"为主；若兼有关节肿胀，用皮肤针叩刺出血，手指关节肿胀、屈伸不利，用三棱针加刺四缝。

（2）灸疗法 督灸对于强直性脊柱炎患者有明显治疗作用。

（3）按摩疗法 按摩手法对强直性脊柱炎有一定的治疗作用。治疗原则：早期以和营通络，活血止痛为主；后期以舒筋通络，滑利关节为主。

1）手法：掐、揉、按、擦、捻、摇，通调督脉；

2）部位：双侧骶髂关节、膝关节与脊柱；

3）取穴：肾俞、脾俞、肝俞、天宗、腰阳关、风池、鹤顶、膝眼。

（4）中医疗法需因证论治 行痹需祛风通络，散寒除湿。可以宣痹达经汤加减；痛痹需温经散寒，祛风除湿，乌头汤加减；着痹应除湿通络，祛风散寒，可薏苡仁汤加减；热痹需清热通络，应以祛风除湿白虎加桂枝汤加减；尪痹要补肾祛寒，活血通络，可以祛寒治王汤加减。

7. 心理疗法

患者易出现焦虑及抑郁，应注重患者的心理问题疏导及护理。通常可选用音乐疗法、接纳承诺疗法及焦点解决疗法等治疗方法。医患一起制订治疗目标，对有共同心理障碍的患者，由医务人员组织集中学习、讨论、讲课、互相交流、彼此启发、互相帮助、鼓舞信心，达到康复的目的。

8. 药物治疗

（1）生物制剂 代表药物为依那西普和英夫利西单抗，是强直性脊柱炎首选药物，建议早期应用。可有效地控制病情。如一种产生耐药或不能耐受，可以另一种替代。

（2）非甾抗炎药 个体差异较大，如口服一种一周未见明显疗效，应改换另一种药物。不建议两种或以上药物同服。足量持续用药适用于急性发作或早期治疗，每周2～3次用药适用于稳定期维持治疗。

（3）改善病情的抗风湿药（DMARD） 代表药物为甲氨蝶呤和柳氮磺吡啶。适用于伴有外周关节受累的强直性脊柱炎。

（4）糖皮质激素 可在急性期使用。不建议稳定期长期应用。植物药可用于强直性脊柱炎辅助用药或稳定期治疗。

以上药物可根据病情选用一种或多种联合应用。对于病情稳定且复发风险小的患者，可根据病情酌情减少直至停用相应药物。

（四）注意事项

强直性脊柱炎治疗中需严格掌握适应证和禁忌证，并明确患者疾病活动性等指标。正确的治疗患者会从中受益，但不当的治疗会使患者疾病进一步发展。

**（五）健康管理**

1. 健康宣教 医护人员定期对患者进行健康教育,通过健康讲座、患友会、医患之间相互交流等方式对患者进行健康教育。将强直性脊柱炎的诱发因素、影响因素、药物治疗常见的不良反应、疾病复发的主要特点以及患者应如何自我保护的方法等进行告知。同时要告知患者遵医嘱治疗的重要性,提高其治疗依从性。

2. 日常生活指导 建议患者戒烟限酒,同时应注意指导患者对关节的保暖,避免潮湿寒冷。急性期应卧床,应睡硬质床垫及低枕,并注意指导患者合理休息及保持正确体位,预防关节废用。建议并指导患者对生活用品及家庭设施进行改造。髋关节受累的强直性脊柱炎患者多因弯腰受限而影响正常生活,故家中应备有长柄取物器、长鞋拔、长柄头梳、拉链等;下肢关节受累者用可步行器以支撑体重,保持平衡,保护关节,难以站立或无法步行者只能使用轮椅。

3. 建立健康档案 建立随访数据库及评估、随访、监督制度,对患者的生活方式、危险因素、康复情况进行管理,积极发现并解决存在问题,确保康复的安全性、有效性和依从性。影像学检查为治疗是否有效的金标准,故应要求患者定期进行影像学检查。同时,由于患者多需长期应用止痛及改善病情药物治疗,故在疾病治疗初期应每月进行肝、肾功能等检查,以确保及时发现可能出现的不良反应。在疾病获得良好控制后,亦应每 3 ~ 6 个月对疾病进行监控。

（刘心悦）

# 第三节 骨 关 节 炎

## 一、概述

骨关节炎(osteoarthritis, OA)是以关节软骨局灶病变、软骨下骨肥厚反应和关节边缘骨赘形成为特征的慢性关节疾病。根据发病因素分为原发性骨关节炎和继发性骨关节炎,继发性骨关节炎多见。本病的发生与衰老、肥胖、炎症、创伤、关节对线不良、代谢异常、性激素水平及遗传等因素有关。OA 好发于中老年人群,65 岁以上的人群 50% 以上为 OA 患者。累及部位包括膝、髋、踝、手和脊柱(颈椎、腰椎)等关节。我国膝关节症状性 OA 患病率为 8.1%;女性高于男性;呈现明显的地域差异,即西南地区(13.7%)和西北地区(10.8%)最高,华北地区(5.4%)和东部沿海地区(5.5%)相对较低。从区域特征来看,农村地区患病率高。OA 可导致关节疼痛、畸形与活动功能障碍,进而增加心血管事件的发生率及全因死亡率。症状性症状性 OA,可导致全因死亡率增加近一倍。骨关节炎主要表现为受累关节的疼痛、肿胀、晨僵、关节积液及骨性肥大,可伴有活动时的骨摩擦音、功能障碍或畸形,常伴有肌肉无力、韧带松弛等。病变可累及手、髋、膝、脊柱和足。为明确诊断,应完善受累关节的 X线、计算机体层成像(CT)或磁共振成像(MRI)检查、血沉、C 反应蛋白、类风湿因子、抗环瓜氨酸肽抗体、骨密度检测等检查项目,明确 OA 活动程度,确定诊断骨关节炎的患者均可行疗养康复治疗。骨关节炎患者本身对疗养康复不存在绝对禁忌证。伴有明确消耗性疾病或异质性疾病以及生命体征不平稳或体力差,不能完成康复治疗活动的患者,不适合进行疗养康复治疗。

## 二、风险评估及康复评定

### （一）病史

病史包括患者年龄、病史、症状、体征、自身伴发疾病用药情况等。

### （二）体格检查

体格检查包括受累关节的部位、关节结构改变、炎症情况、疼痛程度、功能受损部位及程度等。

### （三）辅助检查

辅助检查包括生化检查、超声、放射学检查。

### （四）康复评定

疼痛评定、关节活动范围评定、日常生活能力评定、肌力评定、步态分析及残疾评定。

## 三、疗养康复治疗

### （一）原则

消炎、消肿、改善病变区域血液循环、加速代谢与修复、解除关节周围肌痉挛、改善关节活动度。

### （二）目的

在于缓解疼痛、阻止和延缓疾病进展、矫正畸形，改善或恢复关节功能、提高患者生活质量。

骨关节炎治疗流程如下图 2-1。

### （三）疗养康复方法

1. 一般疗法

（1）疗养地选择　选择风景优美、气候宜人、植被丰富、负氧离子浓度较高的疗养康复场所，避免寒凉、潮湿环境，同时该场所具备开展风湿性疾病康复的医技人员配置和设备条件。

（2）饮食　无特殊要求，可选择新鲜蔬菜水果、奶制品、豆制品、海产品富含铁及蛋白类维生素类食品，建议少食用刺激性及辛辣食品，减少脂肪和糖的摄入，限盐。

（3）护理　一般予三级疗养康复护理。健康宣教，指导改正不良的生活习惯，建立正确的工作生活习惯。

2. 自然因子疗法

（1）矿泉疗法：每日一次，15～20次为一疗程；

（2）日光浴、海水浴；

（3）治疗泥：每日一次，每次 10～20min。

3. 物理因子治疗

（1）急性期物理治疗：急性期可选择下列治疗 1 项或多项：

1）水疗法：水温 38～40℃，每日 1～2 次，每次 15～20min；

2）中频电疗法：剂量为耐受限，每次 15～20min；

3）高频电疗法：治疗剂量无热量，每次 6～10min。

（2）对于伴外周关节肿痛的患者可在以下治疗中选择：

1）直流电药物离子导入疗法：阴极放置浓度 1% 的水杨酸或枸橼酸钠溶液，阳极放置硫酸锌溶液。电流强度 10～30mA。每次 15～20min。适用于伴有手、足部受累的病患。

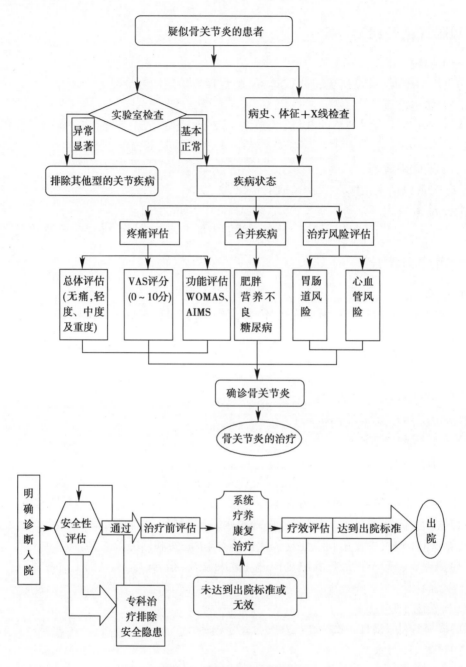

图 2-1　骨关节炎治疗流程

2）磁疗法：剂量 0.1～0.2T，每次 15min。

3）紫外线疗法：照射部位须达红斑量。每部位可进行 6 次治疗，间隔一个月后可重复。

4）超声疗法及超声波导入疗法：0.8～1.0W/cm²，导入药物可为甾体抗炎药或非甾体抗炎药。

（3）稳定期物理治疗：稳定期可选择下列治疗 1 项或多项：

1）水中训练：水温 38～40℃，每日一次，每次 15～20min，并于水中进行功能训练。

2）热疗法：局部矿泥治疗，泥温 44～52℃；蜡疗法，温度 48～54℃，每日一次，每次

15 ~ 20min。

3）直流电药物离子导入疗法：阴极放置浓度 1% 的水杨酸或枸橼酸钠溶液，阳极放置硫酸锌溶液。电流强度 10 ~ 30mA。每次 15 ~ 20min。适用于伴有手腕、足踝部受累的病患。

4）中频电疗法：剂量为耐受限，每次 15 ~ 20min。

5）高频电疗法：治疗剂量微热量或温热量，每次 15min。24 次后应休疗 3 ~ 7d。

上述治疗 12 次为一疗程。疗程完成后应行相应评估，并根据结果调整治疗方案。

4. 运动治疗

在医生的指导下，选择正确的运动方式，制定个体化的运动方案，减轻疼痛，改善和维持关节功能，保持关节活动度，延缓疾病进程。

（1）低强度有氧运动　包括步行、游泳、骑自行车等有助于保持关节功能。

（2）关节周围肌肉力量训练　加强关节周围肌肉力量，既可改善关节稳定性，又可促进局部血液循环，但应注重关节活动度及平衡（本体感觉）的锻炼。常用方法：股四头肌等长收缩训练、直腿抬高加强股四头肌训练、臀部肌肉训练、静蹲训练、抗阻力训练。

（3）关节功能训练　主要指膝关节在非负重位的屈伸活动，以保持关节最大活动度。常用方法包括：关节被动活动、牵拉、关节助力运动和主动运动。有氧运动包括步行、游泳、骑自行车等有助于保持关节功能。

5. 作业疗法和文娱疗法

通常可选择健身操、广场舞等。

6. 中医疗法

（1）针灸疗法：取穴可根据循经取穴的原则，以病为"腧"，如膝关节取经常用的穴位有梁丘、血海、内膝眼、外膝眼、阳陵泉、鹤顶、阿是穴等。除针灸疗法外还有火罐、艾灸、中药外敷法、推拿按摩等疗法。

（2）中药治疗：包括口服中成药及外用膏药。中药可通过多种途径减轻疼痛、延缓 OA 的疾病进程、改善症状，但对于其作用机制和长期疗效尚需高级别的研究证据。

1）内服中药：补肾温阳活血常用独活寄生丸、虎潜丸等；活血化瘀常用金乌骨通胶囊、骨痹散等；温经散寒祛湿常用透骨消痛颗粒、尪痹片等；清热利湿常用蠲痹汤、健骨胶囊等；养血荣筋常用壮筋养血汤、扶元壮骨汤等。

2）外用中药：清热解毒常用金黄散；温经散寒祛湿常用复方温通散、双柏散；活血化瘀常用消瘀散。

7. 心理疗法

长期患病的骨关节炎患者往往会伴有一定程度的心理问题，以焦虑及抑郁为多见，故应注重患者的心理问题疏导及护理。对有共同心理障碍的患者，由医务人员组织集中学习、讨论、讲课、互相交流、彼此启发、互相帮助、鼓舞信心，达到康复的目的。同时激发患者对家庭、社会的责任感，鼓励自强，正确认识、对待疾病，积极与医护人员配合，争取得到好的效果。骨关节炎是一种慢性退行性疾病，病程长，治疗显效慢，可使患者内心引起严重的不良情绪和心理反应。因此，对病程较长者应采用抑郁自评量表、焦虑自评量表、症状自评量表及状态 - 特质焦虑量表（STAI）等进行心理评估，并采取心理干预、心理疏导、心理护理等措施进行心理治疗，可以减轻患者精神痛苦，提高对疾病和治疗的正确认识，增强战胜疾病的信心,从而提高治疗的效果。

8. 药物治疗

(1)非甾体抗炎药:OA 患者缓解疼痛、改善关节功能最常用的药物,包括局部外用药物和全身应用药物。

(2)镇痛药物:对 NSAID 类药物治疗无效或不耐受者,可使用非 NSAID 类药物、阿片类镇痛剂、对乙酰氨基酚与阿片类药物的复方制剂。阿片类药物的不良反应和成瘾性发生率相对较高。

(3)关节腔注射药物:

1)糖皮质激素:起效迅速,短期缓解疼痛效果显著,但反复多次应用激素会对关节软骨产生不良影响,建议每年应用最多不超过 2 ~ 3 次,注射间隔时间不应短于 3 ~ 6 个月。

2)玻璃酸钠:可改善关节功能,缓解疼痛,安全性较高,可减少镇痛药物用量,对早、中期 OA 患者效果更为明显。但其在软骨保护和延缓疾病进程中的作用尚存争议,建议根据患者个体情况应用。

3)生长因子和富血小板血浆:可改善局部炎症反应,并可参与关节内组织修复及再生,但目前对于其作用机制及长期疗效尚需进一步研究。临床上对有症状的 OA 患者可选择性使用。

4)缓解 OA 症状的慢作用药物:包括双醋瑞因、氨基葡萄糖等。

5)抗焦虑药物:可应用于长期持续疼痛的 OA 患者,尤其是对 NSAID 类药物不敏感的患者,建议在专科医生指导下使用。

**(四)注意事项**

1. 指导患者注意保暖　避免潮湿寒冷,并注意指导患者合理休息及保持正确体位,预防关节废用。避免长久站立、跪位和蹲位,避免快速跑、跳等剧烈运动,避免爬楼梯、爬山等。

2. 加强行动辅助　通过减少受累关节负重来减轻疼痛和提高患者满意度,髋关节受累的骨关节炎患者多因弯腰受限而影响正常生活,故家中应备有长柄取物器、长鞋拔、长柄头梳、拉链等。膝关节受累者可用步行器以支撑体重,保持平衡,保护关节。难以站立或无法步行者只能使用轮椅。患者可在医生指导下选择合适的行动辅助器械,如手杖、拐杖、助行器、关节支具等。

3. 定期检查　患者多需长期应用止痛及改善病情药物治疗,故在疾病治疗初期应每月进行肝、肾功能等检查,以确保及时发现可能出现的不良反应。在疾病获得良好控制后,亦应每 3 ~ 6 个月对疾病进行监控。

# 四、健康管理

## (一)健康宣教

医护人员通过健康讲座、患友会、医患之间相互交流等方式对患者进行健康教育。通过宣教,让患者了解本病是一种慢性病,多数预后良好,消除其心理负担,配合治疗。并将骨关节炎的诱发因素、影响因素、药物治疗常见的不良反应、疾病复发的主要特点以及患者应如何自我保护的方法等对患者进行告知。同时要告知患者遵医嘱治疗的重要性,提高其治疗依从性。

## (二)建立合理的生活方式

建议患者戒烟限酒;建议并指导患者对生活用品及家庭设施进行改造;建议患者改变

不良的生活及工作习惯,避免长时间跑、跳、蹲,同时减少或避免爬楼梯、爬山等。指导患者穿舒适的鞋,用适合的鞋垫,肥胖者减轻体重和饮食调整。

### (三)建立健康档案

建立随访数据库及评估、随访、监督制度,对患者的生活方式、危险因素、康复情况进行管理,积极发现并解决存在问题,对其进行康复指导。

(杨　茝)

# 第四节　颈　椎　病

## 一、概述

颈椎病(cervical spondylosis)是颈椎椎间盘退行性改变及其继发的相邻结构病理改变累及周围组织结构(神经根、脊髓、椎动脉、交感神经等)并出现与影像学改变相应的临床表现的疾病,是一种以颈部疼痛、手臂麻木、疼痛或无力、颈部僵硬及头痛等为主要表现的常见病和多发病。近年来颈椎病的患病率不断上升,且有年轻化的趋势。我国颈椎病患病率较高,患病率约为 8% ~ 19%,公务员和白领人群的患病率更高。与颈椎病相关的抑郁情绪和失眠亦影响患者的生活质量。颈椎病正成为日益严重的公共卫生问题之一。

颈椎病最主要的原因是颈椎椎间盘退变。椎间盘是人体退变最早的组织之一,其诱发因素较多,主要有劳损、外伤及炎症。

根据受累组织和结构的不同,颈椎病可分为以下型:颈型(软组织型)、神经根型、脊髓型、其他型(交感神经型、椎动脉型)。颈型、神经根型及其他型颈椎病经过康复疗养常有较明显疗效,而脊髓型颈椎病常规疗养康复手段无法解除病因,不宜进行疗养康复治疗。

### (一)适应证

颈型颈椎病者,神经根型、其他型的初次发作或病程较短者,患者身体不宜手术治疗者,手术后病情稳定需继续康复治疗者,有手术指征拒绝手术治疗者。

### (二)禁忌证

神经根型颈椎病经康复治疗后症状加重者;脊髓型颈椎病(不宜手术或不愿接受手术治疗要求继续疗养者,应详细告知病情并签署知情同意书后可继续疗养康复);其他型颈椎病经治疗后症状无缓解或不能确定诊断者;合并有明显颈椎椎管狭窄,颈椎不稳定或合并颈椎黄韧带骨化、后纵韧带钙化者;颈椎植骨融合术后无可靠内固定者;颈椎病术后出现感染、脑脊液漏、神经损伤等并发症者;合并有其他严重疾病者。

## 二、风险评估与康复评定

### (一)风险评估

根据病史、体征、CT 及 MRI 等影像学资料评估患者分型、神经受压程度及是否有脊髓受累,以确定治疗方案。

### (二)康复评定内容

1. 各型颈椎病应进行以下评定　①疼痛评定:视觉模拟评分法;②四肢周径测量、关节活动度测定及相关肢体的运动功能评定：主要测量颈部关节活动度，上/下肢周径的测量，上/下肢肌力评定（徒手肌力评定、手持式测力器等），上/下肢感觉平面测试、运动功能评定。

2. 脊髓型颈椎病的专项评定量表　不同类型的颈椎病，功能评定方法不同。脊髓型颈椎病的功能评定报道较多，也较成熟。常用评定方法有 Odom 分级法，另外常用的还有 Fager 分级方法、Nurick 颈椎病脊髓功能分型、日本骨科协会评估治疗（JOA）分数、国内殷华符等颈椎病脊髓功能 40 分评分方法等。

## 三、疗养康复治疗

### （一）原则

综合运用物理因子疗法、自然疗养因子治疗、运动疗法、日常生活干预手段进行疗养康复治疗。

### （二）目的

缓解症状，改善功能，预防复发。

### （三）疗养康复方法

1. 一般疗法

（1）疗养地选择　应选择气候宜人，阳光充足，水、泥、温泉等自然疗养因子丰富的疗养地进行疗养康复。

（2）饮食　无特殊要求，可选择新鲜蔬菜水果、奶制品、豆制品、海产品等富含铁、蛋白质及维生素类食品。建议少食用刺激性及辛辣食品，限盐，减少脂肪和糖的摄入。

（3）护理　一般给予三级疗养康复护理。术后病人给予术后护理，注意观察切口愈合情况，指导正确使用颈托等外固定器具。健康宣教，指导改正不良的生活习惯，建立正确的工作生活时的体位姿势。

2. 自然疗养因子疗法

（1）日光浴　全身浴，每日 1~2 次，根据不同季节与地域，每次照射时间 10~30min。10 天为一疗程。应做好防护工作，避免头部、眼睛受日光直接照射。夏天注意防止中暑。

（2）水疗法

1）温水游泳：每日一次，每次 1h，10 天为一疗程。

2）温泉水疗法：可选择氡泉等。浴缸内放满温泉水，水深约 45cm，冷却至水温 38~40℃。泡浴时颈部浸泡在温泉水中，双手放于颈后，双手四指搭于颈椎两侧以中等力度按摩。每日 2 次，每次 15~20min，14 天为一个疗程。

3）泥疗法：将矿泥或中药泥加热至 45~50℃后敷盖于项背部及肩颈部，每日一次，每次 20~30min，10 次为一疗程。

3. 物理因子治疗

（1）牵引疗法　牵引疗法常用枕颌带牵引法，以坐位多用。具体如下：

1）坐位：可以精确控制力量及时间，方便调整牵引角度，对颈型及神经根型颈椎病有较好的效果。

2）角度：颈椎屈曲。牵引角度小时，最大应力位置靠近颈椎上段；牵引角度增大时，最大应力位置下移。因此应根据 X 线片所明确的病变部位来选择牵引角度。同时参考患者舒适感调整角度。一般上颈段病变宜采用 0°~15°屈曲位，下颈段病变宜采用 20°~30°

屈曲位。由于臂丛均由下颈段脊神经组成，因此对神经根型颈椎病多采用20°～30°屈曲位。

3）时间：一般每次10～30min，年老体弱者时间可短些，年轻力壮者时间可长些，但一般不超过40min，每日一次。

4）牵引重量：开始重量为体重的7%～10%，以后逐次增加1～2kg，最大达14～15kg。

5）方式：多数用连续牵引法，也可采用间歇牵引法。间歇与牵引的时间比例为3∶1或4∶1，在间歇时重量不可为零。

6）禁忌证：颈椎及周围组织结核、肿瘤等疾病，脊髓受压严重，牵引后症状加重者禁用；神经根型颈椎病和交感神经型颈椎病急性期、颈椎失稳症、脊髓型硬膜受压或脊髓轻度受压暂时不用或慎用。

7）注意事项：是否需要牵引以及牵引剂量应按病情决定。牵引过程中要了解患者反应，如有不适或症状加重应及时停止治疗，寻找原因或更改治疗。对脊髓型颈椎病用颈椎牵引治疗应慎重。

（2）电疗法

1）直流电药物离子导入疗法：选用药物（冰醋酸、维生素$B_1$、维生素$B_{12}$、碘等药物或乌头、川芎等中药）浸湿衬垫置于颈后，按药物性能接阳极或阴极；另一电极置于患侧前臂（如双臂均有症状，可两前臂隔日交替进行），每次20min，每日一次，15～20次为一疗程。适用于各型颈椎病，尤其适用于神经根型颈椎病有手麻症状的患者。

2）电水浴疗法：两个水槽或盆（塑料、陶瓷制成）内盛水三分之二容积（需淹过手背）；如加药物，可加30ml，并按药物性能接阳极或阴极。其余操作方法和时间同直流电药物离子导入疗法。该方法主要改善颈椎病神经根型的手部症状。

3）低频调制中频电疗法：多以2 000～8 000Hz的中频电为载频，用不同波型（方波、正弦波、三角波等），频率为10～200Hz的低频电为调制波，调制的方式用连调、断调、变调、间调，以不同频率、不同方式进行组合，编成不同处方。使用时按不同病情选择处方，电极放置方法同直流电疗法或置于颈椎两侧（此法多用于椎动脉型和交感神经型），每次10～30min，每日一次，15～20次为一疗程。适用于各种类型颈椎病。对有肩臂痛的患者配合超短波效果更好。

4）超短波或短波疗法：超短波或短波治疗机，一对中号电极分别置于颈后和患肢前臂伸侧。急性期用无热量模式，每次12～15min；慢性期用微热量模式，每次15～20min。每日一次，12～15次为一疗程。多用于急性神经根型颈椎病和脊髓型颈椎病的患者。

5）高压交变电场疗法：用9kV或30kV的高压电场，患者坐在板状电极上，脚踏绝缘垫，每次30min。用9kV者可同时用滚动电极在颈后、领区或患区滚动5～8min。每日一次，15～20次为一疗程。用于各种类型颈椎病，以治疗交感神经型效果为佳。

6）药熨疗法：用装有活血化瘀的中药（粗末）袋蒸湿，作为电极衬垫，置于颈、肩、臂部，两极对置或并置，接低中频电流，每次20～30min，每日一次，15～20次为一疗程。主要适用于神经根型颈椎病。

7）温热低频电疗法：正电极置于颈后，两个负电极置于双侧冈上窝或双侧肩胛区，按病情选取止痛或按摩处方，感觉阈，每次20min，15～20次为一疗程。

（3）超声疗法　800～1 000kHz，输出功率0.6～1W/cm$^2$，接触移动法，每次8～15min，每日一次，15次为一疗程。也可按不同病情选择药物（如维生素$B_1$、维生素$B_{12}$、氢化可的松、双氯芬酸等药物)进行透入疗法。超声疗法可用于各型颈椎病,对脊髓型颈椎病效果较好。

(4)其他物理因子治疗 还可应用各种热疗,如红外线疗法、蜡疗法、高压氧疗法、磁热振疗法等。

4. 中医治疗

(1)推拿手法治疗 手法治疗有脊椎推拿疗法、整骨推拿疗法和拨筋通络疗法等,是治疗颈型及神经根型颈椎病的主要方法之一。它能缓解肌肉痉挛、改善局部血运、纠正小关节紊乱,增加颈椎活动范围及缓解疼痛。但对脊髓型颈椎病及其他型颈椎病(椎动脉型、交感型)应慎用。对颈椎管明显狭窄、椎体后缘有明显骨赘、后纵韧带钙化、椎体及附件有骨性破坏者、严重骨质疏松者以及诊断不明者严禁使用手法治疗。

(2)针灸疗法 主要作用是止痛、调节神经功能,解除肌肉和血管痉挛,改善局部血液循环,增加局部营养,防止肌肉萎缩,促进功能恢复。取穴可根据循经取穴的原则,常用的穴位有绝骨、后溪等。

(3)可辅助使用火罐、药枕、中药外敷等疗法。

5. 运动疗法

适当的运动可有效治疗并巩固疗效、减少复发。运动疗法可用于各型颈椎病症状缓解期及术后恢复期的患者,宜选用有利于颈背部及上肢肌肉锻炼的方法,如太极拳、颈肩操、洗髓经、五禽戏等。常用的运动方法为颈部及患侧上肢强化肌力训练:沉肩自我拔伸颈椎,颈后伸等长抗阻,颈向健侧等长抗阻,患侧耸肩抗阻,患侧上肢负重上举。以上动作,每个动作维持5s,一组五次,每日一组。其他型颈椎病患者进行运动疗法时应避免颈过伸、过屈及旋转的动作。

6. 心理疗法

颈椎病是一种慢性退行性疾病,病程长,治疗显效慢,可使患者内心引起严重的不良情绪和心理反应。因此,对病程较长者应采用抑郁自评量表、焦虑自评量表、症状自评量表及状态-特质焦虑量表等进行心理评估,并采取心理干预、心理疏导、心理护理等措施进行心理治疗,可以减轻患者精神痛苦,提高对疾病和治疗的正确认识,增强战胜疾病的信心,从而提高治疗的效果。

7. 药物治疗

药物治疗主要是对症治疗,起止痛消炎、活血化瘀、扩张血管、营养神经等作用。

(1)止痛消炎 一般应用非甾体抗炎药。

(2)活血化瘀、扩张血管 川芎嗪注射液、阿魏酸钠等有扩张血管、改善微循环的作用,可缓解因椎动脉痉挛致脑部供血不足引起的眩晕、头痛等症状,适用于椎动脉、交感神经型颈椎病。

(3)营养神经 用维生素 $B_1$、维生素 $B_{12}$、甲钴胺等有营养神经的作用,谷维素则有调节自主神经的功能。

(四)注意事项

1. 术后康复疗养者应详细了解手术过程及颈椎固定情况,评估颈椎稳定性。在确保颈椎稳定条件下进行运动疗法,并应循序渐进,逐步增加运动量及强度。避免应用推拿疗法。出现固定物松动、脱落、脑脊液漏、神经损伤、切口感染等并发症者应及时转诊。

2. 脊髓型颈椎病慎用推拿疗法。

## 四、健康管理

### （一）健康教育和日常生活指导

加强健康宣教,普及颈椎保健知识,改善不良生活习惯,重视颈椎健康可以有效预防颈椎病的发生和改善其症状。颈椎结构的变化与颈部持续受力及日常生活工作中的体位姿势密切相关。正确的工作生活体位姿势有利于减轻颈椎结构的不当受力。合适的头颈枕的使用可以起到维护颈椎形态的功能,成人平卧时颈枕高 10cm 左右较合适,侧卧时枕高应保持颈椎纵轴于水平位。规律和充足的睡眠有利于受损的颈椎椎间盘的修复。对于文书及需要长时间使用电脑工作者,应注意工作中定时活动颈部,伏案工作 1h 应进行颈部十字运动 5min,休息放松 10min。注意颈部保暖,避免颈部直接暴露于寒冷的环境中(包括冷空调风直接吹向颈项部)。

### （二）健康档案及随访

建立健康档案数据库,依托标准化、信息化手段规范数据管理。利用互联网、电话、短信、微信等通信方式对患者进行随访、指导及健康教育,以确保康复的安全性、有效性和依从性。

（王春敏　何伴根　武　亮）

# 第五节　腰椎间盘突出症

## 一、概述

腰椎间盘突出症(lumbar disc herniation)指因腰椎间盘变性、纤维环破裂、髓核组织突出压迫和刺激腰骶神经根、马尾所引起的一种综合征,是脊柱外科的常见病和多发病,是引起腰背痛和腰腿痛的最常见原因。其好发年龄为 20—40 岁的青壮年,约占患者人数的 80%,男性多于女性。90% 以上的腰椎间盘突出症发生在 $L_4$-$L_5$ 和 $L_5$-$S_1$ 椎间隙。

退变是椎间盘突出症的基本病因。在此基础上腰部受外伤或反复的轻微损伤致髓核在负重时移动顶起薄弱的纤维环或经纤维环裂隙突出。职业、体育运动、遗传与腰椎间盘突出症的发生相关;肥胖、吸烟等是易发因素。青少年的腰椎间盘突出症原因主要是发育异常,外伤是重要的诱发因素。

腰椎间盘突出症根据髓核突出的病理形态不同可分为三型:

（1）膨隆型:此型有可复性,经非手术治疗绝大多数疝出物可还纳;

（2）突出型:此型突出物一般不易还纳,多需手术治疗;

（3）游离型:此型非手术治疗往往无效。

因椎间盘组织突出的部位不同,又可分为椎体型和椎管型,二者产生的临床症状不同:

（1）椎体型:此型以腰痛不适为主,一般无神经根压迫症状;

（2）椎管型:突出的髓核组织未穿过后纵韧带者,称之为"椎间盘突出",穿过后纵韧带者达到椎管者为"椎间盘脱出"。

### （一）适应证

年轻、初次发作或病程较短者;症状较轻,休息后症状可自行缓解者;影像学检查无明显椎管狭窄及脊椎不稳者；患者身体条件不允许手术治疗者；手术后病情稳定需继续康复治疗者；有手术指征但不愿接受手术治疗者。

（二）禁忌证

下肢或腰部疼痛加剧或出现下肢麻木、无力等症状；合并马尾神经严重受压同时伴有相应的临床表现，大小便功能障碍者；复发性腰椎间盘突出症症状明显，保守治疗无效者；合并有腰椎管狭窄症、腰椎滑脱症或腰椎不稳者；高位及巨大椎间盘突出者；术后疗养出现切口感染、脑脊液漏等其他并发症者；特殊类型椎间盘突出症者（如脱垂游离型、极外侧型）。

## 二、风险评估与康复评定

### （一）风险评估

腰椎间盘突出症大部分经非手术治疗可缓解症状甚至临床治愈，但约有 10%～20% 的患者需手术治疗。根据病史、体征、CT 及 MRI 等影像学资料评估患者分型、神经受压程度，以确定治疗方案。只有严格掌握入院标准，选择恰当的治疗方式，才能获得满意的疗效。

### （二）康复评定

康复评定是根据临床检查资料对患者功能障碍的类型、性质、部位、范围、严重程度和预后做判断，并以此制定康复措施。

1. 疼痛评定　可采用视觉模拟评分法、简式麦吉尔疼痛问卷和压力测痛法等评定方法。

2. 运动功能评定　包括对患者的姿势、有无脊柱侧弯和骨盆不对称、腰椎和下肢关节活动范围、腹肌肌力、背肌肌力、下肢肌力、肌张力、步态、体能等项目进行评定。

3. 功能障碍评定　常用的功能障碍评定方法有 Oswestry 功能障碍指数（Oswestry disability index）和日本骨科协会评估治疗（JOA）分数。

4. 日常生活活动评定　即对各种日常生活活动能力（包括翻身、起坐、站立、行走和弯腰等实用功能）进行评定，对那些疼痛反复发作、严重影响生活和工作者，更需要进行该项评定，以便指导康复治疗。

5. 职业评定　详细了解患者的职业，特别是职业性质，如有无长期坐位作业、转身活动作业、高负荷作业等。

6. 心理学评定　若患者长期腰痛达 6 个月以上，应考虑进行心理学方面的评定。

7. 其他　了解患者外伤史、业余爱好和性格特征等。

## 三、疗养康复治疗

### （一）原则

综合运用物理因子疗法、自然疗养因子治疗、运动疗法、日常生活干预手段进行疗养康复治疗。

### （二）目的

缓解症状，改善功能，预防复发。

### （三）疗养康复方法

1. 一般疗法

（1）疗养地选择　一般无特殊要求，但以有温泉、水疗法、泥疗的地区为好。具备疗养康复的专业场所和医护人员。

（2）饮食　无特殊要求，可选择新鲜蔬菜水果、奶制品、豆制品、海产品富含铁及蛋白质、维生素类食品，建议少食用刺激性及辛辣食品，减少脂肪和糖的摄入，限盐。

（3）护理　一般给予三级疗养康复护理。注重指导改正不良的生活习惯，建立正确的工作生活时的体位姿势。

2. 自然疗养因子疗法

（1）日光浴

1）时间及照射时长：一般选择日出后 2h 或日落前 2h，持续 10～30min；

2）防护：应避免日光直射眼睛及头部，夏天注意防止中暑，冬天避免感冒；

3）凡出血性疾病、严重心脏病、妇女经期、分娩后，尿毒症，活动性肺结核患者应慎用日光浴。

（2）水疗法

1）游泳：每次 50min，每周 3～5 次；

2）温泉疗法：每日 40～50min，20 日为一疗程。

（3）泥疗法

1）全身泥疗法：除头和胸前区外，全身置于温热泥中，每日 15～20min，20d 为一疗程。

2）局部中药泥疗法：由红黏土与川芎、没药、当归、红花等中药制成的中药药泥，加热至 40～50℃，敷盖于患者腰背部夹脊穴，每日一次，每次 30min，15d 为一疗程。

3）泥疗法的注意事项：①治疗期间密切观察患者局部皮肤情况，防止烫伤；②局部皮肤有破损、感染者不宜施行泥疗法。

3. 物理治疗

常用的有低中频电疗法、干扰电治疗、超声疗法、热疗法（红外线疗法、蜡疗法等），通过改善局部血液循环，缓解肌肉痉挛、改善腰痛症状。

（1）电疗法

1）超短波疗法：腰腹部对置和／或腰与患侧小腿后并置，无热量，每次 10min，每日一次；

2）调制中频电疗法：并置法，止痛处方，每次 20min，每日一次；

3）立体动态干扰电疗法：差频 90～100Hz，0～100Hz，各 10min，感觉阈，每日一次；

4）微波疗法：50～100W，每次 15min，每日一次，20 次为一疗程。

（2）超声疗法　下腰部及患肢后侧，接触移动法，1.0～1.5W/cm$^2$，每次 15～20min，每日一次。

（3）磁疗法　腰骶部及沿坐骨神经走行，旋磁法、贴敷法均可选用。

（4）热疗法　红外线、热光浴或蜡疗于腰部及患侧下肢后侧，每次 20～30min，每日一次，20 次为一疗程，多用于慢性期。

4. 牵引治疗

牵引治疗是腰椎间盘突出症常用的康复治疗手段，可减轻椎间盘内压、牵伸粘连组织、解除肌肉痉挛、改善局部血液循环并纠正小关节紊乱。应根据临床分型和影像学资料制定个体化的牵引处方。牵引可于急性期开始应用。牵引重量一般从自身体重的 60% 开始，逐渐增加到相当于自身体重或增减 10% 左右，每次 20～30min，每日一次。采用仰卧位、屈髋屈膝、放松腰大肌的姿势牵引较为合理。

5. 中医治疗

（1）手法治疗

1）脊柱手法治疗：通过牵伸脊柱结构使其超过主动运动的正常关节活动度末端，但不超越其解剖学的关节活动度末端。对于纤维环完整的急性患者，短期缓解腰痛、放射痛的效果最好，且复发率较低。

2）按摩：用以改善局部血液循环、止痛和松弛痉挛的肌肉。常配合脊柱手法治疗、运动疗法治疗。

（2）针灸疗法　中医认为经络气血不通而产生疼痛，即"不通则痛"。而针刺治疗可以疏通经络，使气血调达，经络通畅，从而减轻甚至可以消除疼痛。腰痛患者通过针灸治疗后手术率明显下降。

6. 运动疗法

运动疗法应在康复医学专业人员的指导下，基于康复评定结果，按照运动处方正确执行。不正确的运动方式可能会加重症状，甚至会使病情进一步恶化。

（1）脊柱柔韧性训练　患者坐位，保持骨盆不动，放松腰背肌肉作腰椎屈、伸、左右侧弯及左右旋转运动。运动速度平稳缓慢，幅度逐渐增大。避免引起疼痛感觉。

（2）腰背肌和腹肌肌力训练

1）腰部核心肌群训练：①单桥训练，患者取仰卧位，两腿间夹持枕头，患者单腿屈曲，伸直对侧腿，然后伸髋、抬臀，保持 10s 后换对侧肢体进行相同训练；②双桥运动训练，患者取仰卧位，两腿间夹持枕头，双腿屈曲，然后伸髋、抬臀并保持 10s；③仰卧抬腿训练，患者取仰卧位，并拢、绷直并抬起双腿，直至大腿垂直地面并保持 5s；④俯卧撑训练，指导患者使用双手掌支撑身体，双上肢与地面垂直，双下肢向身体后方伸展，脚尖着地，利用手掌和脚尖保持身体平衡，尽量使身体保持挺直，平起平落，练习 20 个俯卧撑为 1 组；⑤膝手平衡训练，患者在平衡垫上保持爬跪姿势，以一只手及对侧膝关节进行两点支撑，非支撑侧上肢及下肢抬起并练习伸直动作，保持 10s 后换对侧肢体进行相同训练。上述各项训练每天进行 3 次，连续治疗 4 周。

2）腹肌训练：①抬头，仰卧位，双上肢平伸，上身和头部抬起，使背部离床；②仰卧位，下肢并拢，抬起双下肢离开床面。以上姿势维持 4~10s，重复 4~10 次。

7. 药物治疗

主要用于急性期减轻局部炎症水肿，缓解疼痛，但对远期疗效无明显帮助。

（1）口服药物　口服各种非甾体抗炎药，可以减轻由椎间盘突出压迫神经根引起的充血水肿等炎症反应。

（2）静脉用药　对急性腰痛患者，有应用静脉滴注甘露醇及皮质类固醇进行脱水消炎治疗。

（3）硬膜外注射　有明显神经根症状和体征的患者可使用糖皮质激素硬膜外（或骶管）注射治疗，短期（4 周内）疗效较明显，长期效果（12 周后）不确定。

8. 心理疗法

腰椎间盘突出症因长期腰痛引起心理状态明显改变，应予心理疏导、心理护理等综合性情感干预措施，缓解患者紧张状态，减轻患者精神痛苦。必要时可酌情应用抗焦虑或抗抑郁药物以强化治疗。

（四）注意事项

术后康复疗养者应详细了解手术过程及腰椎内固定和／或外固定情况，评估腰椎稳定性。应确保腰椎稳定条件下进行运动疗法，并应循序渐进，逐步增加运动量及强度。避免应用推拿疗法。出现固定物松动、脱落、脑脊液漏、神经损伤、切口感染等并发症者应及时转诊。

## 四、健康管理

### （一）健康教育

不合适的体位和姿势可以明显增加椎间盘的压力。选择恰当的体位，执行不同的任务时采用各种合适姿势可以缓解症状，减轻椎间盘压力，避免复发。

1. 卧床休息　较舒适的体位是仰卧位。在膝关节和头下各放置一个枕头，将肩部抬高。或者屈膝屈髋侧卧位并将一枕头置于两腿之间。

对急性期患者宜制动，睡硬板床2～3周。绝对卧床时间一般不宜超过1周。也可采用腰围固定腰部，减少腰椎的活动。

2. 正确的姿势　久坐，腰部长时间呈微屈体位，频繁弯腰的活动对椎间盘不利。在坐位时，应于腰部加垫腰枕。搬重物时应下蹲、屈膝，将物体尽量靠近身体，并使腹肌维持紧张以保护腰部较弱的肌肉。

3. 调整活动方式　避免增加脊柱应力的高冲击性运动。适宜选择游泳、步行等低冲击性的有氧运动。

### （二）腰痛学校

通常以小组的方式进行授课，在职业机构内进行的高强度方案（基于原始瑞典腰痛学校方案）可获得更好的效果。这类方案为患者提供解剖学、生物力学、最佳姿势及人体工学的相关信息，并进行连续超过2周的腰部运动训练。

（王春敏）

# 第六节　腰椎管狭窄症

## 一、概述

椎管狭窄是各种原因引起椎管各径线缩短，压迫硬膜囊，脊髓或神经根，从而导致疼痛、麻木、肢体无力、跛行、大小便障碍等一系列神经功能障碍的一类疾病。椎管狭窄从狭窄部位上分为：颈椎管狭窄、胸椎管狭窄及腰椎管狭窄。

腰椎管狭窄症是导致腰痛及腰腿痛常见的病因之一，多数是在发育性狭小椎管基础上，又因退变或其他因素，促成了椎管的进一步狭窄，压迫位于椎管中心的马尾神经或神经根而发病。腰椎管狭窄症发病率为9%，多发于40岁以上的中年人，在60岁以上老年人中为47%，是65岁以上患者最常见的脊柱手术病种。安静或休息时常无症状，行走一段距离后出现下肢痛、麻木、无力等症状，需蹲下或坐下休息一段时间后，方能继续行走。随着病情加重，行走的距离越来越短，需休息的时间越来越长。腰椎管狭窄症按其慢性疾病的病理特点和退变性疾病的属性，多起病隐匿。腰椎管狭窄症疗养康复分类：

（一）病因分类

1. 脊椎退行性改变所致的狭窄。

2. 先天性椎管狭窄。

3. 复合因素所致的狭窄。

4. 脊椎滑脱症与骨溶解病所致狭窄。

5. 医源性狭窄。

6. 损伤性狭窄。

7. 其他。

（二）解剖分类

1. 中央型。

2. 周围型。

3. 混合型。

（三）综合分类

1. 中央管狭窄。

2. 神经根通道狭窄。

## 二、风险评估与康复评定

发病原因主要与以下因素有关：①先天性发育畸形，主要为先天性小椎管，特点是多节椎管发病，起病较早，神经功能症状明显；②骨质增生，黄韧带肥厚，后纵韧带骨化导致椎管内容积减小；③侧隐窝狭窄和椎间盘病变，对应节段的椎管狭窄；④创伤后骨折、椎体滑脱；⑤医源性狭窄，颈胸腰椎手术后脊柱不稳定继发后凸等畸形，畸形节段引起椎管狭窄。

**康复评定**

1. 疼痛评定  视觉模拟评分法、口述描绘评分法（VRS）。

2. 躯体功能评定  关节活动度评定，徒手肌力评定。

3. 生活质量评定  SF-36、世界卫生组织生活质量-100量表（WHO-QOL-100）等。

4. 心理功能评定  症状自评量表、焦虑自评量表。

## 三、疗养康复治疗

（一）原则

1. 疗养康复适用于轻型及早期病例、经保守治疗可缓解症状的。采用卧床休息、抗炎止痛、物理因子治疗、腰背肌锻炼、腰围保护等。

2. 腰椎管狭窄症患者倡导早期系统治疗，多学科团队参与（康复科、理疗科、中医科）及多方协助支持（家属、工作单位、专科医院等）。康复方法多，但因人而异，治疗周期长，需要系统全面康复。

（二）目的

缓解局部症状，改善局部功能，提高生活质量，防止进行性加重，达到回归生活、工作、社会的目的。

（三）疗养康复方法

1. 一般疗法

（1）疗养地选择  就近选择风景优美、气候宜人、植被丰富、负氧离子浓度较高的疗养康复场所,同时该场所具有齐全的疗养康复设备、专科医护人员或中医康复人员等。

（2）饮食　宜食清淡而富有营养的食物,补充适量优质蛋白,富含维生素的食品。食多纤维蔬菜和水果,多饮水,防便秘。

（3）护理　指导注意合理的劳动姿势与良好的生活习惯。搬抬重物时,髋膝弯曲下蹲,腰背伸直,重物紧压身体后起身。睡觉时,头颈部要自然中立位,双髋双膝稍屈,并避免机体受风着凉受寒。进行适当康复功能训练。

2. 自然因子疗法

（1）矿水浴　全身浸浴,水温 38～39℃,15～20min,每日一次。

（2）日光浴　以间歇性全身照射法为主,注意做好防护。

（3）海水浴　需在海水温度 20℃以上,风速在 4m/s 以下,当日气温高于水温 2℃以上条件下进行。体健者可行泳浴,体弱者可于海水中坐浴。

（4）泥疗法

1）全身泥疗法:温度 40～44℃,静卧埋敷,每次 10～15min,每日或隔日一次,12 次为一疗程;

2）局部泥疗法:温度 46～52℃,局部包裹,每次 15～20min,每日一次,12 次为一疗程;

3）泥浆浴疗法:温度 38～42℃,浸浴,每次 15～20min,每日一次,12 次为一疗程;

4）短波局部泥疗法:温度 46～52℃,剂量 80～100mA,每次 15min,每日一次,12 次为一疗程。

（5）景观疗法　根据患者情况组织观赏自然与人文景观,每周 1～2 次,活动循序渐进,动静结合。

3. 物理治疗

（1）干扰电疗法　痛区腰棘突旁,治疗时采用电极 $50cm^2 \times 4$,交叉固定法,差频范围 0～100Hz,90～100Hz,各 5～10min,症状缓解后可改为 20～40Hz、50～100Hz,各 10min,每日一次。

（2）低周波疗法　采用腰部病灶区置阳性电极 $50cm^2 \times 1$,患侧下肢及臀部放置阴极电极 $40cm^2 \times 2$,采用 2 号自动处方,剂量耐受限,温度 35～50℃,10min,每日一次。

（3）脉冲微波疗法　腰部疼痛区,辐射法,采用无热量,10～15min,每日一次。

（4）超短波疗法　腰腹部,矩形电极前后对置法,微温热,20min,每日一次。

（5）低频磁疗法　剂量 0.02T,10～12min,每日一次。

（6）石蜡疗法　蜡垫或盘蜡法,局部包裹,温度 48～56℃,15～20min,每日一次。

（7）音频电疗法　腰椎棘旁病灶区并置法,电极 $100cm^2 \times 2$,10～30mA、15～20min,每日一次。

（8）红外线疗法　辐照法,距离 40cm,温热量,20～30min,每日一次。

（9）超声疗法

1）移动法:治疗时声头轻压腰骶部皮肤,在治疗部位作缓慢移动,移动速度以每秒 1～2cm 为宜,常用强度 $0.5～1.5W/cm^2$,5～10min,每日一次。

2）固定法:超声波声头以适当压力固定在腰骶部治疗部位,强度为 $0.2～0.5W/cm^2$,3～5min,每日一次。

4. 运动疗法

（1）适度牵引往往对发病初期、退变尚不严重的病例有较好的疗效。电动牵引治疗床，牵引重量为患者体重的 30%～50%，以患者感觉舒适且能减轻症状为度，20min，每日一次。

（2）采用体育运动疗法，如健身跑、步行、上下楼、自行车、游泳等有氧运动或医疗体操，以增强肌力，保持或改善关节活动范围，提高心肺功能与耐力。

（3）应用悬吊设备进行腰腹部肌力锻炼，提高核心肌力。起床前后，平卧于床，进行腰腹部肌力锻炼，如小燕飞，以自己耐受为度，双手拉单杠，屈膝悬吊。

（4）采用传统中医运动疗法如太极拳、八段锦、五禽戏等达到保健身体，调整气血、经络，强身健体的作用。

5. 作业疗法与文娱疗法

以日常生活活动训练、职业性劳动训练、工艺性劳动训练等作为治疗媒介，针对日常生活作业功能，包括自我照顾、工作及休闲，要求患者主动参与治疗活动，学习或再学习新的或失去的技能，以达到最大限度地恢复躯体、心理和社会方面的功能。

6. 中医疗法

（1）中药内治法：在急性期，主要表现为风、寒、湿、邪内侵后引致痹证，或外伤后引致瘀血症，治当祛邪为主。慢性期，则当治本为主。①急性期：风寒湿型，活络通痹汤加减；气滞血瘀型，定痛和血汤加减；风邪偏胜型，羌活胜湿汤加味。②缓解期：肝肾亏虚型，壮腰补筋汤加减；阴阳失调型，八味肾气丸加减。

（2）中药外治法：①敷法，局部或阿是穴涂消痛散或者温经通络膏；②熨法，局部或阿是穴涂葱黄散或者骨质增生熨方。

（3）推拿疗法：以舒筋活络，温通经脉为原则。通过推拿可使局部气血通畅，改善因椎管狭窄而致的周围神经及软组织的刺激症状。①用轻柔的按揉、滚法、一指禅推法在腰骶部治疗，使紧张的肌肉逐渐放松；②点按腰夹脊、肾俞、大肠俞、八髎、腰眼等穴，以酸胀为度，用较重的弹拨、滚法在腰骶部治疗，然后用双手有节奏的按压腰部，使腰部振动；③运腰手法，用一手臂托起患者的两大腿，一手压住腰部，将两下肢摇动 3 圈，然后将腰部以下作过伸动作。

（4）针灸治疗：本病腰部及下肢部的症状表现多与足太阳经和足少阳经关系密切。选穴时，应局部取穴与循经远端取穴相结合。针灸治疗本病，当以补肾强腰、通经活络、散瘀止痛为法。①主穴：肾俞、腰阳关、次髎、白环俞、环跳、委中；②配穴：阿是穴、上髎、秩边、承扶、阳陵泉、承山。

7. 心理疗法

（1）心理支持疗法：医护人员要主动关心患者，通过疏导、解释、安慰、调整等方式，以自己的言行解除患者心理负担，给患者心理上支持，取得患者的信任。

（2）想象疗法：在医师的指导下，患者自创想象内容，总的原则是"腰椎管没有狭窄，没有腰痛，没有跛行"，要坚信不移，而且当作正在发生的事。每天坚持做 3 次以上，天天坚持，不可间断。

（3）心理疏导：患者在医师的指导下，消除各种心理障碍，使患者不良心理状态转向积极良好的心理状态，从而达到康复的目的。

8. 药物治疗

目前很少有证据表明药物治疗可以提供长期的疗效。但疼痛严重时可适当配合消炎止痛药物，如扶他林缓释片、尼美舒利片、芬必得等；有神经症状时适当配合神经营养药，如甲钴胺、谷维素、维生素等。

### （四）注意事项

1. 腰椎管狭窄症患者尤其在治疗恢复过程中，由于缺乏运动容易发生废用性功能障碍，因此应注意营养疗法、运动疗法等全身性康复治疗。

2. 中医传统特色疗法治疗腰椎管狭窄症，疗效确切，但有时显效慢，需要坚持综合治疗，促进全身康复的作用。

3. 腰椎管狭窄症患者保持治疗3个月，经长期专业康复没有效果，且进行性加重，建议手术治疗。

4. 危险因素管理

（1）腰椎管狭窄症患者重症若出现不同程度的马尾神经或神经根压迫症状（尿潴留或失禁、大便困难及性功能障碍），建议手术后再来康复疗养。

（2）康复疗养过程中突然急性加重，且出现马尾神经症状，建议专科医院处理。

## 四、健康管理

### （一）健康教育

对于腰椎管狭窄症患者，给予正确的健康教育，对预防复发、防止加重、缓解症状都具有一定作用。

1. 适当体育锻炼可以帮助缓解肌肉痉挛，防止肌力下降，改善症状。

2. 避免久坐及久站，避免搬动重物，避免旋转腰部动作。养成良好的生活工作习惯，避免受凉，适度减轻体重有助于改善症状并延缓病程。

3. 不正确的搬动重物方式，频繁搬动重物或搬动过重的物体都可能导致腰痛的加重。应学会正确的弯腰和搬动重物的技巧。

4. 使用中等强度的床垫，可以改善腰部疼痛。

5. 腰围或支具治疗，可增加腰椎稳定性，改善腰椎矢状位及冠状位平衡，早期疗效肯定。注意同时配合腰背部肌肉锻炼，避免长期佩戴而引起的腰背肌肉无力。

6. 建议患者避免长时间开车，进出车门要注意动作缓慢。

### （二）健康档案及随访

建立随访数据库，采取家访、通信联系、互联网或预约到医疗机构复诊等手段，询问患者及其家属获取患者的健康情况，对患者的生活方式、危险因素、康复情况进行跟踪管理，以减少复发率。

（张恩达　王　伟　肖　振）

# 第七节　肩　周　炎

## 一、概述

肩关节周围炎简称肩周炎，是指肩关节囊及其周围滑囊、韧带、肌腱、肌肉等软组织发生的非特异性、无菌炎症性反应，可引起关节囊以外的软组织退行性病变，使组织失去弹性、引起肌肉、肌腱、等组织的痉挛。是以肩关节周围疼痛、肩关节各个方向主动和被动活动度降低为主要特征的一种疾病。肩周炎发病率女性高于男性，分别为3.38%和2.36%，总体发病率在2%～5%之间。疾病特点是肩部疼痛逐渐加剧，夜间为甚；肩部活动范围逐渐受限，可导致肩关节各方向活动受限，呈现冻结状态，严重时影响患者穿衣、梳头等日常生活活动。影像学检查除骨量减少外无明显异常。此病多发生于五十岁左右的老年患者，故又称五十肩、冻结肩等。病程长，恢复慢，一般需要几个月至两年。部分患者可自愈，不复发。

肩周炎的发病机制未完全明确，致病因素可归纳为四大类：①关节内病变；②关节囊挛缩制动；③关节外相关组织问题；④神经异常。而且，流行病学调查发现糖尿病、掌筋膜挛缩、甲状腺功能降低和帕金森病均为原发性肩周炎的高危因素。肩周炎单一治疗疗效差，临床常采取综合治疗，包括采用主动与被动的身体、心理、行为和社会活动的训练与再训练，以达到消炎止痛、恢复关节活动功能，提高生活质量，回归社会生活的目的。

**（一）症状与体征**

1. 疼痛伴关节活动功能障碍和肌萎缩无力　其中疼痛是突出的症状。疼痛的特点是一般位于肩部前外侧，也可扩大到枕部、腕部或手指，有的放射至后背、三角肌、肱三头肌、肱二头肌等。

2. 肩关节活动障碍　早期疼痛尚可忍受时，盂肱关节活动不受限，但内外旋受限，举臂至头顶困难，患者不能梳头。后期盂肱关节几乎无活动，疼痛与活动受限并不一致。

3. 压痛　多数患者在肩关节周围可触到明显的压痛点，在肱二头肌长短头肌腱、冈上肌附着点、三角肌前后缘及肩峰下滑囊、喙突处均有明显压痛，尤以肱二头肌长头肌腱沟为甚。

4. 体检　三角肌、冈上肌、斜方肌等肩周围肌肉早期可出现痉挛，晚期可发生失用性肌萎缩。肩关节以外展、外旋、后伸受限最明显。

5. X线及实验室检查　常规摄片大多正常，年龄较大或者病程较长患者可见骨质疏松，但无骨质破坏，也可见冈上肌腱、肩峰下滑囊钙化征。实验室检查多正常。

**（二）临床药物治疗**

1. 药物　急性期疼痛明显，需要药物控制，可以酌情选用消炎镇痛、缓解肌肉痉挛的药物，如短期服用布洛芬0.3g，每日两次，也可选用阿司匹林。此外，中药也有很好的疗效，如姜黄桂枝汤等。

2. 局部注射　对疼痛明显并有固定压痛点者均可使用。该方法能止痛、松弛肌肉，减轻炎症水肿。常用醋酸泼尼松龙0.5～1.0ml，加1%普鲁卡因2～5ml，作痛点注射，每周一次，2～3次为一个疗程。

## 二、风险评估与康复评定

**（一）风险评估**

应综合患者病史、症状、体征、用药情况、日常生活方式、运动习惯、常规辅助检查包括B超、X线等对患者进行危险评估，预防患者治疗过程中并发其他疾病的损伤等。

**（二）肩周炎的康复评定**

肩周炎的康复评定主要从肩关节疼痛、肩关节活动度和肌力测定、日常生活活动能力三方面进行综合评估。

1. 肩关节疼痛评分　常用的疼痛评分方法包括：视觉模拟评分法（VAS）、数字分级评分法（NRS）、面部表情疼痛量表（faces pain scale，FPS）等。

（1）VAS：一条 0～10cm 的直线量尺，0 表示无痛，10 表示剧痛。使用时由患者将疼痛感受标记在直线上，线左端至患者所画竖线之间的距离即为该患者主观上的疼痛强度。通常用来描述患者当前或者过去 24h 内的疼痛强度。

（2）NRS：在 VAS 基础上发展而来，由患者自己选择不同分值来量化疼痛程度。

（3）FPS：较为客观且方便，在是模拟法基础上发展而来，使用 6 个不同的面部表情呈水平排列状，由受试者选择能代表其疼痛强度的面部表情进行疼痛评分。该方法易于掌握，评估费时少，不需任何附加设备。

2. 肩关节活动度和肌力测定　用量角器测量肩关节活动度、患者肩关节前屈上举、后伸、内收、外展、内旋、外旋等活动度范围。应与健侧进行对照性测量。肌力主要是针对与肩关节活动有关的肌肉利用徒手肌力评定法进行测定。

3. 日常生活活动能力评定

患臂需进行日常生活活动能力评定，如穿衣、脱衣、梳头、如厕、整理个人卫生等，常用的有日常生活活动能力评定、巴塞尔指数评定法等。

## 三、疗养康复治疗

### （一）原则

针对肩周炎的不同时期或其不同症状的严重程度采取相应的治疗措施。

### （二）目的

改善肩部血液循环，加强新陈代谢，减轻肌肉痉挛、牵伸粘连和挛缩的组织，以减轻和消除疼痛，恢复肩关节的正常功能，恢复日常生活自理能力。肩周炎康复治疗方法通常是以非手术治疗为主，包括自然疗养因子疗法、心理疏导、运动疗法、物理因子治疗、手法治疗、功能锻炼等。

### （三）疗养康复方法

1. 一般疗法

（1）疗养地选择　以选择气候畅爽、温和的疗养地为好，不宜住在寒冷潮湿的地区。选择的疗养地具备开展疗养康复的医技人员配置和设备条件。

（2）饮食　多进食富含维生素、蛋白质、纤维素等食物，如牛奶、鸡蛋、豆制品、骨头汤、黑木耳等。保证营养物质均衡，增加抵抗能力和免疫能力，禁止吃生冷、油腻、辛辣等刺激性较强的食物，养成良好的饮食习惯。

（3）护理　注意为患者的肩部做好保暖措施。对于不能正常自理生活的病人，护理人员应尽自己最大的努力帮助其共同完成日常生活活动，如洗漱等。

2. 自然疗养因子疗法

（1）日光浴　时间为 1h，每日一次或两日一次。

（2）空气浴　每日一次，夏季以上午 9:00—11:00，下午 3:00—4:00 为宜，春季、秋季以上午 11:00—12:00 为宜。

（3）海沙浴　每日一次或两日一次，每次 45min，15 次为一个疗程。

3. 物理因子治疗

（1）脉冲磁疗（见上篇第二章第九节）。

（2）干扰电疗法（见上篇第二章第九节）。

（3）超声疗法　直径3cm探头移动接触于肩关节疼痛周围，0.8~1.0W/cm²，占空比80%，频率3MHz，每部位3min，每日一次。注意事项：皮肤感觉迟钝区，对热过敏区，应慎用。

（4）超短波疗法（见上篇第二章第九节）。

（5）蜡疗法　包裹法，45~50℃，每部位20min，每日一次。注意事项：防止烫伤。

（6）红外线疗法（见上篇第二章第九节）。

（7）冲击波疗法（见上篇第二章第九节）。

（8）水疗法（见上篇第二章第九节）。

4. 运动疗法

适用于冻结期或恢复期，可以改善萎缩肌肉肌力，松解局部粘连，扩大肩部活动范围。运动疗法通常采用主动运动，可利用器械做操，也可做徒手体操。锻炼以引起轻微疼痛为度，但应避免引起剧烈疼痛。一般每日锻炼2~3次，每次15~30min。锻炼内容包括肩部关节活动范围练习和增强肩胛带肌肉的力量练习。常用具体方法有：

（1）仰卧位，患肢外展并屈肘，作肩内旋、外旋主动运动或助力运动。

（2）双手持体操棒或利用绳索滑轮装置，由健肢帮助患肢做肩各个方向的助力运动。

（3）双手握住肋木下蹲，利用躯干重心下移做牵引肩部软组织的牵伸练习。

（4）利用肩轮等器械进行肩部主动运动。

（5）利用哑铃做增强肩胛带肌肉的抗阻运动。

（6）医疗体操

1）手指爬墙：用患侧手指沿墙缓缓向上爬动，使上肢尽量高举，到最大限度，然后再徐徐向下回原处，反复进行，逐渐增加高度。

2）背后助拉：患者可取站立或坐位，将双手在背后相握，掌心向外，用健侧的手牵拉患肢，一牵一松，并逐步提高位置，以尽量摸到肩胛下角为度。

3）抱颈：患者双手交叉抱住颈项，相当于双耳垂水平线，两肘臂夹住两耳，然后用力向后活动两肘，重复进行。

4）旋肩：患者站立，患臂自然下垂，肘部伸直，患臂由前向上向后划圈，幅度由小到大，反复数遍。

（7）康复体操功能锻炼　①摆动：躯干前屈，上肢自然下垂，向前后左右摆动做画圈动作。②触头运动：双手体前相握，前屈上举过头，向对侧头枕部接触，每日多次。肩部不痛时可手握哑铃摆动，既增强肩部肌肉、韧带的抗阻运动，又促进局部血液循环。③肩部牵伸操：患者双手握紧助木，利用身体下蹲，使肩关节前屈和后伸。肱二头肌、三角肌被牵拉，松解肌肉痉挛，松解局部粘连，改善肩部肌肉功能，每日多次，每次15~30min。

（8）关节松动术　应在患者可以忍受的疼痛范围内进行治疗，幅度由小到大，循序渐进。Ⅰ级、Ⅱ级手法主要用于缓解疼痛，尤其因痛所致的关节活动范受限。Ⅲ级手法用于治疗关节疼痛、关节僵硬。Ⅳ级手法用于治疗关节组织粘连、挛缩而引起的关节活动范围受限，包括：①盂肱关节的分离牵引、长轴牵引、向头侧滑动、前屈向足侧滑动、外展向足侧滑动、前后滑动、后前滑动、外展摆动、侧方滑动、水平内收摆动、内旋摆动和外旋摆动；②胸锁关节前后滑动和上下滑动；③肩锁关节后前向滑动；④肩胛骨上下、左右滑动。

分离牵引、长轴牵引主要缓解疼痛；前屈向足侧滑动可增加前屈活动范围；外展向足侧滑动可增加肩外展活动范围；前后向滑动可增加肩前屈和内旋活动范围；后前向滑动可增加肩后伸和外旋活动范围；外展摆动可在肩外展超过90°时进一步增加其外展活动范围；侧方滑动、水平内收摆动可增加肩水平内收活动范围;后前向转动、内旋摆动可增加肩内旋活动范围;外旋摆动可增加肩外旋活动范围。

(9)"摆动"运动 摆臂运动分腿站立,腰部前屈70°左右,双臂自然下垂,肩部放松做前后摆动练习。

(10)"耸肩"运动 坐位或立位均可,肘关节屈曲成90°,两肩耸动,由弱到强,每天两次,每次50~100下。

(11)"扩胸"运动 患者采取坐姿或站立,先放松肩膀,接着逐渐把两边肩胛骨向内、向下用力,促使两边肩胛骨靠近一点,运动过程中不要耸肩。

(12)"含胸"运动 患者采取坐姿或站立,先放松肩膀,接着逐渐把两边肩部向内、向前用力,促使两边肩部向前靠近一点,运动过程中不要耸肩。

5. 作业疗法与文娱疗法

采用的作业疗法与文娱疗法应该以解除粘连,扩大肩关节运动范围,恢复正常关节活动功能为主。由于肩关节是全身最灵活的关节,活动范围大。因此,动作也是多种多样。原则上,只要健侧肩关节能完成的动作,均可作为患侧肩关节的治疗内容。例如,用砂纸板打磨木板、锯木、打锤、粉刷、编织、绘图、在台面上推举滚筒、擦拭桌面、打篮球、打乒乓球,在肩梯上练习或爬墙动作练习等。同时作业治疗师指导患者穿衣、梳头、洗脸、如厕及整理个人卫生等活动,在有目的的活动中增强肩关节功能。

6. 中医疗法

(1)针灸 为治疗肩周炎的重要手段,具有疗效好、经济安全、无副作用等优点,起到行气和血、舒筋通络、祛风散寒、调和阴阳等作用。常选用的穴位有肩前、肩真、肩髎、天宗、臂臑、合谷、曲池、条口、承山等,与此同时还配合辨证、辨经取穴,灵龟八法推算开穴等。针灸疗法治疗本病的方法更是多种多样,包括普通针、电针、火针等,有单独应用者,亦有配合其他方法者。

(2)推拿和穴位点按治疗

1)治疗原则:早期以舒筋通络,祛瘀止痛,加强筋肉功能为主;晚期则以剥离粘连滑利关节,恢复关节活动功能为主。

2)治疗部位:伤侧肩关节周围,肩胛部及上臂。

3)取穴:肩髎、肩贞、肩井、肩三俞、天宗、秉风、缺盆、极泉、巨骨、曲池。

4)手法:推、揉、㨰、搓、拨、动。

5)时间与刺激量:每次治疗25min,每日一次;刺激量应因人、因证而定。

(3)太极拳、八段锦等。

7. 心理疗法

在治疗中,首先应对患者进行心理疏导,帮助患者树立战胜疾病的信心,使其更好地投入到康复治疗中去。

(四)注意事项

1. 应急安全情况处理

疗养过程中如遇患者突然疼痛加重,且难以忍受,第一时间通知主管医生进行体格检查,如有必要,进行X线等检查。

2. 危险因素管理

疗养期间,对于年龄较大、长期服用激素类药物、多系统疾病的患者,手法治疗的力度要适宜。

## 四、健康管理

### （一）健康教育和日常生活指导

根据患者的不同病情和文化背景选择合适的方式，向患者介绍疾病的相关知识，注重对治疗方式以及治疗过程中注意事项的介绍。同时指导患者：

1. 良好姿势，较好的体位是仰卧位时在患侧肩下放置一薄枕，使肩关节呈水平位。健侧卧位时，在患侧胸前放置普通软枕，将患肢放上面。

2. 注意肩关节局部保暖，随气候变化随时增减衣服，避免受寒受风及久居潮湿之处。

### （二）健康档案及随访

随访以电话随访，随访时间每两周一次，随访内容包括肩关节的症状和体征、疼痛评分、关节活动度和肌力、日常生活活动能力改善情况以及有无其他不适等。建立随访档案，动态观察在居家康复治疗中患者的恢复情况。根据随访结果对患者进行再评估，适时调整康复处方，缓解疼痛，提高患者日常生活的活动能力。

（封 蔚 张 卉 刘晓东）

# 第八节 骨质疏松症

## 一、概述

骨质疏松症（osteoporosis）是一种以骨量低，骨组织微结构损坏，导致骨脆性增加，易发生骨折为特征的全身性骨病。以骨强度下降和骨折风险增加为特征。骨量降低是骨质疏松性骨折的主要危险因素。疾病可发生于任何年龄，但以绝经后女性及老年男性为多见。常分为原发性骨质疏松症和继发性骨质疏松症。原发性骨质疏松又分为绝经后骨质疏松症、老年性骨质疏松症和特发性骨质疏松症三个亚型。我国50岁以上的人群中，女性患病率达20.7%，男性患病率为14.4%。发病率随年龄增高。因发病隐匿，早期常无明显症状，随着病情进展，骨量不断丢失，骨微结构破坏，患者会出现骨痛、脊柱变形甚至出现骨质疏松骨折。骨质疏松骨折是老年患者致残甚至致死的主要因素之一。骨质疏松症的诊断主要依据为骨密度的测定。骨密度是指单位体积或单位面积所含的骨量。具体诊断标准及药物治疗方案请参阅中华医学会骨质疏松和骨矿盐疾病分会《原发性骨质疏松症诊疗指南（2017）》。

### （一）适应证

确定诊断为骨质疏松症的患者可行疗养康复治疗。无论其是否伴发骨折等情况。

### （二）禁忌证

伴有明确消耗性疾病或异质性疾病的患者以及身体状态差，不能耐受疗养康复治疗的患者不宜进行疗养康复治疗。

## 二、风险评估及康复评定

### （一）病史

应包括患者年龄、病史、症状、用药情况、是否伴发骨折及其部位、功能受损部位及程度、自身伴发疾病等。

**（二）体格检查**

应包括查体体征及是否伴发骨折及其部位、功能受损部位及程度等。

**（三）辅助检查**

1. 骨密度的测定　方法有多种，其中双能 X 射线吸收法（DXA）及定量 CT（QCT）可用于诊断及科研。

2. 血离子测定　血钙、血磷等检测。

3. 生化检查　肝肾功能检查等。

4. 激素类指标检测。

5. 超声、放射学检查。

**（四）骨质疏松症的专科评定**

1. 常用的疼痛评分方法　可选择视觉模拟评分法、数字分级评分法或面部表情疼痛量表等。如患者伴有功能受限，还应对受限部位进行相应评定，通常以关节活动度为主要指标。

2. 骨折风险预测评估　通常应用世界卫生组织推荐的骨折风险预测工具（FRAX）。

3. 日常生活活动能力评定　日常生活活动能力评定、巴塞尔指数评定法等。

4. 骨质疏松早期风险评估　多选用国际骨质疏松基金会（IOF）的骨质疏松风险一分钟测试题或亚洲人骨质疏松自我筛查工具（OSTA）。

## 三、疗养康复治疗

**（一）原则**

改善循环、增加钙盐的吸收和利用、促进骨骼代谢。骨质疏松症的治疗应强调个体化，根据患者病情严重程度、是否伴发骨折及预后预测等综合因素确定治疗方案。

**（二）目的**

改善骨质疏松状态、延缓骨质疏松进展并尽可能增加骨量、预防骨质疏松骨折等并发症出现。

**（三）疗养康复方法**

1. 一般疗法

（1）疗养地及自然因子选择　骨质疏松的本质是人体对钙盐的吸收和利用障碍。D 族维生素有利于钙盐的吸收和利用。充足的紫外线是促进人体自身产生维生素 D 的有效因子。因此日照充足的气候和场所对于疾病疗养康复更为有利。同时该场所应具备开展相关疗养康复的医技人员配置和设备、设施条件，应环境优美、气候宜人。

（2）饮食　高钠、咖啡因摄入过多、蛋白质摄入过多或过少等均为骨质疏松症的高危因素。因此骨质疏松症患者饮食中宜营养丰富且均衡。宜增加钙及维生素 D 摄入，减少钠盐及咖啡因摄入量。

（3）护理　常规为三级护理，重症和伴有骨折的部分患者可为二级护理。护理内容应包括：预防跌倒、心理护理、疼痛护理、健康指导等内容。完全卧床患者还应包括压疮护理等方面。

2. 自然因子疗法

（1）日光浴　对于身体健康的患者，可选用全身照射法。一般首次剂量为 1/8 ~ 1/4 个生物剂量,每日一次,每次剂量按身体前后两面各半照射,间隔 1～2d 递增 25%～30%,至 2～3 个生物剂量。身体虚弱者可选用间歇性全身照射法。当照射 1 个生物剂量后,可再照射 1 个生物剂量,或可去遮阴处休息 5～10min 后,再回到阳光下照射,直至达到规定剂量。

(2)海水浴　需在海水温度 20℃以上,风速在 4m/s 以下,当日气温高于水温 2℃以上条件下进行。体健者可行泳浴,体弱者可于海水中坐浴。

3. 物理因子治疗

虽然药物治疗是骨质疏松症治疗的基础。但物理因子治疗在骨质疏松症的治疗中也应占有相当地位。物理因子治疗有不良反应少、疗效稳定、确切的优势,但也存在起效慢、治疗时间长的不利因素,是对药物治疗的有效补充。适当的物理因子治疗可以在药物治疗的基础上达到增加骨量、缓解症状等临床疗效。

(1)增加骨量治疗　选择下列治疗一项或多项:

1)脉冲电磁场疗法:频率 10Hz,强度 0.01T,每次 30min,每日一次;

2)体外冲击波疗法:非聚焦法,每日一次,3～4 周为一疗程;

3)全身振动疗法:频率 10Hz,每次 10min,每日一次,每周 5 次;

4)紫外线疗法:紫外线 B 全身照射,首次 0.3J/cm$^2$,每次递增 0.1J/cm$^2$,维持剂量 0.6J/cm$^2$。隔日一次或每周 2 次。10 次为一疗程。或全波紫外线(UVN)全身照射,首次 20s,每两次递增 15s,维持剂量 2min。每日一次,20 次为一疗程。

(2)对症物理治疗　骨质疏松症患者伴发疼痛,可选用下列一项或多项物理治疗:

1)水疗法:水温 36～38℃,每日 1～2 次,每次 15～20min;

2)超短波疗法:无或微热量,每日一次,每次 15～20min;

3)微波疗法:无或微热量,每日一次,每次 15～20min;

4)中频电疗法:耐受限,每日 1～2 次,每次 15～20min。

(3)促进骨折、微骨折愈合的物理治疗

1)超声疗法:用于骨折局部,接触移动法,0.35W/cm$^2$～1W/cm$^2$(愈合期),每次 3～5min,每日一次;0.8W/cm$^2$～2.0W/cm$^2$(塑形期)每次 8～10min,每日一次。

2)水疗法:漩涡浴疗法,水温 38～40℃,每日一次,每次 15～20min。

3)紫外线疗法:同增加骨量治疗用法。

4)超短波疗法、短波疗法:同对症治疗用法。

5)磁疗法:愈合期可选用脉冲磁疗法,0.2～0.4T,每日一次,每次 10～20min。

6)热疗法:局部泥疗法,泥温 46～52℃,每次 20～30min,每日一次。蜡疗法:包裹法,温度 48～56℃;浸法:52～56℃。均 20～30min,每日一次。

上述治疗 12 次为一疗程。疗程完成后应行相应评估,并根据结果调整治疗方案。联合治疗方式与治疗剂量需依据患者病情与自身耐受程度选择。

4. 运动疗法

适当的运动可增加肌力和骨量。对于骨质疏松的治疗有良好的促进作用。也能减少骨质疏松骨折的发生风险。

(1)运动疗法应遵循个体化、循序渐进、长期坚持的原则。

(2)运动治疗包括有氧运动、抗阻运动、冲击性运动、振动运动等。躯干屈曲、旋转动作要少做。

(3)适当地进行负荷运动是重要的,有条件的患者还应进行平衡功能训练。

（4）开始新的运动训练前应进行相关评估。

（5）骨质疏松症患者如伴有骨折或运动障碍，可以用康复支具辅助治疗。

（6）对于脊柱和髋部骨折，在内固定或关节置换术基础上，应鼓励患者在医护人员的指导下尽早坐起和站起。

（7）关节部位骨折术后，宜循序渐进地进行关节功能的主动活动和被动运动，尤其是患肢主动活动。

（8）脊柱骨折经椎体成形术治疗的患者，腰背部肌肉力量训练和平衡训练有助于患者恢复。

（9）五禽戏、太极拳、八段锦等疗法对骨质疏松症有良好疗效。

5. 作业疗法与文娱疗法

可根据患者的功能及个人爱好选择适当作业疗法与文娱疗法。

（1）日常生活活动：基本日常生活活动，如主动移动、进食、个人卫生、更衣、洗澡、步行和如厕等；应用性日常生活活动，如做家务、使用交通工具、认知与交流等。

（2）运动性功能活动：通过相应的功能活动增加患者的肌力、耐力、平衡与协调能力和关节活动范围。

（3）娱乐活动：可进行艺术活动、园艺活动、手工艺活动、游戏活动等。

6. 中医疗法

（1）针灸及按摩　骨质疏松症可进行针灸及按摩治疗。针灸治疗可用于增强肌力、促进神经修复，改善肢体功能。按摩不宜用于重度骨质疏松症患者。针灸治疗法奏效迅速，对骨痛、腰背痛更有明显的改善，同时起调节作用，标本兼治。针刺取穴多用肝俞、脾俞、肾俞等，针刺手法多用补法。灸法则多取关元、中脘、足三里等穴。用直接灸或隔药饼灸。按摩疗法可在命门、肾俞、志室、胃俞、脾俞等脏腑的腧穴上用一指禅推法或擦法，再用摩法、揉法、按法按摩关元、气海、中脘、天枢、气海、关元。对症治疗主要通过局部的作用，亦可采取点穴法。

（2）中药治疗　本病多根据"肾主骨、肝主筋"的理论。采用补肾健骨、健脾补肾或补益肝肾的方法，在增加骨量的同时对机体的其他系统也具有调节作用。常用方剂有左归丸或滋阴大补丸，十全大补汤或归脾汤加减，右归丸、参苓白术散。

7. 心理疗法

部分患者因病情迁延或出现严重并发症会出现焦虑、抑郁等情况。可根据患者具体情况选用音乐疗法、接纳承诺疗法及焦点解决治疗等治疗方法。在对患者进行疾病知识教育，使病人对疾病的发生、发展、预后及治疗的意义和过程有一定的了解的基础上与患者一起制订治疗的重点目标，激发患者对家庭、社会的责任感，鼓励自强，正确认识、对待疾病，积极与医护人员配合，争取得到好的效果。也可对有共同心理障碍的患者，由医务人员组织集中学习、讨论、讲课、互相交流、彼此启发、互相帮助、鼓舞信心，达到康复的目的。

8. 药物治疗

药物治疗是骨质疏松症治疗的基础。钙剂及维生素 D 在骨质疏松症患者中为基础治疗，但应注意个体差异和安全性。

（1）抗骨质疏松药物包括骨吸收抑制剂、骨形成促进剂、其他机制类药物及传统中药。通常首选使用具有较广抗骨折谱的药物。

（2）双膦酸盐类总体安全性较好，常见不良反应包括胃肠道不良反应、一过性流感样症状、肾脏毒性和下颌骨坏死等。双膦酸盐类药物与钙和维生素 D 联合应用可提高疗效。

（3）降钙素类总体安全性好，偶有过敏。

（4）雌／孕激素适用于围绝经期和绝经后女性。应定期进行安全评估，预防肿瘤、心血管等疾病风险。选择性雌激素受体调节剂总体安全性良好，有轻度增加静脉栓塞的风险。

（5）甲状旁腺素类似物总体耐受性良好。适用于椎体或非椎体骨折高风险且骨吸收抑制剂疗效不佳、禁忌或不耐受的老年骨质疏松症患者。

（6）锶盐总体安全性良好，但具有高静脉血栓风险以及有药物过敏史者应慎用。

（7）活性维生素 D 及其类似物更适用于老年人、肾功能减退的患者。

（8）骨折风险较低或者肾功能不全的老年骨质疏松症患者可选维生素 K 类。

（9）中低骨折风险者，首选口服药物治疗。对口服不能耐受、禁忌、依从性欠佳及高骨折风险者可使用注射剂。

（10）具体治疗方案详见骨质疏松症诊疗相关指南。

**（四）注意事项**

重症骨质疏松症可有自发性骨折发生，故治疗过程中避免刺激性过强的治疗手段。

## 四、健康管理

骨质疏松症的健康管理应从正常人群开始。对高危人群进行国际骨质疏松基金会的骨质疏松风险一分钟测试题或亚洲人骨质疏松自我筛查工具。需注意的是，此两种方法均只为筛查工具，不能作为确诊依据。

**（一）健康宣教**

医护人员定期对患者进行健康教育，通过健康讲座、患友会、医患之间相互交流等方式对患者进行健康教育。将骨质疏松症的高危因素、药物治疗常见的不良反应、骨质疏松骨折的预防以及患者应如何改善生活方式及自我保护的方法等对患者进行告知。同时要告知患者遵医嘱治疗的重要性，提高其治疗依从性。

**（二）日常生活指导**

指导患者良好的生活方式。如戒烟限酒、作息时间规律、积极治疗伴发疾病、多食用含钙及维生素 D 较多食物、减少咖啡因食品饮料摄入等。建议并指导患者对生活用品及家庭设施进行改造，如房间内应适当安装扶手、地毯，地板应平整、牢固，室内照明充分，活动区域减少障碍物等。

**（三）建立健康档案**

建立随访数据库及评估、随访、监督制度，对患者的生活方式、危险因素、康复情况进行管理，积极发现并解决存在问题，确保康复的安全性、有效性和依从性，并每 3～6 个月进行回访。

（刘心悦　张恩达）

# 第九节　运动损伤

## 一、概述

运动损伤指在体育运动中，造成人体组织或器官在解剖上的破坏和生理上的紊乱，主要发生在人体运动系统,但也包括血管和神经系统的损伤。运动损伤疗养康复基于病变的类型和严重程度,受伤组织结构的愈合时间,个体疼痛耐受水平,采用的手术方式以及运动特定的生物力学需求,选择合适的康复方案。

运动损伤病因可分为:

(1)内因:年龄、性别、身体状况、解剖结构等;

(2)外因:保护措施、器材、环境等;

(3)诱因:"诱发刺激事件"为必要的条件,可直接导致损伤的发生。年龄与多种项目的运动损伤发病密切相关;训练水平较低的普通人群损伤发病风险较高;高水平运动员产生运动损伤的概率高;有受伤病史,再次受伤的可能性高,且受伤时间越近影响越大;损伤恢复不当或带伤参训参赛是损伤的主要原因之一;体重指数(body mass index,BMI)< 19.5 或 BMI > 27,跑步易发生损伤;肌力不均衡是导致运动损伤的危险因素。

运动损伤的分布与专业项目技术特点有关,人体生理和解剖弱点导致一些常见病或专项多发病。对抗性强的项目发生运动损伤的比例高。慢性损伤多于急性。四肢损伤多见,下肢以踝部伤多见,上肢以腕部伤多见。高水平运动员发生伤病的顺序:膝、踝、腰、跟腱;普通人群发生伤病的顺序:踝、大腿、膝、足、腰。

常从损伤的部位、程度、病程、性质等方面分类。

**（一）适应证**

运动伤病大部分可以门诊康复治疗。符合下列情况者可入院进行疗养康复:

1. 病情稳定无须外科特殊处理的患者。

2. 损伤较轻,影像学检查排除疗养康复禁忌证的患者。

3. 符合保守治疗条件,但不方便门诊疗养康复的患者。

4. 患者身体条件不允许手术治疗但能耐受保守治疗的患者。

5. 手术后病情稳定需继续治疗的患者。

6. 有手术指征但不愿接受手术治疗的患者。

**（二）禁忌证**

1. 明确需外科手术处理的患者。

2. 合并颅脑损伤等严重损伤的患者。

3. 合并其他严重基础性疾病的不适合疗养院疗养康复的患者。

## 二、风险评估及康复评定

**（一）风险评估**

应综合患者病史、症状、体征、用药情况、日常生活方式、运动习惯、常规辅助检查(包括 B 超、X 线、CT、MRI 等),对患者进行危险评估,预防患者治疗过程中并发其他疾病和损伤等。

影像学检查是运动损伤诊疗、功能状况和预后判断的重要依据。

1. 超声检查　用于评估关节和关节的周围结构。超声对肌肉体积的准确测量有助于评估肌肉萎缩情况并进一步推断其功能水平,有利于康复方案的设定及对预后的判断。肌骨超声用于运动损伤诊断、运动过程监控、预后的判断等。

2. X 线检查　在运动伤病检查中主要用于骨折,炎症性和退行性骨关节病、风湿病、骨肿瘤、骨结核、脊椎形态改变的诊断。

3. CT检查　一般为平扫CT和增强CT扫描。常用于：①骨、肌肉内细小病变；②结构复杂的骨、关节；③X线可疑病变；④对骨破坏区内部及周围结构的显示；⑤对急症短期内复查，观察疾病的演变。

4. MRI检查　MRI具有丰富的软组织结构和功能对比度、分辨率高、充分的成像深度等优点，在脊髓、肌肉、韧带等软组织成像中优势明显。在踝关节韧带、膝关节前交叉韧带检查中得到广泛应用。脑功能MRI用于脑损伤的诊断及预后判断。

可根据病情需要选择等速肌力测定、KT2000检查、步态分析、足底压力测试、肌电图（针极肌电图和表面肌电图）、神经传导速度测定、神经反射检查、诱发电位、低频电诊断等。

（二）康复评定

1. 疼痛评定　视觉模拟评分法，简式麦吉尔疼痛问卷和压力测痛法等评定方法。

2. 运动功能评定

（1）肌力评定：肌力测定一般通过徒手肌力评定（manual muscle test，MMT）。等速运动装置可精确测定肌力，观察动态变化。生物电阻抗法可定量测量肌肉含量。

（2）关节活动范围评定：有多种测定方法和多种测量工具，如量角器、电子角度测量计、皮尺等，必要时可通过X线片或摄像机拍摄进行测量分析。

（3）肌张力评定：常用被动活动肌张力分级标准和阿什沃思（Ashworth）分级标准。常用的检查方法有：触诊判断肌张力、腱反射、徒手感觉肌肉抵抗、钟摆试验。其他方法：伸展性检查、姿势性肌张力检查、生物力学评定方法、电生理评定方法。

（4）运动功能量表：可根据具体损伤部位选定髋、膝、踝、肩、肘、腕等关节，进行运动功能量表评定。

（5）柔韧性评定：坐位前伸试验、抓背试验、髋关节劈叉试验、肩关节旋臂指数、踝关节柔韧性评定等。

（6）平衡与协调功能评定：主观评定（观察和量表）、客观评定（平衡测试）。

（7）功能性动作筛查（functional movement screen）：由7个动作构成，用于为动作评分和评级的工具，通过基本动作模式暴露受试者的功能障碍和/或疼痛。

（8）心肺功能评定：心率、血压、心电图。心率包括：基础心率、安静心率、运动时心率、运动后恢复期心率。运动心肺功能测试（cardiopulmonary exercise test，CPET）用于功能性运动容量的评价和疾病的诊断。

（9）运动耐力训练功能评定：心率、晨脉、血乳酸、血糖、血浆游离脂肪酸、血尿素氮、免疫球蛋白、白细胞、红细胞、血红蛋白、血清肌酸激酶、尿蛋白、尿胆素原、激素指标等。

3. 心理评定

（1）自评量表：抑郁自评量表、焦虑自评量表不仅可以帮助判断是否存在抑郁、焦虑症状，还可以判定抑郁程度的轻重，是目前使用最多的评估情绪量表。贝克忧郁量表主要用于了解患者是否存在抑郁倾向以及抑郁程度。

（2）他评量表：汉密尔顿焦虑量表（HAMA），能较好地反映焦虑症状的严重程度。HAMD是临床上评定抑郁状态时应用最为普遍的量表。

# 三、疗养康复治疗

## （一）原则

1. 因伤制宜 明确诊断之后进行康复治疗，以便制定有针对性的康复计划。

2. 循序渐进 组织的修复、再生需要时间，运动损伤的恢复有一个过程。

3. "三结合"原则 遵循医生、教练员、运动员"三结合"的原则。

4. POLICE 原则 protection（保护）、optimal loading（最适负荷）、ice（冷疗）、compression（加压包扎）和 elevation（抬高患肢）。

5. 不重复受伤动作 逆受伤机制固定，不重复受伤时的动作。

6. 坚持可耐受疼痛状态下运动 康复训练早期的疼痛在练习停止半小时内消退至原水平，不会对组织造成损伤，应耐受。

7. 健侧训练 术后早期，非手术肢体应尽可能多地训练，促进手术局部的恢复。

8. 全面训练 多元化、系统康复训练，保持最佳机能，防止停训综合征。

## （二）目的

恢复和保持机体的运动能力，减少停训对机体的不利影响，全面恢复运动训练状态，尽早重返训练和赛场，保持和获得更加优秀的运动成绩。

## （三）疗养康复方法

1. 一般疗法

（1）疗养地选择 选择风景优美、气候宜人、植被丰富、负氧离子浓度较高的疗养康复场所，同时该场所具备开展运动损伤疗养康复的医技人员配置和设备条件。

（2）饮食 每个运动员应该通过与教练和认证的运动营养专家合作，制定个性化、阶段性和实用的营养计划，来促进运动损伤的康复。平衡饮食结构，保证营养的摄取量，实现三大营养物质的均衡配比。补充人体所需的各类营养物质、加速消除疲劳、增强免疫能力、提高训练水平等来提高运动员的运动表现。

（3）护理 常规为三级护理，骨折或较严重损伤的患者可为二级护理。护理内容应包括：预防跌倒、心理护理、疼痛护理、健康指导等内容。完全卧床患者应包括压疮护理等。

2. 自然因子疗法

（1）日光浴 以间歇性全身照射法为主。户外运动也是日光浴的一种替代方式。

（2）水疗法 水疗法仍是功能恢复的重要康复手段。水疗法不是单独治疗方法而是治疗的辅助手段。

1）温泉疗法：浸浴法，温度 34～39℃，每次 15～30min，12～20 次为一疗程；

2）水疗法与运动疗法相结合：水中漫步，水中太极等；

3）海水浴：海水温度应在 20℃以上，风速在 4m/s 以下，当日气温高于水温 2℃以上，根据体质情况逐渐增加浴泳时间，一般每次游程不超过 500m，每次 20min，每日一次到二次。

（3）泥疗法 根据体质选择全身泥疗法或疼痛区域局部泥疗法。

1）全身泥疗法：温度 37～42℃，治疗时间 15～20min，隔日或每日一次，10～15 次为一疗程；

2）局部中药泥疗法：中药药泥加热后敷盖患处，温度 55～60℃，每日一次，每次 30min，15 天为一疗程。

（4）景观疗法：根据患者情况组织观赏自然与人文景观，每周 1～2 次。

3. 物理因子疗法

（1）光疗法

1）红外线疗法：照射距离 25cm 左右，每次 15～20min，每日一次；

2）超激光治疗：止痛 70%～80% 剂量，每次 7～15min，每日一次；

3）威伐光治疗：每次 20～30min，每日 1～2 次。

（2）电疗法

1）超短波疗法：对置或并置，无热量，每次 10min，每日一次。

2）调制中频疗法：电极并置或交叉对置，止痛处方，每次 20min，每日一次。

3）干扰电疗法：星形电极并置或对置，差频 90～100Hz，0～100Hz，各 10min，感觉阈，每日一次。

4）微波疗法：

肱二头肌腱鞘炎：温热量 40～60W，距离 10cm，肩前，每次 10～15min，每日一次，10 次一个疗程。

膝关节积液：温热量 70～100W，距离 10cm 膝关节，每次 10～15min，每日一次，10 次一个疗程。

5）功能性电刺激疗法（functional electrical stimulation，FES）：频率为 1～100Hz。常使用 200～300Hz。占空比：1：1 至 1：3 之间。波升、波降通常取 1～2s。表面电极时，其电流强度在 0～100mA 之间。使用肌肉内电极时，其电流强度在 0～20mA 之间。每次 15～20min，每日一次，20 次一个疗程。

6）肌电生物电反馈：可耐受强度的低频脉冲对肌肉进行电刺激，使肌肉紧张或松弛，来训练肌肉，重建并恢复肌肉正常运动功能。在康复训练加肌电生物反馈治疗，对运动功能和神经康复的疗效好。

（3）冷疗　冷敷常在伤后 24～72h 内使用。初期每 1～2h 进行一次，每次 15min，24h 后，逐渐降低治疗频率。

冷喷雾常用于现场急性损伤处理，距皮肤 30～40cm，喷射 8～12s，20s 后还可再喷射一次，冷喷雾不超过 3 次。冷喷雾后，立即在伤处进行加压包扎。

冷水浴（cold water immersion，CWI）是指运动员运动训练后即刻在 15℃以下的冷水中浸泡。全身超低温冷疗技术（whole body cryotherapy，WBC）让运动员在气温为 -110～-140℃的控制室中进行约 2～3min 的全身暴露治疗。主要应用于运动员肌肉损伤的恢复和过度训练的预防。

（4）冲击波疗法　常用于治疗骨不连、网球肘、肩袖损伤等伤病。脉冲声波治疗软组织伤痛效果显著，电压：220～240V，每部位 2 000 次，频率 8～10Hz，强度 1.5～3.0Pa，每周二次，四次为一疗程。

（5）磁热振疗法　温度 43℃，每次 20min，每天 1～2 次，20 次为一疗程。

（6）紫外线疗法　Ⅰ、Ⅱ级红斑量，每日或隔日 1 次，5～10 次为一疗程。

（7）脉冲电磁疗法　0.02T，每次 20min，每日一次，20 次为一疗程。

4. 运动疗法

（1）康复性体能训练　康复性体能训练包含有康复和体能训练两大部分。运动伤病疗养康复的不同时期进行相应的康复性体能训练，内容包含肌肉力量训练、柔韧性训练、关节活动度和稳定性训练、平衡训练、本体感觉训练、姿势控制训练等。

注意事项：①积极提高体能，②避免加重伤痛的练习方法，③功能性的练习放在首位，④加强身体中枢稳定性，⑤重视平衡训练和关节稳定性练习，⑥拉伸训练。

（2）传统运动导引疗法　以中医理论为基础，以养精、练气、调神为基本要点，以动形为基本锻炼形式，多为综合性训练，如太极拳、易筋经、五禽戏、八段锦、六字诀、内养功等运动。

（3）瑜伽　瑜伽练习包括调息、调体和冥想三部分。调息是对呼吸的控制，注重均匀、缓慢、绵长，有节奏感。瑜伽冥想的积极引导和松解手法可以帮助患者放松身心减轻痛苦。

（4）游泳　每次 30～50min，每周 3～5 次。

5. 肌内效贴治疗

肌内效贴（kinesio tape）可改善局部血液及淋巴循环，缓解水肿和炎症，增加关节活动度，矫正皮下组织的排列。贴扎手法大致分为：力学矫正、筋膜矫正、间隙矫正、韧带或肌腱矫正、功能矫正、淋巴矫正。力学矫正法最为常见。肌内效贴在运动损伤的急性期减轻疼痛和消除肿胀方面效果相对较好，对于慢性损伤疼痛的效果不尽如人意。

6. 中医中药传统治疗

（1）针刺疗法　在提高运动能力、促进运动疲劳恢复、治疗运动损伤等方面有效。治疗运动损伤针刺相关的疗法：针刺法、电针法、穴位注射法、耳针法、皮肤针疗法、刺络法、温针灸、火针等。

（2）手法治疗　手法治疗包括传统推拿治疗、手法整复、关节松动和拉伸治疗。肌肉紧张的处理，常用筋膜放松技术和牵拉技术。

（3）中药　精神创伤，需要疏理肝气，养心定志；外伤需要益气养血，强筋壮骨；慢性创伤则需合理的调养。疏肝理气方（如柴胡疏肝散）用于肝郁气滞证；养心定志方（如柏子养心丸），用于阴血亏虚证；益气健脾养血方（如参苓白术散），用于气血不足、脾失健运证；活血化瘀方（如复元活血汤）用于瘀血阻滞证。

（4）其他疗法　拔罐、刮痧、酒疗、膏药等中医传统治疗方法，疗效好、经济安全、无副作用。常综合运用于运动创伤的治疗。

7. 心理治疗

运动损伤发生后，会经历"拒绝 - 愤怒 - 妥协 - 抑郁 - 接受"心理变化过程，应予干预。

（1）谈话：主要包括损伤产生原理、康复计划及康复计划的科学性、损伤疼痛、情绪不稳等。

（2）目标设置：可提高沟通及康复效果，有利于康复计划的坚持实施。

（3）表象法：增强自信及动机，也能降低疼痛感受，减轻焦虑，调节抑郁。

（4）放松法：使用生物反馈训练、自律训练、渐进性肌肉放松训练等方法进行放松，维持交感神经系统功能稳定，促进损伤愈合。

（5）积极自我对话：能产生有效行为，提高注意力和控制能力，缓解焦虑。

（6）社会支持：主要指来自家庭、朋友、队友及教练的支持。倾诉有利于减轻压力和焦虑。

## 四、常见运动损伤的疗养康复

### （一）肩袖损伤的康复

肩袖由冈上肌、冈下肌、小圆肌、肩胛下肌组成。冈上肌附着于肱骨大结节最上部，肩峰喙肩韧带的磨损处是肩袖的薄弱点,当肩关节在外展位急骤内收时,易发生破裂。

1. 肩袖损伤保守治疗康复方案

将肩袖损伤的保守治疗方案分为四个阶段:急性期、中间期、力量训练期和回归期。

(1)急性期:以缓解疼痛和控制炎症,维持关节活动度,改善姿势为目标。被动活动关节为主,避免患肢举过头的动作。配合各种物理因子治疗。疼痛减轻,肩关节稳定性增加,被动关节活动度正常,可以进入下一阶段康复治疗。

(2)中间期:以肩关节全范围活动时无疼痛,肌力达到平衡为目标。被动关节活动度训练,关节松动术,力量训练从部分活动范围过渡到全范围肩部活动。主要训练肱二头肌、肱三头肌及下斜方肌肌力。允许部分功能性活动,可以短时间患肢过头活动,但不能负重。

(3)力量训练期:以改善肌力及耐力为目标。力量训练,逐渐增加功能活动的等级。肩关节全关节活动范围无痛活动,力量测试符合要求,肩袖损伤达到临床痊愈。

(4)回归期:运动员的回归性训练,逐渐增加专项运动训练,肩关节各轴向的自我牵伸及力量训练。

2. 肩袖损伤关节镜微创术后康复　MRI 使肩袖损伤的诊断变得容易和精确。以肩关节镜下修复损伤肩袖的治疗方式取得了较好的临床疗效。关节镜下修复肩袖全层撕裂越来越普遍。

肩袖修复术后的康复应考虑影响肩袖愈合的各种因素,如年龄、个人活动水平、症状持续时间、撕裂范围、撕裂位置、累及的肌腱数量、肩袖组织质量、肌肉的萎缩程度、相关的肩部病变和手术修复方式。

以肌电活动百分率为控制手段对肩袖损伤微创术后康复进行维持 20 周以上的康复训练,由被动活动→主动 - 助力活动度→主动活动→抗阻运动→耐力→力量训练的流程逐步进阶。实现康复训练的安全可控,目标明确,可操作性强,疗效确切。

（二）膝关节前交叉韧带重建术后的康复

膝关节前交叉韧带(anterior cruciate ligament, ACL)损伤常见于高强度对抗性的运动项目。重建术后康复训练,早期应考虑过度屈曲和开链运动是否会带来远期的韧带松弛问题,尽量避免和减少术后并发症(肿胀、疼痛和肌肉萎缩等),避免移植物的牵拉。

1. 康复前评定　包括测量腿部周径、膝关节活动度、等速肌力评定、平衡检查、步态分析等。

2. 康复目标　消除肿胀,加强活动度及肌力练习;提高关节控制能力及稳定性;逐步改善步态,进而全面恢复运动训练。

3. 康复训练的控制点　2 周,可被动屈曲至 90°,以后每周增加 10°,可扶拐部分负重行走,膝关节应可完全伸展;4 周,无肿胀,可去拐正常行走,晚间去支具睡觉;6 周屈曲应大于 120°;8 周,去支具,关节活动范围应达到正常;半年,经检查及功能测试合格后可开始对抗运动和训练。

（三）膝关节半月板损伤修复术后的康复方案

半月板损伤常见于高强度对抗性的运动项目。

1. 康复目标　消除炎症和肿胀,重建膝关节的关节活动度,训练膝关节周围肌肉的力量,以维持膝关节的稳定性,恢复运动功能。

2. 评定内容　肢体周径,膝关节活动度,股四头肌和腘绳肌肌力,表面肌电图。

3. 康复训练的关键控制点　3 周,膝关节屈曲至 90°,但不超过 90°,去拐行走;6 周,屈膝可超过 90°,以后每周增加 10°~15°,去除膝关节支具睡觉;3 个月,屈曲角度应达到正常；6个月，可以深蹲，并逐渐恢复训练。

4. 单纯的半月板损伤切除后的康复训练　经过2个月的术后康复训练，检查评估许可后，可开始慢跑及恢复性训练。

## 五、健康管理

### （一）健康教育及预防

专业配置队医、体能教练、体能康复师工作团队；加强常见运动伤病的处理、运动防护、防伤技巧、体能康复等相关知识的教育；加强运动伤病专业防护装备的应用；对运动员专项训练过程监控，重视训练中细节的监督。

### （二）健康档案及运动医务监督

定期专业体检，特别是运动功能评估和伤病评估。建立运动伤病记录制度，详细记录运动员身体状况及伤病情况。康复训练日记，运动员在康复训练时，应在训练日记中详细记录运动时伤部的反应，如做哪些动作时伤部疼痛，疼痛的详细位置，动作完成角度等。医师、教练员与运动员共同研究并修改训练计划。在实施方案的过程中，医师还应定期检查运动员的伤部变化，观察运动员在训练时伤部的功能恢复情况，必要时进一步修改方案。

影像学技术、便携式可穿戴设备、大数据和人工智能诊断在运动损伤疗养康复中的应用越来越广。疗养康复将摆脱经验操作走向定量、智能化、个性化的高速发展之路。

（封　蔚　刘晓东　祁卉卉　张　卉）

# 第十节　骨折术后恢复期

## 一、概述

骨折即骨的完整性和连续性中断。复位、固定和康复治疗是骨折治疗的三大原则。这三者是有机结合、互相配合的过程，不能截然划分。复位和固定只是完成了整个治疗的一部分，如果忽视或者不够重视骨折康复，往往难以达到最佳的疗效。功能锻炼是骨折后患者治疗中必不可少的组成部分，它直接影响患者日常生活、劳动以及参与社会活动的能力。

### （一）分类

1. 根据骨折的原因，可分为创伤性骨折和病理性骨折。
2. 根据骨折端稳定程度，可分为稳定性骨折和不稳定性骨折。
3. 根据骨折周围软组织损伤程度可分为闭合性骨折和开放性骨折。
4. 根据时间长短可分为新鲜骨折和陈旧性骨折。

### （二）病因

骨折可由创伤和骨骼疾病所致，前者如直接暴力、间接暴力、积累性劳损，后者如骨髓炎、骨肿瘤所致骨质破坏，受轻微外力即发生骨折。

## 二、风险评估和康复评定

### （一）风险评估

损伤后炎性反应和肢体肿胀；局部肌肉萎缩和肌力下降；关节活动障碍；骨强度降低；

关节稳定性减弱；整体功能下降；日常生活活动能力下降；心理障碍。

### （二）康复评定

1. 骨科康复一般评定

（1）疼痛评定：视觉模拟评分法等；

（2）感觉功能评定：包括浅感觉、深感觉及复合感觉评定；

（3）关节活动范围评定：了解四肢关节及脊柱的活动范围；

（4）各关节功能评定量表：常用的包括 Harris 髋关节评分、美国特种外科医院膝关节量表（HSS）、西安大略和麦克马斯特大学骨性关节炎指数（WOMAC）、膝关节损伤和骨性关节炎转归评分等；

（5）肌肉力量评定：徒手肌力检查、等速肌力评定等；

（6）步态评定：徒手步态检查、步态分析系统；

（7）日常生活活动能力评定：ADL、工具性日常生活活动、改良巴塞尔指数（MBI）；

（8）生活质量评定：SF-36、WHO-QOL-100 等；

（9）肢体长度／围度测量；

（10）平衡功能检查：伯格平衡量表、平衡评定仪；

（11）功能测定：计时起立步行试验、五次坐-起试验（FTSST）等；

（12）综合能力评估。

2. 骨科康复特殊评定

（1）骨折固定稳定性评定；

（2）骨折愈合程度评定：骨折临床愈合标准；

（3）脊柱稳定性评定：While 评分方法、Panjabi 评分方法；

（4）脊髓损伤程度的评定：根据 ASIA 损伤分级；

（5）尿动力学评定：Krane 分类法、Wein 分类法；

（6）神经电生理的评定。

## 三、疗养康复治疗

### （一）原则

1. 肢体固定和功能训练相统一。

2. 训练中保持骨折对位对线不变。

3. 促进肢体功能的恢复。

### （二）目的

1. 促进血肿的吸收。

2. 加速骨折断端的纤维性连接和骨痂形成。

3. 防止关节粘连僵硬，恢复关节活动。

4. 防止肌肉萎缩，恢复肌力。

5. 防止制动综合征。

### （三）疗养康复方法

1. 一般疗法

（1）疗养地选择：选择就近的风景优美、气候宜人、植被丰富、负氧离子浓度较高的疗养康复场所，同时该场所具备开展疗养康复的医技人员配置和设备条件。

（2）饮食：病人需要吃些易消化、富有营养、清淡的食物，宜采用高热量、高蛋白、高维生素饮食，可多食用些动物的肝、肚，以及排骨汤、鸡肉、蛋、鱼、豆制品、牛奶等，并且多吃些蔬菜、水果。

（3）护理：按照以人为本、整体护理和全面康复的原则，通过护理工作，从生理上和心理上为患者提供一个有利于康复的环境和创造有利于康复的条件。具体目标如下：

1）维持患者肢体功能：用健侧协同患侧处理日常生活活动，避免发生肌肉萎缩、关节运动范围缩小和继发性废用综合征的形成；

2）协助患者对功能障碍肢体的训练：充分发挥机体潜能，协助和指导患者对伤残部分功能的康复训练，如翻身、肢体正确姿势的摆放、关节活动范围的维持、转移、排便排尿的训练等；

3）防范其他并发症的形成：如压疮、尿路感染、肺炎、深静脉血栓等；

4）对患者进行心理辅助和支持：与家庭一起给予患者心理的支持，帮助去除自卑感，恢复其尊严和成为有用的人，以良好的心理状态回归家庭和社会。

2. 自然因子疗法

（1）日光浴疗法：以局部照射法为主，总量 2～3 个生物剂量。

（2）矿泉疗法：水中运动疗法，水温 37～39℃，治疗时间 15～20min，12～20 次一疗程。

（3）泥疗法：局部泥疗法或局部电泥疗法，泥温 46～52℃，治疗时间 15～20min，10～15 次一疗程。

（4）沙浴疗法：全身或局部法。

（5）气候疗法：选择温暖的气候区。

3. 物理因子疗法

物理疗法对骨折病人的治疗作用有：减轻肿疼症状、促进骨痂形成、缩短病程、改善病人全身情况、帮助功能恢复、减少后遗症状。

（1）热疗法：传导热疗（如蜡疗法、水疗法、泥疗法）、辐射热疗（如光浴）均可促进血液循环，缓解痉挛和疼痛，有利于功能训练。温水中运动除水温的作用外，尚可利用浮力克服肢体重力，使关节活动顺利进行。

（2）电疗法：经皮神经电刺激疗法，具有镇痛，增强外周血液循环作用。较低频率（1～10Hz）、较长波宽（150～500μs）的脉冲电流可促进成骨效应；音频电，松解粘连，软化瘢痕，对置或并置患处，耐受剂量，每次 15～20min，15～30 次一个疗程；超短波疗法，采用局部对置，也可用并置法，骨折 1 周内无热量，1 周以后微热量，每次 15～20min，每日一次，15～30 次一个疗程。此法可在石膏外进行，但有金属物内固定应慎用。

（3）超声疗法：小剂量（1.0W/cm$^2$ 以下），常用接触移动法。

（4）磁疗法：低频磁疗可使成骨再生区代谢过程加强，纤维细胞和成骨细胞提早出现。对软组织较薄部位的骨折（如手、足部骨折）更适合用脉冲电磁疗法，四肢位于磁极中，或采取患区对置法，每次 20min，每日一次，20 次为一疗程。

（5）光疗法：主要采用紫外线疗法，骨折局部，Ⅰ、Ⅱ级红斑量，每日或隔日一次，8～12 次为一疗程。也可在健肢相对应部位照射，亦可在相应节段部位（如上肢骨折照邻区或上臂内侧处，下肢骨折在腰部或大腿内侧处）照射。红外线，辐射法，温热量，每次 15～20min，15～30 次一个疗程。

4. 运动疗法

（1）早期康复　纤维骨痂形成期（第0—4周）。

1）急性期（术后48h内）　保护患肢、局部制动、冰敷、加压包扎和抬高患肢。训练的主要形式是伤肢肌肉的等长收缩。非受伤部位开展早期康复，预防继发性功能障碍。

2）亚急性期康复（术后48h到4周）　患处肿胀和疼痛较前明显好转。患肢抬高，保持正确的体位，等长收缩训练，受伤部位远侧及邻近关节的活动范围训练。

（2）中期康复　骨形成期（第5—12周）。

1）继续加大关节活动范围训练，直至恢复全关节活动范围。

2）骨折愈合后关节出现伸直或屈曲挛缩，可做伸直或屈曲牵引。在患者可忍受范围内由治疗师进行持续被动终末牵伸。

3）继续进行肌力和耐力训练，等长肌肉练习可逐步过渡到抗阻练习（由手术医生判定骨折完全愈合后开始），加大肌肉锻炼强度。

4）临床诊断骨折愈合后，可进行所有肌群渐进性抗阻练习，并加强有氧耐力训练。

（3）后期康复　骨折愈合期（第12周以后）。

1）关节活动范围：除继续以前的锻炼，关松动术可采用三级、四级松动技术。在肘、腕、手部及踝关节周围骨折术后僵硬患者，给予佩戴动态或静态渐进性支具可增加关节活动范围。关节出现挛缩僵硬，可做恢复性的关节牵引，也可在患者可耐受范围内由治疗师进行持续被动终末牵伸。

2）继续前期训练，避免肌肉疲劳。

3）全身有氧耐力训练，恢复身体体能。

4）本体感觉神经肌肉强化。

5）功能恢复训练。

5. 作业疗法与文娱疗法

（1）恢复ADL能力及工作能力：可采用作业疗法和职业前训练，改善动作技能技巧，增强体能，从而恢复患者伤前的ADL及工作能力。

（2）夹板和矫形器的应用：当关节挛缩严重时，为维持治疗效果，可在治疗间歇期内用夹板或矫形器固定患肢，以减少纤维组织的弹性回缩。随着关节活动范围的改善，夹板和矫形器须做相应的更换。

6. 中医疗法

中药外治法中的局部膏药疗法和熏蒸疗法具有活血化瘀、温通经络之功，帮助肢体、筋骨、关节恢复运动功能。局部按摩对促进血液循环、松解粘连有较好作用。

7. 心理疗法

针对患者存在的焦虑进行心理辅导，康复知识教育，促使其心理状态改善，有助于减轻疼痛，增加康复效果。

8. 药物治疗

口服活血化瘀药物、非甾体抗炎药、钙制剂等。

（四）注意事项

1. 鼓励骨折患者活动，要循序渐进。功能锻炼活动范围由小到大，次数由少到多。

2. 严格控制不利于骨折端稳定的活动。

3. 功能锻炼以恢复肢体的生理功能为主。

4. 进行功能锻炼时,不应急于施行手法牵拉和对骨折部位的被动按摩,任何练习都不应引起剧痛。有时练习可产生轻微疼痛,但在停止活动后,疼痛应消失。

5. 骨折延期愈合、关节内有骨折片或有损伤性关节炎者不宜进行局部功能锻炼。

## 四、健康管理

### (一)健康宣教

让家属了解患者在住院期间的康复治疗及其出院后还需要继续训练的内容。指导和教会患者在维持自身健康及日常生活方面的知识和技能,使其能独立完成自我照顾。鼓励患者勤翻身、早期功能锻炼、下床活动、做深呼吸及咳嗽动作;建议患者改善生活方式,如戒烟、戒酒、控制血糖及血脂等;建议患者主动进行踝泵练习、使用间歇充气加压装置及梯度压力弹力袜等。利用机械原理促使下肢静脉血流加速,减少术后下肢深静脉血栓的发生。对患侧肢体无法或不宜采用物理预防措施的患者,可在对侧肢体实施预防。

### (二)健康档案及随访

建立随访数据库,采取家访、通信联系、互联网或预约到医疗机构复诊等手段,询问患者及其家属获取患者的健康情况,对患者的生活方式、危险因素、康复情况进行管理。

(张春波 张恩达)

## 参 考 文 献

[1] 王希著,王丽.运动疗法治疗类风湿关节炎关节功能障碍的疗效观察.中国疗养医学,2015,24(12):1337-1338.

[2] 张林锋,辛晓林,王顺利.不同治疗方式对类风湿关节炎手腕部功能的影响.现代医药卫生,2017,33(8):1201-1202.

[3] Hirvonen H,Kautiainen H,Moilanen E,et al. The effect of cryotherapy on total antioxidative capacity in patients with active seropositive rheumatoid arthritis. Rheumatol Int,2017,37(9):1481-1487.

[4] Huh JY. The role of exercise-induced myokines in regulating metabolism. Arch Pharm Res,2018,41(1):14-29.

[5] 夏青,李晓娜,杨晓,等.强直性脊柱炎患者疾病活动度影响因素的有序多分类 Logistic 回归分析.安徽医科大学学报,2016,51(12):1808-1812.

[6] 宋雨睛,陈红.强直性脊柱炎患者康复护理的研究进展.中华护理杂志,2016,51(10):1226-1229.

[7] 杨子明,李放,陈华江.颈椎病的分型、诊断及非手术治疗专家共识(2018).中华外科杂志,2018,56(6):401-402.

[8] 陈威烨,王辉昊,梁飞凡,等.牵引治疗颈椎病的研究进展.中国康复医学杂志,2016,31(5):599-601.

[9] 洪永锋,吴建贤,刘奕,等.颈部及患侧上肢强化肌力训练对神经根型颈椎病疗效的影响.中国实用神经疾病杂志,2016,19(21):27-30.

[10] 刁永帅,柳源,冯奇,等.中医整脊法治疗神经根型颈椎病的研究进展.中国中医急症,2018,(9):1667-1669.

[11] 商月辉,商亚丽,蔡艳芳,等.八段锦锻炼对颈型颈椎病康复效果的影响.护理研究,2017,31(31):4017-4019.

［12］周谋望,岳寿伟,何成奇,等."腰椎间盘突出症的康复治疗"中国专家共识.中国康复医学杂志, 2017,32(2):129-135.

［13］范少华.中药泥疗对气滞血瘀型腰椎间盘突出症的效果.实用临床护理学电子杂志,2018,3(13): 171-177.

［14］雷华平,陈建华,张万桂,等.腰椎间盘突出症非手术治疗现状.湖北中医药大学学报,2018,(3):126- 128.

［15］张扬.中医正骨疗法联合温针灸治疗腰间盘突出症的临床疗效.中国康复,2018,(4):327-329.

［16］陈小刚,林瑞新,李桂锦,等.腰部核心肌群锻炼对腰椎间盘突出症患者腰背伸肌群的生物力学影响. 中医正骨,2018,(5):71-73.

［17］张一翀,陈建海.美国肩肘外科治疗师协会:关于肩关节镜下肩袖修复术后康复共识声明［J/CD］.中 华肩肘外科电子杂志,2018,6(1):59-63.

［18］高天昊,白玉龙.肩袖损伤康复治疗进展.中国康复医学杂志,2016,31(11):1264-1268.

［19］檀志宗,李男.运动员前交叉韧带重建术及重返赛场的康复策略.体育科研,2018,39(3):76-80.

［20］中国健康促进基金会骨病专项基金骨科康复专家委员会.骨科康复中国专家共识.中华医学杂志, 2018,98(3):164-170.

# 第六章

# 其他疾病的疗养康复

## 第一节 银 屑 病

### 一、概述

银屑病是一种遗传与环境共同作用诱发的免疫介导的慢性、复发性、炎症性、系统性疾病。典型临床表现为鳞屑性红斑或斑块，局限或广泛分布，无传染性，治疗困难，常罹患终身。

银屑病发病率在世界各地有显著差异，与种族、地理、环境等因素有关。欧美患病率为1%~3%。我国1984年报告银屑病患病率为0.123%，2008年调查6个城市患病率为0.47%。银屑病可发生于各年龄段，无性别差异。30%有家族史，多数冬季复发或加重，夏季缓解。

银屑病可分为寻常型银屑病、脓疱型银屑病、红皮病型银屑病、关节病型银屑病。病程一般可分为三期：进行期、静止期、消退期。

银屑病的病因及发病机制尚未完全清楚。西医认为病因涉及遗传、免疫、环境等多种因素，通过免疫反应，引起角质形成细胞过度增殖/关节滑膜细胞与软骨细胞炎症发生。中医认为本病多属血分热毒炽盛，营血亏耗，瘀血阻滞，化燥生风，肌肤失养。

### 二、风险评估与康复评定

**（一）病史**

包括既往史、症状、治疗经过、日常生活方式、运动习惯等。

**（二）体格检查**

病变部位、程度、对功能及生活的影响等。

**（三）辅助检查**

包括血常规、血生化、心电图、放射线、超声等。

**（四）康复评定**

包括初始评估、治疗一周期后评估、针对新发或加重体征/症状的紧急评估以及疗养康复治疗周期的评估。

评估内容包括：①病史采集，包括患者既往病史、临床表现、服用药物、平常的生活方式和运动习惯等；②辅助检查包括血常规、血生化、心电图、放射线及超声等；③疾病严重度评估、生活质量评估和心理评估等。

### 三、疗养康复方法

**（一）原则**

长期治疗与阶段性治疗相结合，内用疗法与外用疗法相结合。

（二）目的

当前银屑病疗养康复的医学目的，是通过适当且安全的药物和／或非药物的方法进行整体的康复治疗与调理，促使皮损消退，并延长其缓解期，减少或减轻其复发，从而提高患者的生活质量。

（三）疗养康复方法

1. 一般疗法

（1）疗养地选择　选择风景优美、气候宜人、植被丰富、负氧离子浓度较高的疗养康复场所，同时该场所具备开展皮肤病治疗的医技人员和设备条件。

（2）饮食　合理饮食，避免过敏性食物和过于辛辣刺激性食物，减少或避免含谷胶食物的食用。

（3）护理　指导合理作息，避免疲劳，保持睡眠的质与量；保护好皮肤特别是头皮，避免揉搓刺激及外伤；防止受潮，同时亦应防止所处环境的空气和皮肤过于干燥，宜适时使用增湿器；注意预防感染特别是上呼吸道感染；充分利用景观、气候、环境、阳光、森林、温泉、海水、矿泥、沙滩等自然因子对身心进行调理；坚持运动疗法、放松疗法、音乐疗法等，以舒缓压力并增强体质。

2. 自然因子疗法

（1）日光浴　可根据地区、气候、季节和日光照射强度及身体情况而选择日光浴时间，夏季以上午 9：00～11：00，下午 3：00～4：00 为宜；春秋季以上午 11：00～12：00 为宜。宜选用间歇全身照射法，地点可选在河岸、旷野、凉台、山区、海滨浴场及特别建筑的日光浴浴场进行，每日一次或两日一次。

（2）森林浴　选择大气质量符合国家标准的森林浴场，以散步、爬山、练太极拳、做操等方式进行森林浴，每日 1～2 次，每次 30～60min。

（3）矿泉浴　可选用碳酸泉、氡泉等，水温 37～38℃，每日一次，每次 10～15min，15～20 次为一疗程。

3. 物理因子疗法

（1）紫外线疗法　全身照射和局部照射相结合。全身照射从 1/2MED 开始，每次递增 1/2MED，每日或隔日一次，15～20 次为一疗程。局部照射对皮损较明显的区域进行红斑量紫外线照射，隔日一次，如为分区照射，则每日交替照射一区，每区照射 6～8 次。还可用反射区紫外线照射，如领区、腰骶区红斑量紫外线照射。

（2）水疗法　全身温水浸浴，38～39℃，每日 15～25min，每日一次，20 次为一疗程。在水中加松脂粉 60～100g 成为松脂浴。还可用矿水浴、盐水浴、硫化氢浴等。

（3）长波紫外线加光敏药物疗法　在照射前外用或口服 8-甲氧基补骨脂素（8-MOP），一般从 3/4～1 个 MED 开始，每次增 1/4～1/2MED，每周照射 2～3 次。当皮损有明显好转时，即用维持量至皮损 95% 清除后，进行巩固治疗，可每 2 周 /3 周 /4 周治疗 1 次，如果在巩固阶段病变有复发，则治疗次数的频度恢复到维持方案或清除期方案。

（4）泥疗法　对全身性或泛发型可用全身泥疗法泥温 40～42℃，每次 10～15min。局部泥疗法，泥温 45～50℃，每次 20～30min。泥疗法后可进行紫外线照射。

4. 运动疗法

根据患者的年龄、性别、兴趣爱好选择运动项目和时间，老年患者可选择散步、走步机、转轮器等运动方式,中年患者可选择跑步、爬山,年轻患者可选择打乒乓球、羽毛球等,时间一般安排在下午或晚饭后进行。

5. 作业疗法与文娱疗法

所选节目应适宜于个体,或委婉优美,或激昂振奋。推荐文体活动中快走、慢跑、游泳等;文娱治疗中的游戏、音乐等;职业治疗中的木工活、家务劳动、工艺制作等。音乐疗法所选曲目应以患者听后舒适愉悦并且符合心理发展的需要为原则。例如,抑郁倾向者可试听《黄河》《在希望的田野上》,焦虑、失眠者可选《二泉映月》《梁祝》试听,多愁善感、体弱神疲者可试听《春江花月夜》《喜洋洋》《今天是个好日子》等。作业疗法可选木工活、家务劳动、工艺制作等。

6. 中医疗法

(1)中医中药

1)内治法:结合疾病的病程皮损特点,及患者的年龄和临床表现,分为肝郁化火型、风湿蕴肤型和血虚风燥型。肝郁化火型治法:清肝泻火;风湿蕴肤型治法:疏风利湿;血虚风燥型治法:养血祛风润燥。

2)外治法:以止痒为原则。①皮损较薄者,外涂2号癣药水、斑蝥醋、百部酊、川槿皮酊等,每天数次;②皮损较厚者,外涂润肤膏、黑油膏、藜芦膏等,每天数次。

(2)针刺法

1)针灸法:常取穴曲池、血海,备用穴为合谷、三阴交。中强刺激,每天1次,留针15~30min。

2)梅花针:苔藓样变明显者,可用梅花针叩击皮损,以少量渗血为度,每天1次。

(3)拔罐疗法　将酒精棉球点着,快速投进罐内后拿出,将罐吸附在穴位上,停罐10~15min,每日一次,持续7天为一疗程,一个疗程后,停2d可再行第2疗程,共计2个疗程。穴位选择:膈、肺、肝、脾、肾俞、阿是穴等。

(4)镵针耳背割治法　病人全身放松的坐姿,医者在病人一侧取耳朵中间的耳背心穴位,皮肤正常的消毒后,左手在耳朵后面,中指从下方推高,右手握住消毒镵针尖端划切0.5~1cm长的划口,出血约0.5ml,无异常者可自行停止;如不能停止,可以大力按压,划口处用干净辅料按压贴敷即可,双耳交替。

7. 心理疗法

积极心理疗法鼓励、引导患者用积极的心态来面对社交,帮助患者获得从一定的距离来看待自己处境的能力,良好的外在形象对社交固然重要,但内在的气质、学识、修养及沟通能力则更具吸引力。让患者看到自身在社交方面的优势,并尽量降低劣势,如适当修饰自己,穿长袖长裤,勤洗澡、勤换内衣,以消除身体异味。

(1)言语开导法:耐心听取患者的倾诉,同时向患者进行疾病知识的普及,提供必要的知识和技能,让患者了解疾病的发生、发展、转归及临床表现,充分认知疾病,正确对待疾病,积极治疗,乐观面对。每周就诊时交谈一次。

(2)移情易性法:对于思想比较消极的患者,在和患者交谈过程中,转移患者的注意力,让患者想一些日常生活中开心的事情,同时建议患者广泛建立兴趣爱好,平时多运动,多听音乐,种盆栽等,努力转移自己的注意力。

(3)以情胜情法:对于焦虑、抑郁比较严重的患者,运用中医七情、五行相生相克的原理,合理运用情志干预,设法使患者解除焦虑的情绪,如用幽默的语言和患者交流,缓解患者紧张、忧郁的情绪,鼓励患者重新建立对生活信心,战胜焦虑、抑郁情绪。

8. 药物治疗

(1)内用药:可选用甲氨蝶呤、维 A 酸类、糖皮质激素、免疫疗法和生物制剂疗法、抗生素等。

(2)外用药:新发的面积不大的皮损,尽可能采用外用药。药物的浓度应由低至高。选用哪一种药,要结合药物本身的性质和患者的具体病情。可选的外用药有:维生素 $D_3$ 类似物、糖皮质激素、蒽林、维 A 酸、焦油类、免疫抑制剂等其他外用药。

### (四)注意事项

1. 操作相关问题处理　药物控制、某些康复措施的应用、防护调养和心理调适等措施应同时进行。药物控制是阶段性的、暂时的。病情控制之后,药物就应减少使用或停用。而其他某些康复、预防、休养等措施则要长期连续运用,以达长期缓解、减少或减轻病情复发之目的。不能仅依赖于药物作用而忽视其他措施的作用。

2. 危险因素管理　内用药的种类及数量、剂量多少,应依据患者的具体情况而定。外用药应依据皮损特点而选择,进展期皮损应特别注意避免强烈的刺激。

(1)注意把握运动疗法中运动的种类及运动量:运动种类和运动量应因人而异,许多患者不宜参与剧烈运动、过度运动和竞争性对抗性运动,以避免产生损伤、紧张和疲劳。

(2)注意光疗法适应证的选择:儿童、孕妇应避免使用紫外线疗法,尤其是口服补骨脂配合全身长波紫外线照射治疗(PUVA)。成年患者也不宜每次发病均使用紫外线疗法,应间隔使用,以减少皮肤肿瘤发生的概率。

(3)注意过敏因素的规避:对已知的过敏物质应主动规避,应少食或不食含谷胶类食物。应做过敏原测定,主动查找尚未发现的过敏物质并规避之。

3. 应急安全情况处理　合并其他疾病的特应性皮炎患者在康复过程中可能会诱发一定的突发事件。因此,应该对可能出现的风险事件进行正确识别、准确判断病情变化,并给予迅速合理的处理。

## 四、健康管理

### (一)健康教育

向患者讲解本病的基本知识,告诉患者本病无传染性,治疗可使其缓解,但尚不能防止复发。每次复诊时进行健康教育,向患者讲解治疗效果较好的病例,教育患者树立治疗的信心,使患者消除顾虑,避免精神紧张,增强自信心,减少盲目性,同时增进医患关系。

1. 生活习惯　教育患者养成规律的作息习惯,避免熬夜,经常锻炼身体,提高自身的身体素质,避免咽喉炎、扁桃体炎等上呼吸道感染性疾病,减少疾病复发概率。

2. 饮食习惯　指导患者摄入适量的水、蛋白质、维生素及微量元素。告诉患者应避免食用海鲜、牛肉、羊肉及辛辣刺激性食物,可多吃淡水鱼忌烟、酒、咖啡、浓茶等。让患者养成良好的行为和生活方式,增强自我保护意识,降低和消除影响疗效的危险性因素。

### (二)健康档案及随访

随访以门诊随访和互联网随访相结合的模式,随访时间每月一次,随访内容包括症状和体征、运动和生活方式改善情况、用药情况、检查指标、心理状况以及有无过敏事件等。建立随访档案,动态观察在居家康复治疗中存在的医疗问题,根据随访结果对患者进行再评估,适时调整康复处方,提高银屑病患者的自我管理能力。

(董晓新 韩雨桐 封 蔚)

# 第二节 带 状 疱 疹

## 一、概述

带状疱疹是由水痘-带状疱疹病毒引起的急性感染性皮肤病。病毒感染后长期潜伏于脊髓神经后根神经节的神经元内,当抵抗力低下或劳累、感染、感冒时,病毒可再次生长繁殖,并沿神经纤维移至皮肤,使受侵犯的神经和皮肤产生强烈的炎症。皮疹一般有单侧性和按神经节段分布的特点,有集簇性的疱疹组成,并伴有疼痛。年龄愈大,神经痛愈重。本病好发于成人,春秋季节多见。发病率随年龄增大而呈显著上升。

由于机体免疫状态不同,侵犯神经各异,可以出现下列几种特殊型带状疱疹:顿挫型带状疱疹、出血型带状疱疹、坏疽型带状疱疹、泛发型带状疱疹、眼带状疱疹、耳带状疱疹、内脏带状疱疹。

疱疹后神经痛(postherpetic neuralgia,PHN),是指急性疱疹好转后,在皮损部位遗留下慢性、持续性神经疼痛综合征。疱疹后神经痛疼痛程度剧烈,严重地影响患者的生活质量。

### (一)适应证

确定诊断为带状疱疹的患者均可进行疗养康复治疗。

### (二)禁忌证

伴有明确消耗性疾病或异质性疾病的患者,以及身体状态差,不能耐受疗养康复治疗的患者不宜进行疗养康复治疗。

## 二、风险评估与康复评定

### (一)病史

包括患者年龄、既往病史、既往史、症状、临床表现、治疗经过、服用药物、平常的生活方式和运动习惯等。

### (二)体格检查

包括病变部位、程度、对功能及生活的影响等。

### (三)辅助检查

包括血常规、血生化、心电图、放射线、超声等。

### (四)康复评定

评估内容包括:①病史采集,包括患者年龄、既往病史、临床表现、服用药物、平常的生活方式和运动习惯等;②辅助检查包括血常规、血生化、心电图、放射线及超声等;③疾病严重度评估、生活质量评估和心理评估等。

## 三、疗养康复治疗

### （一）原则

急性期强调早期治疗，最佳治疗时间为 3 天之内。抗病毒、抗炎、止痛和对症支持治疗；PHN 尽早联合镇痛治疗；针灸是中医治疗带状疱疹和 PHN 的特色有效疗法，宜尽早介入；同时还需注意休息，均衡饮食，多喝水，加强锻炼，增强体质等。

### （二）目的

通过对带状疱疹患者进行药物、针灸、物理因子等联合治疗，进行整体的康复治疗与调理，促使皮损消退，防止或降低疱疹后神经痛的发生，有效缓解或改善 PHN 疼痛，达到治疗疾病，提高患者生活质量，进一步改善心理社会及职业的状况，减少医疗负担，从而帮助患者尽早康复的治疗目标。

### （三）疗养康复方法

1. 一般疗法

（1）疗养地选择　风景优美、气候宜人、植被丰富、负氧离子浓度较高的疗养康复场所，同时该场所具备开展皮肤病治疗的医技人员配置和设备条件。

（2）饮食　合理饮食，生病期间忌食肥甘厚味和鱼腥海味、生冷之物，饮食宜清淡。

2. 针灸疗法

针灸是中医治疗带状疱疹的首选和特色疗法。急性期针灸干预治疗，特别是将多种针灸疗法的联合运用可有效控制病情的发展，缩短临床痊愈时间，减少疱疹后神经痛的发生率；疱疹后神经痛针灸相对于其他疗法优势明显，易于被患者接受。临床常用的针灸方法有围针刺法、叩刺拔罐法、铺棉灸、火针法、电针疗法等。

分期选穴处方：①急性期选穴处方主要以"辨病、辨经和辨证"三维取穴为基础。即首辨病，灵活使用阿是穴（局部取皮损处或皮损周围等）、夹脊穴（与皮损部位相对应）；再辨经，多根据本病特点、皮疹及疼痛部位等，多取少阳经、太阳经，驱邪发表通络；后辨证，结合整体辨证，配用络穴及对证配穴。②疱疹后神经痛期选穴处方以阿是穴（痛点、结节点等）、夹脊穴，以及辨经辨证配穴。

针灸方案选择：疼痛为主选用火针、叩刺拔罐、围针、电针为主的治疗方案；皮损为主选用火针、铺棉灸为主的治疗方案；水疱为主选用火针为主的治疗方案；瘙痒为主选用铺棉灸为主的治疗方案。

（1）针刺法

取穴：阿是穴、夹脊穴、支沟穴（双）、后溪穴（双）。

操作方法：

1）围针刺　患者取卧位，常规消毒后，在距皮损边缘 0.2cm 处用毫针进针，针尖朝向皮损区中心，呈 15°角，沿皮下围刺，针距约为 1～2cm（每簇针数多少与皮损范围大小呈正比，皮损范围直径 3cm 以下，按周围神经走向前后各一针，直径 3～5cm 可 6～8 针，直径 5cm 以上则 10～16 针为宜）。针刺入后留针 30min。

2）电针　夹脊穴：毫针进针时针身与皮肤呈 45°，向脊柱方向进针深度 2.67～3.33cm。针刺得气后，接电针仪。同一输出的负、正两个电极分别接到病变对应神经节段上下各一节段的两处夹脊穴。支沟穴、后溪穴：毫针进针时针身与皮肤呈 90°，进针深度 2.67cm。针刺得气后，接电针仪。同一输出电极的负极接一侧支沟穴，正极接同侧后溪穴。电针刺激参数：采用直流电，疏密波，频率为 2Hz/100Hz，2～5mA，强度以患者耐受为度，通电 30min 后出针。每日一次，10 次为一个疗程。

（2）铺棉灸疗法

取穴：阿是穴。

操作方法：患者取卧位，将阿是穴充分暴露，常规消毒，将脱脂干棉花撕成薄如蝉翼（薄棉片中切勿有洞眼），约 3cm×3cm 大小棉片，根据皮损的面积决定施灸棉片的数量。铺在阿是穴上，用火柴点燃棉花，棉花迅速燃尽，此时患者只有轻微的烧灼感，每次施灸 3 遍。

疗程：每日一次，10 次为一个疗程。

（3）火针疗法

取穴：阿是穴、夹脊穴、支沟穴、后溪穴、至阴穴、窍阴穴。

操作方法：

1）阿是穴：患者取卧位，在已选的阿是穴上常规消毒，点燃酒精灯，左手持酒精灯，右手持中粗火针在酒精灯的外焰加热针体，直至将针尖烧至红白后，迅速准确地刺入疱疹中央约 0.2～0.3cm。根据疱疹数量的多少，先刺早发的疱疹，每次选择 3～5 个，每个疱疹针刺 2 次，术毕挤出疱液，按压约 30s，涂上一层万花油。

2）其余穴位：患者侧卧位，已选穴位上涂上万花油，火针在酒精灯的外焰加热针体，直至将针尖烧至红白后，迅速准确地刺入穴位约 0.1～0.2cm，快速点刺 3～5 下，每穴点刺 2 次，术毕按压针孔。每日一次，10 次为一个疗程。

（4）叩刺拔罐疗法

取穴：阿是穴。

操作方法：患者取坐位或侧卧位，充分暴露患处，局部常规消毒，再以消毒后的梅花针叩刺阿是穴（各簇水疱群间皮肤），以局部微渗血为度，然后选择大小合适的玻璃罐，迅速拔按在刺络部位及病损两端。留罐 5～10min，出血 3～5ml，取罐后再次消毒患处，视疱疹面积大小，决定火罐的型号和数量。每日一次，10 次为一个疗程。

（5）其他

1）艾条灸：2 支艾条点燃，在带状疱疹皮疹处作回旋灸。

2）艾炷灸：在蛇头和蛇尾部位围针，并沿疱疹发展方向循刺，然后用圆锥状艾炷在疱疹上逐个灸，每处 7～9 壮，以皮肤潮红、患者感觉局部温热为度。每日治疗 1 次，10 次为 1 个疗程。

3）麦粒灸：在皮损阿是穴使用麦粒灸，每次不超过 6 处。皮损融合成片者，按其出疹先后，分为头、体、尾 3 点，同时施治。铺棉灸：阿是穴铺棉灸，1～2 寸（1 寸 =3.33cm）毫针从病变外围 0.2cm 处采用围刺法，同时在双侧支沟、后溪及皮损相应神经节段及其上下各一节段的患侧夹脊穴处用 1～2 寸毫针实施针刺，得气后留 30min，每日一次。

4）灯草灸：选取皮损部位水疱群上、下、左、右、中间 5 处穴位用灯芯草围灸治疗带状疱疹。

5）药线点灸：用药线点灸配合针灸、拔罐及季德胜蛇药外敷治疗带状疱疹。

6）隔蒜灸：疼痛患处隔蒜灸，针灸局部围刺。

7）神灯照灸：将棉纸或桑皮纸搓成条状，浸入麻油中，点燃一端对准患处距离约

2～3cm慢烤,患者自觉温热但不灼痛为度。

8)天灸:采用斑蝥、细辛、甘遂、雄黄混合研末,与凡士林调成膏状,敷于阿是穴。

**3. 自然因子疗法**

(1)日光浴 可根据地区、气候、季节和日光照射强度及身体情况而选择日光浴时间,夏季以上午9:00—11:00,下午3:00—4:00为宜,春秋季以上午11:00—12:00为宜。宜选用间歇全身照射法,地点可选在河岸、旷野、凉台、山区、海滨浴场及特别建筑的日光浴场进行,每日一次或两日一次。

(2)森林浴 选择大气质量符合国家标准的森林浴场,以散步、爬山、练太极拳、做操等方式进行森林浴,每日1～2次,每次30～60min。

(3)矿泉浴 可选用碳酸泉、氡泉等,水温37～38℃,每日一次,每次10～15min,15～20次为一疗程。

**4. 物理因子疗法**

(1)紫外线疗法 主要用于急性期疱疹,于病灶区和相应神经根区照射病变神经之上下肋间,Ⅱ级红斑量(3～6个MED),每次增加1～2MED,隔日1次;神经根区照射用超红斑量(5～7MED),每次增加2MED,隔日1次,每区照射4～5次。

(2)超短波疗法 急性期作用于神经根及疱疹区,微热量,每次10～15min,每日一次,4～8次为一疗程。

(3)超声疗法 在病灶周围和相应神经分区,接触移动法0.5～1.25W/cm²,每次一次,5～10次为一疗程。

(4)磁疗法

1)旋磁法:将磁头置于患区,或者同时治疗相应脊神经节处,每次15～30min,或者每部位5～10min,每天一次。治疗磁头紧贴皮肤,但不要碰破水疱。

2)敷磁法:根据病变部位,在患区与相应穴位相应脊神经节段处贴敷磁片。一般将磁片贴敷于患区两端,或者采用间接敷磁法。穴位上肢取曲池、内关、合谷,下肢取血海、足三里、阳陵泉、三阴交等穴,腰部取华佗、髂脊、足三里等。

3)电磁法:应低频交变磁场或脉动磁场,将磁头置于病变部位,或同时将磁头置于相应的脊神经处,每次15～25min,每天1次。

4)磁电按摩法:治疗时,磁电按摩器微微接触病变部位,来回移动治疗,每次15～25min,每天1～2次。

(5)红外线疗法 用于神经痛,每次15～20min,每日一次,5～10次为一疗程。

(6)达松伐疗法 于神经根分布区和局部治疗,蕈状电极,中等强度,每次6～10min,每日一次,5～8次为一疗程。

(7)氦-氖激光疗法 照射与病灶相应的脊神经、后根神经节或相应的感觉神经,如发生在头面部,照射半月神经节。照射耳穴取肝、胆、神门及相应部位的敏感点,每次照射双侧耳穴。用扩束镜扩大光斑,分点照射病损区,每个点照射5～10min,每天1次。

(8)二氧化碳激光疗法 散焦照射病损区,温热量,每次10min,每日一次。

(9)音频电疗法 电极置于病变区两侧或病损部位,或神经根区,每次25min,每天1次。

(10)静电疗法 低压静电,每日一次,每次20min。

（11）电子消炎止痛膜贴敷法  患处贴敷 1 层，外覆盖纱布或薄纸，胶布固定，每日更换 1 次。

（12）TDP 疗法  距离 20～30cm，每次 20～30min，每天 1 次，并照射相应的脊神经部位。

（13）宽带频谱治疗法  每天 15～20min，每日一次。

5. 运动疗法

根据患者的年龄、性别、兴趣爱好选择运动项目和时间。老年患者可选择散步、走步机、转轮器等运动方式；中年患者可选择跑步、爬山；年轻患者可选择打乒乓球、羽毛球等。时间一般安排在下午或晚饭后进行。

6. 作业疗法与文娱疗法

所选项目应适宜于个体。推荐文体活动中的快走、慢跑、游泳等；文娱治疗中的游戏、音乐等；职业治疗中的木工活、家务劳动、工艺制作等。

7. 中药疗法

（1）内治法  本病治疗以清热利湿，行气止痛为主要治法。初期以清热利湿为主，后期以活血通络止痛为主，体虚者以扶正祛邪与通络止痛并用。肝经郁热证治法：清泻肝火，解毒止痛。脾虚湿蕴证治法：健脾利湿，解毒止痛。气滞血瘀证治法：理气活血，通络止痛。

（2）外治法  初起用二味拔毒散调浓茶水外涂；或外敷玉露膏；或外擦双柏散、三黄洗剂、清凉乳剂，每天 3 次。或鲜马齿苋、野菊花叶、玉簪花叶捣烂外敷。水疱破后，用黄连膏、四黄膏和青黛膏外涂；有坏死者，用九一丹或海浮散换药。若水疱不破或水疱较大者，可用三棱针和消毒空针刺破，吸尽疱液或使疱液流出，以减轻胀痛不适感。

8. 心理疗法

对于带状疱疹患者应该强调疾病认知，不要过分紧张，防止情志抑郁，避免精神刺激，强化心理干预，鼓励锻炼调节，引导综合防治，使其能够有效舒缓各种压力，从而改善不健康的心理状态。

9. 护理

（1）疼痛护理：①穿宽大衣裤，防止衣服过小摩擦患处增加疼痛；②分散注意力，年老病人让其家属陪伴；③协助病人采用保护性体位以减轻疼痛；④遵医嘱应用止痛药及神经营养药。

（2）感染的护理：①积极治疗疱疹，防止破损、溃烂发生；②加强营养，增强机体抵抗力；③保持病室内空气清新，温度、湿度适宜；④局部如有破损应及时换药、保护创面不受感染；⑤遵医嘱使用抗生素预防细菌感染；⑥观察体温变化及遵医嘱抽血查白细胞。

（3）眼部护理：①角膜、结膜受累时，注意做好眼部护理，不宜终日紧闭双眼，应活动眼球。②眼部分泌物多时，可外用盐水冲洗眼部。如有角膜溃疡禁用冲洗，可用棉签擦除分泌物每日 2～3 次，防止眼睑粘连。③角膜疱疹有破溃，要防止眼球受压，滴药时动作轻柔。

10. 药物治疗

（1）抗病毒药物：可选用阿昔洛韦、伐昔洛韦或泛昔洛韦。

（2）神经痛药物治疗：主要有抗抑郁药、抗惊厥药、麻醉性镇痛药、非麻醉性镇痛药等，可根据实际情况选取。

**（四）注意事项**

1. 操作相关问题处理 药物控制、某些康复措施的应用、防护调养和心理调适等措施应同时进行。药物控制是阶段性的、暂时的。病情控制之后，药物就应减少使用或停用，而其他某些康复、预防、休养等措施则要长期连续运用，以达长期缓解、减少或减轻病情复发之目的。不能仅依赖于药物作用而忽视其他措施的作用。

2. 危险因素管理 内用药、外用药及物理治疗的种类及数量、剂量多少，应依据患者的具体情况而定。注意把握运动疗法中运动的种类及运动量，运动种类和运动量应因人而异，许多患者不宜参与剧烈运动、过度运动和竞争性对抗性运动，以避免产生损伤、紧张和疲劳。

3. 应急安全情况处理 合并其他疾病的特应性皮炎患者在康复过程中可能会诱发一定的突发事件。因此，应该对可能出现的风险事件进行正确识别，准确判断病情变化，并给予迅速合理的处理。

## 四、健康管理

**（一）健康教育**

医生应向患者和家属说明本病的性质、临床特点和注意事项。医生和患者应建立起长期和良好的医患关系，互相配合，以获得尽可能好的疗效。医生还应向患者解释药物使用的方法、可期望疗效和可能的副作用，并提醒患者定期复诊等。良好的患者教育可明显提高疗效。

让患者发病期间保持心情舒畅，以免肝郁气滞化火，加重病情。忌用热水烫洗患处，内衣宜柔软宽松，以减少摩擦。皮损局部保持干燥、清洁，忌用刺激性强的软膏涂敷，以防皮损范围扩大或加重病情。

**（二）健康档案及随访**

在随访中医生应当仔细观察患者的病情变化，及时调整治疗方案。患者应当积极配合医生的治疗，并在"衣、食、住、行、洗"各方面注意防护，尽量避免接触诱发疾病加重的因素。应定期复诊和长期随访，学会观察病情变化，及时向医生反馈，不随意停药或减药。如果遇到疗效不佳或病情加重的情况，医生应及时分析原因，采取针对性措施，经数次调整方案仍然无效者应及时请上级医生会诊，以免延误病情。由于诊断和治疗手段越来越进步，许多带状疱疹患者能够得到及时和正确的诊治，绝大多数患者能够获得痊愈。

（单守勤　董晓新　韩雨桐）

# 第三节　特应性皮炎

## 一、概述

特应性皮炎（atopic dermatitis，AD）是一种慢性、复发性、炎症性皮肤病，患者往往有剧烈瘙痒。本病通常初发于婴儿期,1岁前发病者约占全部患者的50%,该病呈慢性经过,部分患者病情可以迁延到成年,但也有成年发病者。在发达国家,本病儿童中患病率可高达10%~20%。在我国患病率也在逐步上升。

特应性皮炎的发病与遗传和环境等因素关系密切。父母亲等家族成员有过敏性疾病史者,患本病的概率显著增加。环境因素包括环境变化、生活方式改变、过度洗涤、感染原和变应原等。此外,心理因素(如精神紧张、焦虑、抑郁等)也在特应性皮炎的发病中发挥一定作用。

特应性皮炎的临床表现多种多样,最基本的特征是皮肤干燥、慢性湿疹样皮炎和剧烈瘙痒。本病绝大多数初发于婴幼儿期,部分可发生于儿童和成人期。根据不同年龄段的表现,分为婴儿期、儿童期和青年与成人期三个阶段。

西医药物治疗引起的不良反应及治疗耐受性差等缺点使特应性皮炎的治疗步入瓶颈。因此,非药物的方法进行整体的康复治疗与调理,在特应性皮炎治疗中优势得以体现,给特应性皮炎患者带来了曙光。

（一）适应证

确定诊断为特应性皮炎的患者。

（二）禁忌证

伴有明确消耗性疾病或异质性疾病的患者,以及身体状态差,不能耐受疗养康复治疗的患者,不宜进行疗养康复治疗。

## 二、风险评估与康复评定

（一）病史

包括患者既往病史、临床表现、服用药物、治疗经过、日常生活方式和运动习惯等。

（二）体格检查

应包含病变部位、分布、面积、特点等临床表现。

（三）辅助检查

建议检测外周血嗜酸性粒细胞计数、血清总IgE、嗜酸性粒细胞阳离子蛋白、吸入过敏原试验、食入过敏原试验及斑贴试验等。

（四）康复评定

康复评定包括初始评估、治疗一周期后评估、针对新发或加重体征/症状的紧急评估以及疗养康复治疗周期的评估。

评估内容包括:①病史采集,包括患者既往病史、临床表现、服用药物、平常的生活方式和运动习惯等;②辅助检查包括血常规、血生化、心电图、放射线及超声等;③疾病严重度评估、生活质量评估和心理评估等。

## 三、疗养康复治疗

（一）原则

1. 尽可能地去除诱因。

2. 恢复并保护皮肤屏障。

3. 控制皮肤变应性炎症反应和减轻瘙痒。

4. 药物治疗和疗养康复相结合。

（二）目的

通过物理治疗，进行整体的康复治疗与调理，促使皮损消退，并通过持续的调理和预防措施，延长其缓解期，减少或减轻其复发，达到治疗疾病，提高患者生活质量，进一步改善心理社会及职业的状况，减少医疗负担，从而帮助患者尽早回归社会的治疗目标。

（三）疗养康复方法

1. 一般疗法

（1）疗养地选择：以拥有矿泉的疗养康复场所为宜，同时该场所具备开展皮肤病治疗的医技人员和设备条件。

（2）饮食：避免过敏性食物和过于辛辣刺激性食物，忌浓茶、咖啡、糖果及酒类。食物过敏原检测仅供参考，以患者临床反应为准。不应过度忌口。婴儿加辅食时需要一种一种的添加，做好饮食笔记。

（3）护理：①皮肤保湿，减少洗澡次数。一般一周三次左右，如果夏季出汗多可以一天一次，但是避免使用刺激性肥皂，避免热水烫洗，建议温水冲澡，一次 5min 左右即可。在洗澡身体未完全擦干前立即全身涂抹保湿剂，晨起也需要使用保湿剂，一天最少两次，如果婴儿皮肤干燥明显保湿剂没有严格用药次数要求。②建议贴身衣物以纯棉材质为主，尽量不要接触过多其他材质，颜色单一。冬季穿着衣物要适量透气，避免出汗刺激。③避免受潮，但亦应防止所处环境的空气和皮肤过于干燥，适时使用增湿器。

2. 自然因子疗法

（1）日光浴　可根据地区、气候、季节和日光照射强度及身体情况而选择日光浴时间，夏季以上午 9：00—11：00，下午 3：00—4：00 为宜，春秋季以上午 11：00—12：00 为宜。宜选用间歇全身照射法，地点可选在河岸、旷野、凉台、山区、海滨浴场及特别建筑的日光浴场进行，每日一次或两日一次。

（2）森林浴　选择大气质量符合国家标准的森林浴场，以散步、爬山、练太极拳、做操等方式进行森林浴，每日 1～2 次，每次 30～60min。

（3）矿泉浴　可选用碳酸泉、氡泉等，水温 37～38℃，每日一次，每次 10～15min，15～20 次为一疗程。

3. 物理因子疗法

（1）光疗法：紫外线是治疗特应性皮炎的有效方法，窄谱中波紫外线（NB-UVB）和长波紫外线安全有效。紫外线 B（UVB）的起始剂量根据患者皮肤类型（Fitzpatrick 分型）和最小红斑量确定。暂定的中剂量 UVA1（40～80J/cm²）治疗 AD 的方案为每周连续照射 5 次，累计 15 次为一个照射治疗周期，每年照射周期不超过 2 次，但要注意副作用。光疗后应注意使用润肤剂。6 岁以下儿童应避免使用全身紫外线疗法。

（2）温泉疗法：可选用碳酸泉、氡泉等，水温 37～38℃，每日一次，每次 30～40min，15～20 次为一疗程。

4. 中医疗法

（1）中医中药

1）内治法：结合疾病的病程皮损特点及患者的年龄和临床表现，分为心脾积热型、脾虚湿蕴型、湿热蕴结型及血虚风燥型。心脾积热型治法：清心泻火，利湿止痒；脾虚湿蕴型治法:健脾除湿;湿热蕴结型治法:清热利湿止痒;血虚风燥型治法:滋阴养血润燥,熄风止痒。

2)外治法:急性期皮损灼热肿胀渗液时,以中药溶液冷湿敷皮损,可清热消肿,收敛渗液;慢性期,皮损肥厚脱屑,苔癣样变时,以中药溶液热熏洗皮损,可活血化瘀,滋阴润燥,并促进药物的透皮吸收。

（2）针灸法

1)针刺治疗:临床常选曲池、血海二穴合用治疗特应性皮炎,以达表里双清、调和气血之效。

2)扣刺:以叩刺耳后静脉为主,针刺双侧曲池、血海及大椎。中医辨证属风湿热者加风市、天枢;脾虚湿困型加足三里;阴虚内热型加三阴交、太溪;风湿瘀阻型加天枢。

3)灸疗法:将陈醋与中药末调糊制成的药饼贴于患处,用点燃的艾条隔药饼熏灸患处,以患者自感有热、能耐受为度,每次 30min,两日一次,七次为一疗程,疗程间休息四天,再进行下一个疗程。

4)隔药饼灸:将药饼贴于患处,点燃艾条隔药饼熏灸,药饼干后,用陈醋润湿再次熏灸,每次治疗 30min,隔日治疗一次,七次为一个疗程,连续两个疗程。

（3）刺络拔罐、放血　大椎为"诸阳之会",针刺放血可以使湿热之邪无以留存;刺络拔罐肺俞穴,可使湿热之邪从腠理祛除;刺络膈俞,取"治风先治血,血行风自灭"之意。上述诸穴配合局部皮损处刺络拔罐、放血可祛瘀生新,并使湿热毒邪充分外泄,从而达到化瘀解毒、泻热除湿及祛风止痒的目的。

（4）推拿与基础润肤相结合　将保湿润肤基础治疗和推拿、按摩手法结合,可使保湿剂吸收效果更好,且通过辨证取穴,可扶正祛邪,调节全身脏腑气血。发作期以清心为原则:清天河水,清小肠,揉总筋,运内劳宫,沿两侧膀胱经抚背。缓解期以补脾为原则:补脾经,揉脾俞,揉中脘,配合摩腹、捏脊,按揉足三里。小儿推拿穴位以 150～200 次 /min 为宜,需 5～15min。根据年龄和病情差异,酌情加减推拿次数和操作时间,一般 7～10d 为一疗程。一疗程后可休息数天再行第二疗程。

（5）穴位注射　取双侧足三里、血海、神门等穴,注射复方甘草甜素注射液,快速刺入穴位,患者产生酸胀痛后,缓慢注入,每个穴位注入 0.5ml,每日一次,10 次为一疗程,疗程间休息 5d,连续用药两个疗程。

5. 心理疗法

（1）言语开导法　耐心听取患者的倾诉,同时向患者进行疾病知识的普及,提供必要的知识和技能,让患者了解疾病的发生、发展、转归及临床表现,充分认知疾病,正确对待疾病,积极治疗,乐观面对。每周就诊时交谈一次。

（2）移情易性法　对于思想比较消极的患者,在和患者交谈过程中,转移患者的注意力,让患者想一些日常生活中开心的事情,同时建议患者广泛建立兴趣爱好,平时多运动,多听音乐,种盆栽等,努力转移自己的注意力。

（3）以情胜情法　对于焦虑、抑郁比较严重的患者,运用中医七情、五行相生相克的原理,合理运用情志干预,设法使患者解除焦虑的情绪。比如用幽默的语言和患者交流,缓解患者紧张、忧郁的情绪。鼓励患者重新建立对生活信心,战胜焦虑、抑郁情绪。

6. 运动疗法

根据患者的年龄、性别、兴趣爱好选择运动项目和时间。老年患者可选择散步、走步机、转轮器等运动方式,中年患者可选择跑步、爬山,年轻患者可选择打乒乓球、羽毛球等。时间一般安排在下午或晚饭后进行。

7. 作业疗法与文娱疗法

所选节目应适宜于个体。推荐:文体活动中快走、慢跑、游泳等;文娱治疗中的游戏、音乐等;职业治疗中的木工活、家务劳动、工艺制作等。

8. 药物治疗

系统治疗有抗组胺药和抗炎症介质药物、系统抗感染药物、糖皮质激素、免疫抑制剂及其他(甘草酸制剂、钙剂和益生菌可作为辅助治疗)。生物制剂可用于病情严重且常规治疗无效的患者。外用药物有糖皮质激素、钙调磷酸酶抑制药、外用抗微生物制剂及其他外用药[如氧化锌油(糊)剂、黑豆馏油软膏等]。生理氯化钠溶液、1%~3%硼酸溶液及其他湿敷药物对于特应性皮炎急性期的渗出有较好疗效,多塞平乳膏和部分非甾体抗炎药具有止痒作用。

**(四)注意事项**

1. 操作相关问题处理　药物控制、某些康复措施的应用、防护调养和心理调适等措施应同时进行。药物控制是阶段性的、暂时的。病情控制之后,药物就应减少使用或停用,而其他某些康复、预防、休养等措施则要长期连续运用,以达长期缓解、减少或减轻病情复发之目的。不能仅依赖于药物作用而忽视其他措施的作用。

2. 危险因素管理　内用药的种类及数量、剂量多少,应依据患者的具体情况而定。外用药应依据皮损特点而选择,进展期皮损应特别注意避免强烈的刺激。

(1)注意把握运动疗法中运动的种类及运动量:运动种类和运动量应因人而异,许多患者不宜参与剧烈运动、过度运动和竞争性对抗性运动,以避免产生损伤、紧张和疲劳。

(2)注意光疗法适应证的选择:儿童、孕妇应避免使用紫外线疗法,尤其PUVA。成年患者也不宜每次发病均使用紫外线疗法,应间隔使用,以减少皮肤肿瘤发生的概率。

(3)注意过敏因素的规避:对已知的过敏物质应主动规避,应少食或不食含谷胶类食物。应做过敏原测定,主动查找尚未发现的过敏物质并规避之。

3. 应急安全情况处理　合并其他疾病的特应性皮炎患者,在康复过程中可能会诱发一定的突发事件。因此,应该对可能出现的风险事件进行正确识别、准确判断病情变化,并给予迅速合理的处理。

# 四、健康管理

**(一)健康教育**

医生应向患者和家属说明本病的性质、临床特点和注意事项。医生和患者应建立起长期和良好的医患关系,互相配合,以获得尽可能好的疗效。医生还应向患者解释药物使用的方法、可期望疗效和可能的副作用,并提醒患者定期复诊等。良好的患者教育可明显提高疗效。

1. 生活习惯　患者内衣以纯棉、宽松为宜;应避免剧烈搔抓和摩擦;注意保持适宜的环境温度、湿度;尽量减少生活环境中的变应原,如应勤换衣物和床单、不养宠物、不铺地毯、少养花草等。患者不仅在疗养院,在平时生活和工作中都应对自己坚持防护调养,措施不宜间断。简化生活,改正不良嗜好,不嗜烟酒;保护好皮肤,避免揉搓刺激及外伤;合理作息,避免疲劳,调整好睡眠,保持睡眠的量与质。

2. 饮食习惯　避免饮酒和辛辣食物,避免食入致敏食物,观察进食蛋白性食物后有无皮炎和瘙痒加重。

（二）健康档案及随访

在随访中医生应当仔细观察患者的病情变化,及时调整治疗方案。患者应当积极配合医生的治疗,定期复诊和长期随访,学会观察病情变化,及时向医生反馈,不随意停药或减药。如果遇到疗效不佳或病情加重的情况,医生应及时分析原因,采取针对性措施。经数次调整方案仍然无效者应及时请上级医生会诊,以免延误病情。

（董晓新　韩雨桐）

# 第四节　肿　瘤

## 一、概述

肿瘤是人体器官组织的细胞,在外来和内在有害因素的长期作用下所产生的一种以细胞过度增殖为主要特点的新生物。这种新生物与受累器官的生理需要无关,不按正常器官的规律生长,丧失正常细胞的功能,破坏了原来器官结构,有的可以转移到其他部位,危及生命。肿瘤可以分为良性肿瘤和恶性肿瘤两大类,起源于上皮组织的恶性肿瘤称为癌症,是世界范围内疾病死亡的主要原因。国家癌症中心发布了中国最新癌症数据。目前,中国肿瘤发病居前五位的肿瘤依次为:肺癌、胃癌、肝癌、食管癌、结直肠癌。肺癌及乳腺癌分别居我国男性及女性的肿瘤发病首位,也是致死率排名第一的肿瘤。肺癌发病率逐渐升高,消化道肿瘤发病率亦逐渐攀升。随着年龄的增长,中国男女发病率及死亡率均逐渐上升。本节主要介绍恶性肿瘤的疗养康复。

（一）肿瘤疗养康复分类

根据肿瘤不同时期及疗养康复目的的不同,可将其分为以下几种。

1. 预防性疗养康复　广泛普及防癌、致癌的知识,采取积极措施预防肿瘤的发生,减轻身心功能障碍的发生。

2. 恢复性疗养康复　患者肿瘤得到治疗控制,进入恢复期时要使患者的身心功能尽快减轻到最低程度或得到代偿,使其自理生活,参加适量运动,促进回归社会、家庭,提高生存质量。

3. 支持性疗养康复　治疗后患者的肿瘤没有得到控制而带瘤生存或病情继续进展时,应尽量减缓肿瘤的发展,预防或减轻并发症,延长存活期,改善健康和心理状况,减轻功能障碍。

4. 姑息性疗养康复　患者肿瘤进入晚期应尽可能减轻症状,预防和减轻并发症,使其精神得到安慰和支持,直至临终。

（二）肿瘤疗养康复的适应证和禁忌证

1. 适应证

（1）重病或大手术后,病情稳定,无须特殊治疗者;

（2）无严重器质性病变者;

（3）主要脏器功能未见明显异常者。

2. 禁忌证

（1）肿瘤进展期和有严重并发症者；

（2）肿瘤手术切除后不具有疗养指征者；

（3）各种恶性肿瘤尚需进行化疗或放射线治疗者；

（4）合并其他严重原发性疾病或心血管、肝肾功能有明显异常者；

（5）有出血倾向和恶性贫血者。

## 二、风险评估与康复评定

### （一）恶性肿瘤的临床表现

1. 心理压力大，焦虑、抑郁等。

2. 疼痛、睡眠障碍、免疫力降低等慢性合并症。

3. 贫血、甲状腺功能紊乱、营养不良、感染等癌症及治疗合并症。

4. 放疗、化疗、手术及药物引起的消化道反应、眩晕、疲乏、无力、免疫力降低等症状。

### （二）综合康复评定

1. 心理功能评定　常用有症状自评量表、焦虑自评量表和抑郁自评量表、Rutter 儿童行为问卷、老年抑郁量表（GDS）等。少数有严重精神障碍者，需精神专科医生会诊评定。

2. 生理功能评定

（1）癌痛评定：视觉模拟评分法、口述描绘评分法、麦吉尔疼痛问卷等。

（2）躯体功能评定：全身功能状态评估（关节活动范围评定，肌力评定），功能障碍评估（根据 Raven 分类法评估）。

3. 活动能力评定　用 Karnofsky 活动状况量表（KPS）、ZPS 评分两种，评定恶性肿瘤患者的功能状态。此外，选用普适性量表，如巴塞尔指数、PULSES 评定量表、Katz 指数评定等。

4. 独立生活能力评定　采用功能独立性评定量表，以及确定患者功能丧失的严重程度。

5. 生活质量评定　常用量表有普适性量表如 SF-36、WHO-QOL-100 等；专用量表主要有美国研制出的恶性肿瘤治疗功能评价系统（FACT）和欧洲恶性肿瘤研究与治疗组织研制的恶性肿瘤患者生活质量测定量表 QLQ 系列。基于 FACT 和 QLQ 系列的量表群，我国设计了具有中国特色的恶性肿瘤患者通用生命质量量表，以及宫颈癌、乳腺癌、肺癌等专用量表。

6. 营养评定　营养评定可分营养筛选和综合评定两个步骤。综合评定是指通过营养筛选、询问病史以及体格检查，利用一些客观指标如红细胞、血浆蛋白、体重及机体组成成分等，结合主观评定共同完成营养评估。

## 三、疗养康复治疗

### （一）原则

疗养康复治疗贯穿于恶性肿瘤患者的诊断、治疗、治疗后、终末期临终关怀的全过程。提倡早介入，需要多学科团队参与（包括医生、护士、心理医师及社会工作者等）及多方协助支持（家属、工作单位等）。治疗方案因人而异，心理康复领先，进行全面康复。

（二）目的

提高恶性肿瘤治愈率、延长患者生存期,改善功能状态,提高生活质量,帮助患者回归家庭和社会。

（三）疗养康复方法

1. 一般疗法

（1）疗养地选择:选择风景优美、气候宜人、植被丰富、负氧离子浓度较高的疗养康复场所,同时该场所有齐全的疗养康复设备以及专业的医护人员等。

（2）护理措施:创造良好的休息环境,减少不良刺激。进行心理护理,减轻病人焦虑与恐惧,提高其社会支持程度,使病人主动有效配合治疗。进行饮食指导和营养支持。

（3）营养支持:肿瘤手术、化疗及放疗后的患者,机体能量消耗大,应予以高蛋白、高能量、富含维生素,易消化的食物。多吃新鲜蔬菜、水果。下列食品有一定抗癌的作用,患者可根据自己口味选择食用,如洋葱、茄子、萝卜、芹菜、豆腐、茭白、香菇、蘑菇、猴头菇、木耳、海蜇、海带、海参、紫菜等。

2. 自然因子疗法

（1）海水浴:海水温度在20℃以上,风速在4m/s以下,当日气温高于水温2℃以上,初始每次20min,根据体质情况逐渐增加浴泳时间,每日一次或两次;

（2）日光浴:以间歇性全身照射法为主,注意做好防护;

（3）景观疗法:根据患者情况组织观赏自然与人文景观,每周1～2次,活动循序渐进,动静结合。

3. 物理因子疗法

（1）射频电疗法:大功率短波和超短波与放化疗联合应用有协同治癌(皮肤癌、乳腺癌、淋巴结转移癌、恶性淋巴瘤、宫颈癌、膀胱癌、直肠癌、食管癌、肺癌、腹腔转移癌、骨肿瘤等)作用;

（2）冷疗法与冷冻疗法:可用于治疗体表的良性或恶性肿物,如息肉、单纯血管瘤等。

4. 运动疗法 运动对癌症幸存者是有益的,但运动处方需要专业人士指导。

（1）恶性肿瘤患者可进行适合自己体力的运动和活动,以不产生明显疲劳和症状加重为度,活动时一般要避免涉及肿瘤侵犯的部位以及手术切口。在运动的过程中要劳逸结合,切不可超过身体的承受能力,以免使免疫功能进一步下降,避免导致疾病的复发和转移。

（2）能下地活动者可进行日常生活活动及健身跑、步行、上下楼、自行车、瑜伽、太极拳等较低强度的有氧运动,以增强肌力,保持或改善关节活动范围,提高心肺功能与耐力。对于不能下床的患者,要在床上进行肢体的活动,并尽可能自理个人生活活动如吃饭、穿衣、洗漱等。长期卧床后,在开始恢复运动时,要注意防止直立性低血压,必要时可以用起立床过渡。

（3）中等强度的耐力性锻炼有助于增加体内内啡肽的含量,改善情绪,从而起着缓解疼痛的作用,同时也有利于增加身体活动能力。

5. 作业疗法与文娱疗法 根据患者的功能及个人爱好,选择适当的作业疗法。以日常生活活动训练、职业性劳动训练、工艺性劳动等作为治疗媒介。针对日常生活作业功能,包括自我照顾、工作及休闲,要求患者主动参与治疗活动,学习或再学习新的或失去的技能,以达到最大限度地恢复躯体、心理和社会方面的功能。

6. 中医疗法 中医治疗肿瘤,注重整体观念,常用的治疗方法包括扶正和祛邪两方面。在具体运用过程中要权衡轻重缓急，确定先攻后补、先补后攻或攻补兼施，辨证论治。祛邪治法包括理气行滞、活血化瘀、软坚散结、清热解毒等；扶正治法包括健脾益气、补肾益精、滋阴补血、养阴生津等。中医治疗根据患者具体情况并结合中医辨证可选用：针刺疗法、子午流注低频电疗法、中药蒸汽浴疗法、耳穴贴压疗法、中药足浴以及中医按摩。

7. 心理疗法

（1）心理支持疗法：医护人员要主动关心患者，通过疏导、解释、安慰、调整等方式，以自己的言行解除患者心理负担，给患者心理上支持，取得患者的信任。

（2）音乐疗法：要根据病人的具体情况选择适当的乐曲。性情急躁者宜常听节奏慢、让人思考的乐曲；心境不好的人多听优美的轻音乐或严肃的古典音乐；受惊的人宜听一些柔和、轻松的乐曲；悲观、消极者宜选宏伟、粗犷和令人振奋的音乐；疲劳的病人最好能多听一些舒展优美、轻松流畅的乐曲；失眠的患者多听节奏徐缓与和声悦耳的音乐。音乐疗法实施时间 25～90min 不等，配合其他治疗措施效果更好。

（3）心理疏导：积极沟通反馈，患者在医师的指导下，消除各种心理障碍，使患者不良心理状态转向积极良好的心理状态，从而达到康复的目的。

8. 药物治疗

（1）三阶梯镇痛疗法：根据疼痛由弱到强的量级不同，采用非阿片类镇痛药、弱阿片类镇痛药与强阿片类镇痛药，并辅以非甾体抗炎药、三环类抗抑郁药、抗组胺药、抗痉挛药、肌肉松弛药或激素药物。

（2）增进机体免疫功能：常用药物有生物制剂（干扰素、白细胞介素 -2、胸腺肽等）、各类多糖（香菇多糖、云芝多糖、云芝糖肽、牛膝多糖等）及多种中药制剂等。

（四）注意事项

1. 操作相关问题处理

（1）恶性肿瘤患者尤其在治疗后恢复期中体质较差，并且由于缺乏活动容易发生废用性功能障碍，因此应注意营养疗法、运动疗法等全身性康复治疗；

（2）中药治疗不但具有扶正祛邪的作用，而且还有减轻放疗、化疗反应，提高疗效，促进全身康复的作用；

（3）对晚期肿瘤病情进展的患者则只作一般支持性康复治疗，不进行功能训练。

2. 危险因素管理

（1）肿瘤发生有关的因素：环境因素、饮食因素、免疫因素。

（2）肿瘤危险因素管理：改善工作、生活环境，克服不良生活习惯，减少或避免致癌物质进入人体，从病因上进行了有效预防；提倡科学饮食，合理安排饮食结构，摄入含有能增强体质，能抑制、阻断、破坏致癌物，能促进受损伤细胞修复的各种有益物质的食品；积极治疗癌前病变，经久不愈的溃疡、组织异常增生、息肉、黏膜白斑、明显变化的色痣和疣极易转变为癌（癌前病变），应积极治疗防止癌变。

# 四、健康管理

## （一）健康教育

1. 健康教育　以帮助改变不健康行为和建立健康行为为目标，着眼于肿瘤患者的全面康复，进行生理、心理、饮食、运动、睡眠、环境等方面的健康教育。

2. 日常生活指导　对饮食、运动、睡眠等进行跟踪指导，督导建立良好的生活方式，努力切断促使肿瘤发展的身心应激源，变熵增为熵减。

### （二）健康档案及随访

建立随访数据库，采取家访、通信联系、互联网或预约到医疗机构复诊等手段，询问患者及其家属获取患者的健康情况，对患者的生活方式、危险因素、康复情况进行管理，以减少肿瘤复发率和转移率。对肿瘤患者应进行终身随访，并长期保存其健康档案。

肿瘤疗养康复是一个新兴的领域，可利用疗养康复优势，协同多学科、多专业将疗养康复治疗贯穿于恶性肿瘤患者诊断、治疗、康复以及终末期临终关怀的全过程。充分发挥疗养地、疗养因子等对康复的有益作用，提高肿瘤患者的生理、心理和适应社会的能力。

（李　嘉　董　玲　张鹏飞）

# 第五节　抑　郁　症

## 一、概述

抑郁症是常见的精神障碍，是一类以情绪或心境低落为主要表现的疾病总称，伴有不同程度的认知和行为改变，可伴有精神病性症状，如幻觉、妄想等。

抑郁症多数为急性或亚急性起病，好发于秋冬季，可见于所有年龄，平均起病年龄20～30岁。抑郁症单次发作至少持续2周，常反复发作，从起病到接受系统治疗的时间平均为3年，治疗痊愈平均需要时间约20周，若不治疗，病程一般会持续6个月或以上。

### （一）适应证

轻、中度抑郁状态，症状稳定患者。

### （二）禁忌证

抑郁发作期，抑郁症状有不具有疗养指征者，重度抑郁症患者。

## 二、风险评估与康复评定

### （一）生理功能评定

与一般生理评定相同，由医生进行评估是否适合疗养。

### （二）心理功能评定

1. 量表评估　抑郁自评量表、老年抑郁量表。

2. 面对面评估　重点检查精神症状。

## 三、疗养康复治疗

### （一）原则

抑郁症的康复并不能仅仅按照症状学指标来衡量，痊愈不仅要求症状消失，还应包括个体的心理社会功能恢复正常。抑郁症的康复是从临床症状、心理、社会、职业等方面的全面康复。

**（二）目的**

抑郁症的治疗要达到三个目的：提高临床治愈率，最大限度减少病残率和自杀率，减少复发风险；提高生存质量，恢复社会功能，达到稳定和真正意义上的痊愈，而不仅是症状的消失；预防复发，药物虽非病因治疗，却可以减少复发风险。

**（三）疗养康复方法**

1. 一般疗法

（1）疗养地选择　选择风景优美、令人心情愉悦的疗养康复场所，同时该场所有齐全的疗养康复设备以及专业的医护人员等。

（2）饮食　避免富含饱和脂肪酸的食物，少食加工食品和甜食，辛辣、腌熏食物忌过量，少食生冷食物。

（3）护理　引导患者放松自己，舒缓压力，卸下责任，想办法增加兴趣爱好，建议平时多运动；强化患者的社会支持系统。

2. 心理疗法

（1）支持性心理治疗　具体包括积极倾听，引导患者觉察自己的情绪并鼓励其表达情绪，进行疾病的健康教育，增强患者的信心，鼓励通过多种方式进行自我调节。

（2）认知行为治疗　通过帮助患者认识并纠正自身的错误信念、缓解情绪压力，达到减轻症状、改善应对能力、最终降低疾病复发率。常用干预技术包括：识别自动性想法、识别认知错误和逻辑错误、真实性检验、通过日记的方式记录情感和活动情况。

（3）精神动力学治疗　在治疗师较少参与的前提下，让患者自由联想和自由畅谈，通过谈话中的某些具体实例去发现线索和若干问题，从中选择患者认可的某个需重点解决的焦点冲突，以自我感悟和修通的方式达成新的认识，学会新的思考或表达。

心理治疗对轻中度抑郁症的疗效和抗抑郁药疗效相仿，但对严重的或内源性抑郁症往往不能单独使用心理治疗，需在药物治疗基础上联合使用。

3. 药物治疗

抗抑郁药发展迅速，品种日益增多。常见的第一代抗抑郁药物有两种，即单胺氧化酶抑制剂（MAO）和三环类抗抑郁药（TCA）。选择性 5- 羟色胺再摄取抑制药（SSRI）是新型抗抑郁药物。临床常用的有氟西汀、帕罗西汀、舍曲林、氟伏沙明、西酞普兰等。本类药物镇静作用小，也不损伤精神运动功能，对心血管和自主神经系统功能影响很小。本类药物还具有抗抑郁和抗焦虑双重作用，多用于脑内 5- 羟色胺减少所致的抑郁症。

4. 运动疗法

运动疗法在治疗愉悦情绪、减少抑郁症状、缓解老年人重度抑郁障碍等方面效果突出。众多研究表明，当抑郁症与慢性健康问题如高血压、糖尿病、心血管疾病共发时，运动疗法对抑郁症的治疗具有有益的效果。运动带来健康，有利于提高适应性，并且可能帮助具有高危遗传因素的个体预防重度抑郁障碍的发作。

5. 光疗法（或日光浴）

至少四周的每日光疗能够有效地减少季节性的重度抑郁障碍症状，那些在冬季复发的个体更加适合光疗法与药物治疗或认知疗法结合的治疗。

6. 音乐疗法

音乐可以给人的情绪带来很大的影响。在情绪低落或感到压抑时,选择一些放松音乐:比如《谢谢你》《忧郁河上的桥》《瓷器》;愉快的音乐,如《让我招待你》《走在阳光里》《耀眼、欢乐的人们》。听这些音乐能令人振奋,走出低落的情绪。

7. 正念疗法

正念疗法是一种冥想练习,已经被证明能很好地预防抑郁症的复发。正念疗法强调活在当下,培养人们把消极的观念看做是一瞬间的心理活动,而不是对现实的某种反映。

（四）注意事项

针对服用药物的康复者,还应关注药物副作用。常见副作用包括使人困倦、口干、视物模糊、便秘、心跳加快、排尿困难和体位性低血压等,虽不影响治疗,但与患者生活密切相关,要清楚和了解。

## 四、健康管理

1. 心理健康教育　包括向抑郁症患者及家属讲解疾病相关知识,消除病耻感;加强心理支持,帮助患者正确地认识自我,做到真诚表露自我和接纳;鼓励患者表达对疾病的认识和感受,释放内心的抑郁和痛苦。

2. 个人生活自理能力的康复　通过心理支持和行为矫正治疗的方式鼓励患者尽量自主完成包括起床、洗漱、穿衣、参加娱乐活动等。

3. 疾病的自我管理　包括药物自我管理和症状自我管理。

4. 社交技能和社会角色适应的培训。

5. 艺术治疗　包括美术治疗、音乐治疗、舞蹈治疗、陶艺治疗、心理剧治疗等多种形式。

6. 认知功能障碍的治疗　主要方式为认知疗法、药物治疗和其他非药物干预治疗。

（钟爱芳　孙永红）

# 第六节　焦　虑　症

## 一、概述

焦虑症又称焦虑性神经症,是一种无明显诱因的恐惧、紧张发作,并伴有自主神经功能障碍和运动性紧张的神经症。焦虑症主要症状为情绪的焦虑表现、自主神经功能失调及运动性不安。在临床上,一般将焦虑症分为广泛性焦虑障碍和惊恐障碍两种表现形式。

焦虑症是人群中最常见的情绪障碍,目前发病机制尚不明确,多发生于中青年群体中,其诱发因素主要与人的个性和环境有关。根据神经症流行病学的相关调查,发现其在我国的患病率为 1.48%,本症女性多于男性,约为 2:1,发病年龄多见于 18~40 岁,90% 的焦虑症患者在 35 岁以前发病。世界卫生组织研究表明,人群中焦虑症的终身患病率为

13.6% ~ 28.8%。

### （一）适应证

轻、中度焦虑状态；症状稳定，通过自然疗养因子及综合疗养措施可使其功能获得改善的患者。

### （二）禁忌证

焦虑发作期；焦虑症状不具有疗养指征者；重度焦虑症患者。

## 二、风险评估与康复评定

### （一）生理功能评定

与一般生理评定相同，由医生进行评估是否适合疗养。

### （二）心理功能评定

1. 量表评估　焦虑自评量表、汉密尔顿焦虑量表。

2. 面对面评估　重点检查精神症状。

## 三、疗养康复治疗

### （一）原则和目的

焦虑症患者常具有一定性格缺陷或可能存在幼年期创伤性体验，故其康复不仅要消除症状，还应确保个体的心理社会功能能够恢复到正常水平。焦虑症的预后很大程度上与个体素质有关，如处理得当，大多数患者能在半年内获得好转。

### （二）疗养康复方法

1. 心理健康教育　向焦虑症患者及家属讲解疾病相关知识；加强心理支持，帮助患者认识到自身认知存在的不合理性，用事实纠正自己错误判断，逐渐采取客观、现实的思维方法，从而改变自己消极的思维和行为模式。

2. 强化患者的社会支持系统，同时增强患者自我感觉到的社会关系的适合程度。

3. 疾病的自我管理　包括药物自我管理和症状自我管理。

4. 社交技能和社会角色适应的培训。

5. 艺术治疗　包括绘画治疗、音乐治疗、舞蹈治疗、陶艺治疗、心理剧治疗等多种形式。

6. 认知疗法　注重于改变患者对外界刺激、疾病性质的不合理和歪曲的认识；行为治疗则是通过呼吸训练、放松训练等多种形式的疗法，帮助患者缓解焦虑时的一系列躯体不适感。

7. 认知行为疗法　是将认知疗法和行为治疗结合起来，针对焦虑的躯体症状采用渐进性的放松训练等方法，同时对与焦虑相关的认知进行认知重建，对焦虑行为运用行为阻止、时间管理或问题解决等方法，帮助患者从认知和躯体两方面进行干预。

8. 精神分析疗法　注重帮助患者认清被压抑的心理矛盾冲突的真正根源，主要集中于患者童年时代与母亲的早期关系，帮助患者认识和解决童年时代的关系问题。

9. 芳香疗法　又称芳疗，通过使用蒸馏得到的植物精油产生治疗效应。目前，已有超过60种精油用于治疗，包括玫瑰、薰衣草、柠檬及柑橘等。使用薰衣草油、茉莉或蓝菊，在织物上滴上 1 ~ 2 滴，然后吸入或将这些油放入蒸气吸入器或蒸气浴缸中。也可以涂一滴在太阳穴处。

10. 音乐疗法　音乐是对抗焦虑的好帮手。它不仅使肌肉松弛，也使精神放松，心情愉悦，使你积聚的压力得到释放。

11. 正念疗法　当焦虑症发作时，与之对抗是不行的。练习正念能够让患者接纳，回归初心，学习静静观察情绪，而不是当做洪水猛兽。

12. 运动疗法　多做运动可消除烦恼及控制紧张与焦虑的情绪。比如，通过瑜伽运动可以缓解消除焦虑症状。瑜伽动作，动中有静，可以调节内心平衡，帮助缓解焦虑、愤怒等对健康有害的情绪。

### （三）注意事项

当疗养康复个体处于焦虑发作期或重度焦虑情绪时，不适宜在疗养环境中开展康复疗养。

## 四、健康管理

焦虑是一种常见的情绪状态，但当焦虑持续时间过长，焦虑程度和客观事件或处境明显不符时，需注意调节。出现轻度焦虑情绪无须过多担心，当有中度焦虑情绪时，可能存在躯体或精神性焦虑，应结合自身感受，找出需要调适的主要方面。

焦虑情绪的健康管理策略有：

1. 合理膳食　多吃蔬菜、鱼类，少食咖啡、烟酒等刺激性食品和精制碳水化合物（如糖、面包、大米等）；

2. 适当运动　选取 1～2 种适合自身实际情况的运动（如瑜伽、太极、慢跑等），每周坚持锻炼，运动产生的多巴胺和脑内啡肽类物质能帮助患者有效舒缓情绪；

3. 学会放松　运用腹式呼吸、正念、冥想等放松技术，调节身心状态。

（钟爱芳　孙永红）

# 参 考 文 献

［1］中国医师协会皮肤科医师分会带状疱疹专家共识工作组 . 带状疱疹中国专家共识 . 中华皮肤科杂志，2018，51（6）：403-408.

［2］带状疱疹后神经痛诊疗共识编写专家组 . 带状疱疹后神经痛诊疗中国专家共识 . 中国疼痛医学杂志，2016，22（3）：161-167.

［3］中华中医药学会皮肤科分会 . 蛇串疮中医诊疗指南（2014 年修订版）. 中医杂志，2015，5（13）：1163-1168.

［4］张代芬 . 不同针灸方法治疗带状疱疹 80 例 . 云南中医中药杂志，2015，36（5）：116-117.

［5］李茜，赵兰凤，张去飞，等 . 电针加叩刺拔罐治疗急性期带状疱疹止痛时效性的观察 . 中医临床研究，2017，9（6）：64-67.

［6］张英，梁作辉，刘秀红，等 . 火针赞刺法治疗急性期带状疱疹疗效观察 . 云南中医学院学报，2016，39（1）：50-53.

［7］姚旭 . 特应性皮炎的光疗 . 中国医学文摘（皮肤科学），2016，33（2）：213-214.

[8] 左文慧,周蔓钰,刘红霞.特应性皮炎的中医外治发展现状.新疆中医药,2018,36(1):104-106.

[9] 赵昌良.中医辨证治疗特应性皮炎疗效观察.云南中医中药杂志,2017,38(1):46-47.

[10] 吴卿,阮红石,赵巍.中医外治法治疗特应性皮炎的 Meta 分析.中华中医药杂志,2015,(12):4462-4465.

[11] 叶颖,陈娇花,王杰宁.癌症康复研究现状.医学研究,2016,45(4):14-16.

[12] 杨永,王笑民,许炜茹,等.肿瘤康复的研究进展.医学综述,2018,24(7):1324-1327.

[13] 陆林.沈渔邨精神病学.6版.北京:人民卫生出版社,2018.